瑜伽 经典体式完全图解
自我练习提升指南

[美] 坎迪斯·摩尔（Candace Moore）/ 著　　蔡孟梅 / 译

namaslay

ROCK YOUR YOGA PRACTICE,
TAP INTO YOUR GREATNESS, AND DEFY YOUR LIMITS

人民邮电出版社

北 京

内容提要

本书作者坎迪斯·摩尔是一名在国际上深受欢迎的认证瑜伽导师,她所创办的博客"坎迪斯瑜伽"、视屏网站以及瑜伽应用(APP)深受世界各地瑜伽爱好者的欢迎。在本书中,作者结合自身练习和教授瑜伽的经验,将各种不同风格的瑜伽流派融合在一起,为不同水平的读者提供了一部详细的瑜伽练习指南。

本书首先介绍了对瑜伽练习来说至关重要的冥想和呼吸控制方法,然后分初级、中级和高级三个阶段分别介绍了数十种瑜伽体式及其变式,接着介绍了具有身心恢复作用的复元瑜伽,最后介绍了 5 个热身序列、30 天减压序列、30 天加强核心力量序列、30 天缓解背疼及开胸练习序列、办公室椅子瑜伽序列、健身房瑜伽序列、跑步前后瑜伽序列以及失眠疗愈瑜伽序列等。在本书中,作者详细介绍并亲身演示了每个体式的练习方法,指出了练习要点以及注意事项。书中的数百幅彩色图片便于读者对照练习。

本书适合从初学者到高级瑜伽练习者和瑜伽导师等不同水平的读者阅读参考。

"你已指责自己很久了，请尝试去接近自己并看看到底在发生什么。"

——露易丝·海

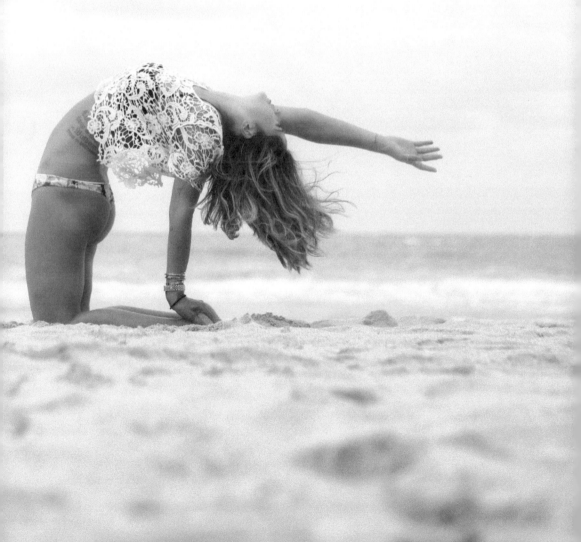

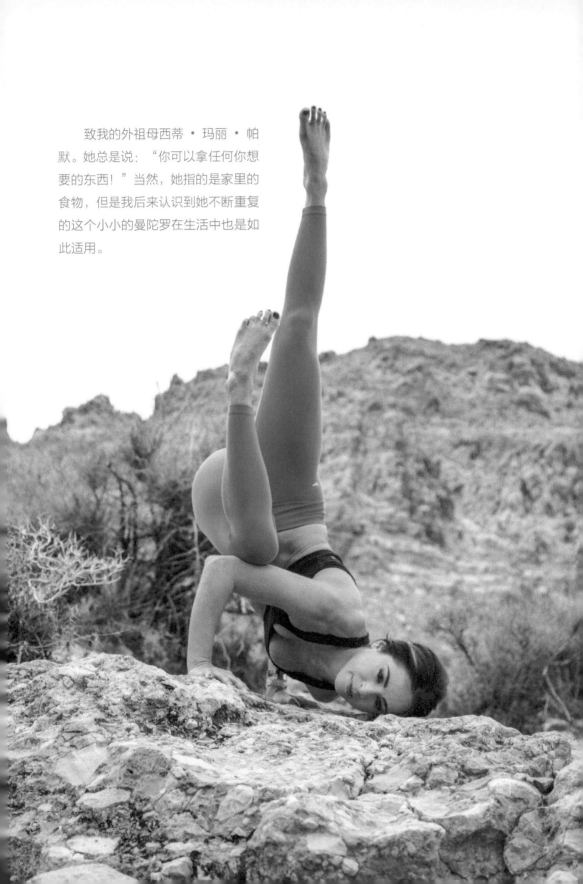

致我的外祖母西蒂 · 玛丽 · 帕默。她总是说："你可以拿任何你想要的东西！"当然，她指的是家里的食物，但是我后来认识到她不断重复的这个小小的曼陀罗在生活中也是如此适用。

目　录

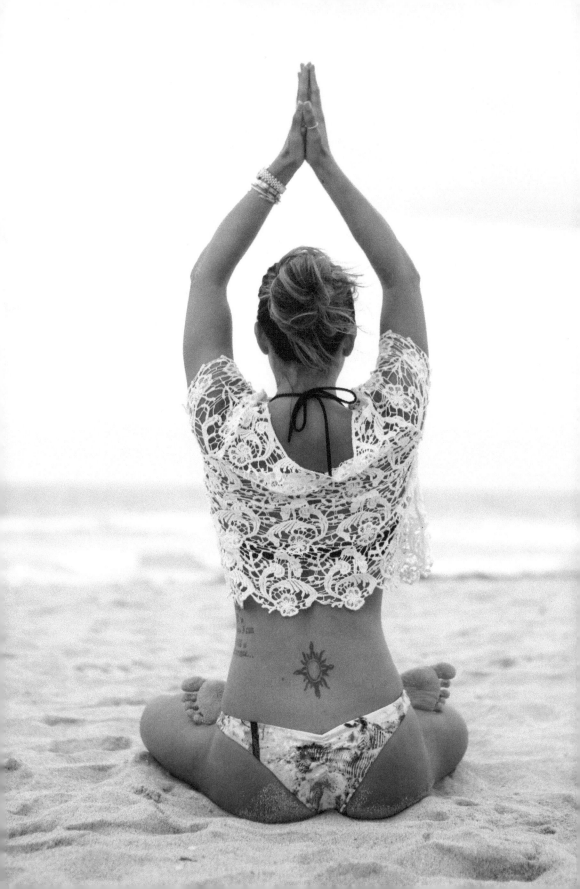

引言：那玛斯里

我不了解你的状况，但回顾自己的过往岁月时，我不禁摇头感叹被浪费的时光。那些时光被我浪费在生气、激愤和对自己的苛责中。我的各种决定都是在恐惧的支配下做出的，生命完全被压力所控制。

我以受害者的心态接近生活，永远都皱着眉头，感觉好像生活总是令我难堪。我既焦虑又忧郁，感觉自己只是在不断地进行自我保护。

后来的某一天，一切都变了。我被一只狗咬伤，然后我就病了，真的病了。被狗咬是我生命中可怕篇章的开始，大约有 8 个月我都没办法走路，大脑的某处受损，使我不能完全理解周围各种词语的意思。

疾病就这样偷走了我多年的时光。我的朋友们陆续结婚、置业、生子，他们的生活在前行，充满光明和欢笑，而我则躺在黑暗沉闷的屋子里的床上，身体日渐虚弱，情绪持续恶化。为什么我的健康状况会持续恶化？虽然咨询过许多医生，但我还是没有得到答案。

我给别人讲我的事，他们时不时就瞪着眼睛大声说："啊，你这也太可怜了！"

通常我都很享受这个时刻，我习惯于自怨自艾，这是我的舒适点。但后来我认识到这种心态要不得，因为它什么都改变不了。所以，我逐渐从这种自怨自艾转向感恩。

是的，你没看错。我感谢神秘的疾病、丢失的时光、所有看过的医生和之后的毫无结果、数千美元的药费、不确定感、忧郁、最后的诊断，以及不知道我到底能不能好起来的挣扎。

也许你正在为此匪夷所思，这个世界上怎么会有人感谢他生命中如此糟糕的时光？是的，我这样做了。当你被各种境遇摧毁并被拉入黑暗的深渊之中时，需要做个决定。

你可以自怨自艾，沉溺其中。我曾经用这种做作的方式来表达自己的痛苦。但现在让我们放下矫揉造作。我想要说的是：躺下，屈服于黑暗、虚空，以及好像穿过人间地狱时感到的绝望。躺下，承认你不再有力气去抗争，就让自己燃烧毁灭吧。

或者，你也可以重新爬起来找到自己的出路。当你感觉正在穿越迷雾、危险和困惑时，请像科学怪人弗兰肯斯坦那样张开手臂，相信自己的力量。

我选择重新爬起来。

这样说毫不夸张，因为我的身体根本就站不起来。我似乎听到内心有一个声音在轻声说："你肯定行！"我张开手臂，相信来自内心的力量和勇气将帮我渡过这个难关。

或许说到这儿，你已经在翻这本书的封面再次确认自己是不是选对了书。你可能在想，这是一本瑜伽书吗？这本书要让我们干什么呢？

是的，这是一本讲瑜伽的书。但是瑜伽并不仅仅是你从社交媒体上看到的诸如椒盐卷饼的各种姿势，也不是心灵鸡汤以及各种玩乐方式的简单变化和创新组合。当然，那些也很酷，并且有时候也能鼓励我们。不过，我也不想骗你，当看到单手倒立时我也会跟着你大赞一番，但这些并不是瑜伽的全部。

瑜伽是一种存在状态。瑜伽一词的意思是"合一"，就好像我们在一起，也就是说你不是单独的。这也是我想你最终能从这本书中学习的东西。我们不是分开的，我也并没有因为度过了生命中的艰难时光而觉得很特别。我并不比你更有天资和智慧，我们所有人都有各自的价值。我也只是展现并分享基于我个人体验的一些事实。

是的，身体练习是瑜伽的组成部分之一，如下犬式、婴儿式甚至单手倒立。但是通过身体练习，我们会发生某些奇妙的变化。当你仔细观察时，就会发现练习能体现你的生命、思想和精神。

如果你是瑜伽菜鸟，在听到这些莫名其妙的说法时开始做鬼脸，那我就达到目的了。这比华丽丽地兜着圈子说来说去但总到不了那个点更让我有点儿小兴奋。请听我说完，我是在做梦，但依然带着脑子呢。

你手里捧着的是本关于瑜伽的书：它关乎生活方式和一些体式，还有挣扎，以及如何带你走出坏到不能再坏的境地。这些境况曾使你崩溃，使你冷眼而艰难地看着自己，现在做出决定，自己到底要做什么。

这个决定就是你到底要做什么。你每天都在做决定，不需要在得了疑难杂症后才做决定。每天早上你在双脚落地前就要做出选择。

因此，我恳请你问问自己："我还好吗？"

这听起来很简单，但我们生活在如此快的节奏中。我们有工作要做，要去买杂七杂八的东西，要付账单，要给孩子们当车夫到处转，要洗衣服、做晚饭、除草。没人有空儿停下来看看我们自己还好吗。

如果你正在看这本书，那么机会来了，你有一点点空闲时光。那么现在用片刻时光马上去做。如果数字 1 代表那种在婚礼上食物中毒的悲催万分的新娘，10 代表

《奥普拉脱口秀》"钟爱之物"一集的现场观众，你会得几分？

如果你的分数在 8 以下，请继续读下去。在瑜伽垫上和离开瑜伽垫的生活中，这本书都会激励并帮助你，它将帮你找到自己的方式去达到 9 分或者 10 分。

开个玩笑而已！继续看书吧，然后动动手指从社交媒体上找到我，去达成你自己的圆满生活。综上所述，这本书是关于分享洞见、体验和知识的。要知道我们在一起，瑜伽是合一以及单手倒立。

那么，到底什么是那玛斯里（Namaslay）？

那玛斯里是一种生活哲学，它将古老的瑜伽原则和现在的乐观进取态度相结合。它结合了 Namaste（古代瑜伽的见面礼，意思是"我内在的光确知你有同样的光"）和 slay（意思是"杀戮"）。但我们在此用到这个词时并不是字面上的意义，我不是鼓励你去伤害任何人。它是一种象征，就好像我所做的，无论现在什么正在困扰你，如工作、人际关系或者生活本身，走出来赶走这些困扰。

你是不是开始挠头？相反的两极如何能结合在一起呢？这种瑜伽生活哲学是不是有点儿暴力倾向？

没有，没有。让我来解释。

在瑜伽哲学里，尼亚玛（Niyama）是指自律的指导。5 种自律如下。

- **纯净（SAUCHA）：** 当我们想让身体干净时，很重要的是同时评价一下四周围相关之处是不是也都很干净。你带着什么样的能量踏上瑜伽垫？对待工作、人际关系或者日常的各种小差事是什么态度？你的饮食清洁吗？调整生活中的点滴，看看在哪些地方你可以做得更有条理。

- **满足（SANTOSA）：** 这里的意思是，无论你正在经历什么都要显示出满足感。这并不是说你必须时刻保持笑容满面，你没必要总是感到高兴，而是说要在大格局中放下对小事的执着。我得了怪病，在一段时间内都没办法工作，那我只应该以满足的名义笑看吗？不是。对未知的恐惧没什么，并且也是正常的。感觉到生气、伤心、挫折也没什么，这也很正常。但是要去感受它们，充分地感受它们！哭出来，踢飞它。然后呢？继续，继续前行。决定你将要做什么，然后去做。

- **勤修（TAPAS）：** 这一条关系到戒律和热忱。它可以发展出不沉溺于自己的方式而去积极生活的决心。朋友，我们真的陷入了自己的方式中。以瑜伽练习为例，在瑜伽课堂上，老师让你们做战士二式时，你感觉好像已经做了 800 次呼吸。你的胳膊抖啊抖，汗如雨下。哎呀，不应该出汗呀！你都快要哭出声了，或者尖叫着跑出去，或者至少结束这个体式吧。但是，你没有，反之，你深呼吸。

你让这些想法走开，你相信自己可以做到自己想做的并坚持下去。这就是勤修的磨砺。因此，你重启自己的决心，继续做接下来的 800 次呼吸。

- **自我学习（SVADHYAYA）**：这一条也是我的最爱。我被怪病打倒后才真正开始去了解自己。当你知道自己是谁时，你生命里的事物也就各就各位了。从我的疾病中，我学到了最有价值的一课。但是说实话，其实是我生病前 25 年来的生活惹毛了我。我的意思是，一个 25 岁的人还都不知道自己是谁，这不是在浪费时间吗？所以，抓住任何机会去了解自己吧。想想你的言行举止以及一些展现给自己的选择机会，有些甚至显得毫无意义，比如你在咖啡馆里跟咖啡师说的话。正是你自己把握着自己的生命，请成为你想成为的人。

- **皈依（ISHVARAPPANIDHANA）**：相信一切都是最好的安排。这很难，尤其是当你正在经历艰难时刻时。但是皈依是大格局，正如满足。关键是放下（我们的期望），接受目前事物的如是展现。这不是轻而易举能做到的，我知道。所以，如果你心存疑虑，我可以理解。我们都经历过糟心时刻，我能理解你想挥舞着拳头大喊："真的吗？我老爸刚被诊断出得了癌症，而我只能接受它，对此表示没问题。不！"

另外，接受使生活变得更容易。在卧床不起的那些日子里，我已经到了崩溃的边缘，感觉马上就要疯掉了。身心痛苦得那么久了，也没有任何能好起来的迹象。现在到了我必须做决定的时候，要么任凭命运之弦拨弄，要么把琴直接扔出窗外，相信最终一切都会好起来。好了，这听起来有点儿怪异，不过你已经知道我尝试要表达的意思了。

那么，这些和那玛斯里如何相关？那玛斯里是基于这些戒律的生活哲学。以下是那玛斯里的"戒律"，如果你愿意这样认为的话。

1.
相信自己
2.
跳出习惯模式

我们每个人的内心都拥有比我们遇到的障碍更大的力量和勇气，让信心带领你生活。

无论是在瑜伽垫上还是在垫下，我们经常会自我怀疑。我们给自己施加不必要的压力，我们会有这样的想法：什么是我们应该有能力去做的，或者我们现在应该已经完成了什么。这种消极的自我对话不好，它阻止我们活在本该有的平和之中。

无论是一个你正在练习的瑜伽体式还是你一直努力想达成的生

活目标，我们要有意识地努力跳出原有的习惯模式。

3.
持续学习

多读书，参加一些课程，参与一些讨论，多提问题。和不同年龄、不同背景、听不同音乐、完全和你不在一个领域中工作的人交朋友。即使你成为某个领域的专家，也要保持初学者的心态。三人行必有我师，我们总有相互学习之处。

4.
在不舒适中获得舒适

舒适是安全地带，我甚至要据理力争，在我们生命中的某些时段需要这样的舒适区，比如养病期间或者度过了一段艰难时刻之后。但我们的成长来自不舒适。当我们处在特别的挑战时期时，试试能不能将担心和恐惧放下，然后深吸一口气，全然来到当下。在你的不舒适中开挖出一个小角落安顿下来，着手学习这一课。在不舒适中不应只是去忍受，而要学着从中再次出发。

5.
小处着手

还回购物车，给外婆打电话，用牙线洁牙，问候收银员并倾听他的回应。与他人眼神接触并微笑面对，随时随地保持和善。这些事将我们汇聚在一起，彼此连接。记着，瑜伽是连接。从小处着手，经常这样做，使这种方式成为习惯，看看它们如何为你的生命增光添彩。

6.
表达感恩

在一整天当中都去寻找令我们感恩之事，从我们醒来到睡觉的每一刻。当我们刷牙时，感谢新的一天！用餐时，感谢美味食物！我感激正在开着的汽车。的确，它就是一个生锈的大铁桶，但它能把我从这儿带到那儿，而且喇叭工作得还很不错！感激能减缓压力，这将改变你体内的化学成分。杰克·卡普兰在她的《感恩日记》一书中解释说，感激还可以提升皮质醇水平，这种激素有助于减轻炎症，改善睡眠，促进新陈代谢。因此，说"谢谢"吧！它就像口头的快乐丸，永远不会过量。多说说！

7.
成为乐观的人

我最喜欢乐观进取的人。我喜欢这类人是因为他们能为各种境况带来正能量并和"嗨耶！"（hell yeah）的上扬节奏很匹配。还有什么能比这更好更有力量呢？还有什么比这个更鼓舞人心呢？不过有一件事比远远看着一群乐观的人更好，那就是成为这样的人。

你要怎么做呢？很简单，你就去做和"我做不到"人群的所作所为相反的事。

你认识这样的人吗？我认识，到处都有这样的人。

有时他们也来我的瑜伽课上。我演示了一个有意思的手臂平衡，他们瞥着眼睛对旁边的人抱怨："哦，我可做不到。"我欢快地对他们说："这态度可不行哦！"

人们常常自动假设他们做不到某些事。他们来自一个名为"我不能"的无聊小镇，沮丧而痛苦地闲逛着。那是最差劲的小镇，可别去那儿。

有个令人兴高采烈的事实：如果你相信自己可以做到，你就已经成功了一半。从瑜伽体式到得到梦想的工作，它适用于任何事。无论你的梦想有多么疯狂，你已经是一个"嗨耶"人了。"嗨耶"人能化腐朽为神奇！

如果你想成为"嗨耶"人，但不能全情投入去说"嗨耶"，那是因为我们不是以这种方式长大的。试想一下："为什么不是我？"经常这样说，你就会不知不觉地成为乐观的人了。我相信你，因为我就是这样，我知道你也能做到。

8. 踏入自己的广阔天地

当做到以上几点时，我们就打开了一扇门，你正踏入自己的广阔天地——它是我们每个人内在深处都拥有的。还有，朋友啊，当你踏入此地时，那可真是非同凡响的感觉。你正在接受美好的事物，所有的一切都处于完美的和谐之中，再没有比这更好的生命了。

9. 藐视你的局限

当你完全被接受并踏入自己的广阔天地时，你将发现自己的局限所在。但它们不是真的，没一个是真的。你的不完美将使你有难以置信的发现。接受自己，看看你所谓的各种限制是如何烟消云散的！

10. 取其精华，去其糟粕

你的生命就是你自己的伟大杰作，你为之孜孜不倦地工作，梦想着创造出最令人叹为观止、迄今你曾见过的最具艺术灵感的作品。它是你的作品，你是艺术家，尽自己所能创造你的杰作吧！

从现在开始去突破自己吧！

——坎迪斯

如何使用本书

我有两个理由要写这本书。首先,很多人总是一再问我同样的问题:"我该怎么开始练瑜伽?"

对于我们已经练习瑜伽多年的人,这回答起来太简单了。你就开始练习吧,去上瑜伽课,看线上视频,就像耐克广告说的,尽管去做。

但我认识到对大多数人来说这并不容易。工作室瑜伽课很贵,还要求按时间表上课,而线上视频很难甄选,结果导致有时候我们很难做出选择。

我想提供帮助,所以为这些人写了这本书,他们总是想练瑜伽,但又不确定从哪里开始。这本书也是为练习瑜伽多年的人甚至瑜伽导师而写的,他们已经有了稳固的基础,但是希望能有一个可靠的参考来深入理解各种体式和练习序列。

但我想在更深的层面上提供帮助。当然,我可以讲解各种体式并创造流瑜伽练习序列,但我更想分享我生命中最黑暗时光的故事。我想分享我曾经多么悲伤,多么害怕,多么痛苦。还有,我不得不深入挖掘并穿过所有的情绪,决定是要把自己从原来待着的地方挖出来还是沉迷于其中。

你将要读到的是,我决定把自己挖出来。我决定,当我出来后,我将要过自己最好的生活。我认识到迄今为止我的生活令人厌烦,我不想再这样度过我生命中宝贵的时光了。我想尽自己所能做到最好,并帮助他人。

不要仅仅将这本书作为你的瑜伽练习指导手册,或者在教学中感觉没有灵感时作为参考书,而是要将它作为度过你最伟大的一生的指南。将它当作奖励,运用我们所有人都拥有的内在深处的力量。瑜伽练习是一种方式,去磨炼你的身体、情绪和内心的力量,按自己的方式度过你最真实的生活。

这本书的冥想部分将阐释练习的方法并将它们分解为可在日常生活中容易实施的方式,还包括在练习中运用的辅助用具和各种坐姿。你将学习如何在忙碌的日子里找到舒缓、宁静的时刻,放下你执着但已无用的情绪包袱。

呼吸控制法是关于呼吸的练习。我们一天二十四小时都在呼吸,甚至都不用费力,所以你可能认为我们并不需要用一整章来介绍呼吸,但是这一章是关于有意识地呼吸的。你将学习不同的方法来使自己的内心安宁并保持专注。

本书中的身体练习分为 3 个阶段:初级、中级和高级。但我想说得更清楚些,在做决定时我有些纠结,因为有些所谓的"基础"体式连很多"高级"学生都做不到。

举个例子，假设有一个从没练习过瑜伽的人，他是名运动员，超级壮实。他能做到这本书中介绍的三脚架头倒立（我认为这是比较高级的体式），但是他可能做不到坐位体前屈，因为他的腘绳肌太僵紧。这说明他是初级练习者还是高级练习者？

谁在乎呢？让我们将这些标签放到一边去吧，就去做那些我们能做的，持续不断地超越我们所纠结的地方。

这本书中的"阶段划分"只是体式组合的方式之一，有些体式还可以按特别的顺序去学习（如手倒立，我当时在学会乌鸦式、支撑头倒立、三脚架头倒立和前臂平衡后很容易做到），但是不要执着于想要成为高级练习者或者必须达到什么阶段的想法。相反，无论自己处在瑜伽练习的什么阶段，都应继续认真进行练习。

很多年前在泰国的瑜伽教师培训课上，经过漫长而又闷热的一天后，我坐在瑜伽工作室中听我的导师讲解3个体式的要点。在高温中，我画了练习体式的小线条人，并开始为它们都画上头，加上各种提示。我感到筋疲力尽，希望有一本书能标出每个体式相应的提示。因此，当开始写博客的时候，我确保能将自己对生命的感悟介绍给读者。我的丈夫盖瑞为我的每个体式拍照，这些海报经常在社交媒体上被疯狂转发，读者留言问我能否将这些体式放在一起，以便他们参考。瑜伽老师和练习者希望能迅速得到所需的每个体式的信息而不必去读数页的文字介绍。

我在写这本书时坚持和我的博客统一风格。我给书配上图，使瑜伽老师和练习者在翻阅时能找到他们恰好需要的体式，并能通过图标找到他们完全不确定的体式的顺位提示。

在这种意义上，这本书很有参考性。但是有件事要留心，瑜伽已经存在了上千年并在不断发展。积极的一面是在瑜伽垫上的运动没有真正错误的方式，无奈的是瑜伽练习很多，本书不可能一一涵盖。所以，你会注意到，这书里包括了一些体式的变式，而没有介绍其他一些你已经知道的内容。

还有一件要留心的事，随着持续不断的练习进展，有时候很难确定各种体式的名称。一个体系会以这种方式命名，另一个体系则另有名称。不要纠结于这些小差异，最重要的是顺位、呼吸和在体式练习中的感觉。

在身体练习的章节中，你可以学到每个体式更加详细的要点介绍。在每章的结尾都列出了本章所介绍的体式的一个短序列，你可以跟着练习，简简单单。当你更熟悉这些体式后，你就可以开始建立自己的序列。别考虑得太多，你绝对不会犯错误。允许你的身体运行流动，和自己的感觉保持连接。

接下来的章节涵盖了复元瑜伽体式。人们通常都专注于动态练习，但重要的是要去平衡。复元练习将有意识地带着轻松的感觉使一切平静下来，可以提升灵活度，

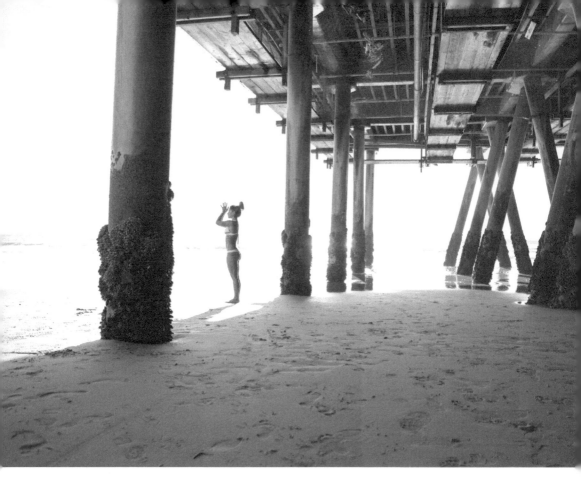

缓解压力。这一章还会介绍可以用于复元瑜伽练习的辅助用具，如果你的预算不宽余，你也可以自己利用家中已有的物品。

在本书末尾，你会看到一些推荐的瑜伽序列：热身、强调不同主题的练习（如失眠）以及一些你可以跟着练习的 30 天计划。这些序列应该可以帮助你以自己的方式进行全面的练习。如果你正在纠结于如何组织一个自己的序列，或者你只想不费脑子就将一些好的瑜伽练习带入自己的生活中，它们将为你提供一些思路。你可以自由地调整这些练习序列，使它们对你更有用。总的来说，应在无痛范围内练习并忠实于自己的感觉。

开始之前

我们已经介绍了那玛斯里的原则以及在垫上练习和垫下的生活中如何运用它们，那么在开始前，你要了解些什么呢？

从哪里开始

人们由于各种原因而去练习瑜伽，或许你正在经历什么大事，或许你的医生说你需要减压，或许你想要塑形，或许某个恼人的朋友不停地说瑜伽有多棒并拉着你一起去上课。无论什么原因，你已经决定开始练习，但你不知道从何处入手。如果你知道，那就当我在开玩笑，继续读下去。

如果你完全是瑜伽新手，而且有点儿额外的钱和时间，我鼓励你去本地的瑜伽专业工作室中上课。那里的气氛很棒，它应该温暖而吸引人。无论穿什么衣服（如紧腿裤、阔腿束口长裤、短裤）都行，只要你在运动中感觉舒适就可以。课前两小时请不要吃东西（否则你会感觉胃不舒服），让老师知道你是新人。找到你自己感觉最舒服的场地，如房间后面、房间前面、门旁边，但要让自己能看到老师。自己尽力，不要担心，也不要期待。生活中充满了各种产生压力的事物，不过不了解瑜伽基础不应该算作其中的一个。

需要记着以下瑜伽练习规则。

1. **没有完美体式这回事**。不要在意一些小事，如你的手臂是不是平行于地板或者如舞者般形成美丽的 U 形弧度。只专注于重要的事情，尤其是适当的顺位（如留意膝关节和手腕）。

2. **永远也不要疼痛**。如果在瑜伽练习中感到疼痛，那么你就不会从中有所收获。但是，疼痛和不舒服是有区别的。不舒服，如颤抖、大汗淋漓，这些都可以接受。如果它们是由紧张的肌肉所造成的，就让自己去体会不舒服，但无论如何都要避免尖锐的疼痛。

3. **练习是为了你，所以去做你感觉好的**。是的，瑜伽课堂是集体体验，但它也需要个人努力。所以，如果在一节热瑜伽课中，你发现自己感觉很累，精神也很疲惫，那么在接下来的课程中你以挺尸式放松是对的。在每个时刻忠实于自己所需是瑜伽的最高形式。一节瑜伽课不是关于老师、工作室和任何其他方面的，它是关于你的，所以，按照你的需要去练习，获得你应得到的结果。

没什么能够替代一个活生生的瑜伽老师，他能够引导你完成一个神奇的序列，让你的身体感觉进入了最好的状态。但是，不是所有人都有经济能力承担或者时间正好符合某个瑜伽工作室课程的安排。那么，我们还能做些什么呢？你可以从YouTube 上找到些资料，或者你可以继续阅读这本书。

我应该多久练习一次

重要的是听从你身体的感觉。我从瑜伽练习中学到的最重要的部分是知道自己的需要。这是什么意思呢？答案既简单又复杂。长话短说，你应该根据自己的需要来确定练习的频率。

这有多难呢？你可以问问你自己。嗯，很多人会纠结于我之前所说的，他们感觉要通过一些时间来达到某种程度。他们在已经很累或者生病时依然强迫自己去做费劲的练习，他们认为瑜伽是他们必须要做的事情。

那玛斯里戒律2：
跳出
习惯模式

我能理解，生活很艰难，我们很忙碌。我也曾如此对待自己，但这是很危险的，因为你没有听从自己的身体，将自己置于受伤的境地。所以，我建议你真正按照自己的需要做出调整。如果你很累，但还有一些精力练习瑜伽，那么就练习一些节奏缓慢的哈他瑜伽。如果你太累了，只想多睡一会儿，那么就卷起垫子上床睡觉。我是认真的，只有听从自己的身体并忠实于自己的需要，你才不会出错。

哪种瑜伽最好

瑜伽有很多类型，我建议结合几种不同风格来进行全面练习。如果你有机会去上瑜伽课，下面的清单能帮你缩小选择范围。

·阴瑜伽：节奏非常慢，需结合运用一些辅助用具，在每个体式当中保持 3 ~ 5 分钟（有些会更长）。它对于缓解压力和焦虑以及发展柔韧性非常有效，因为你是真正进入每个体式当中的，你的身体会感觉毫不费力。请参见第 6 章中关于阴瑜伽的练习。

- 复元瑜伽：节奏也很缓慢，也常使用辅助用具，体式要保持一定时间，但是它的课堂活动要比阴瑜伽多一些。在你感觉累或者不太舒服，需要提起精神的时候，练习复元瑜伽非常有效。复元瑜伽对于发展柔韧性也有好处。请参见第 6 章中关于复元瑜伽的更多内容。
- 哈他瑜伽：是传统的慢风格瑜伽，在每个体式中保持几次呼吸，然后进入下一个体式。这种风格的瑜伽对于那些想要温和地运动和拉伸的人来说很理想。
- 流瑜伽：更加动态化的风格，其梵文名称中 vinyasa（维尼亚萨）的意思是"流动"，所以要知道会有大量运动。你会在练习中出汗并增强耐力。不要想着保持每个体式很长时间，因为在这种课程中动态练习要多于拉伸，它对于发展耐力行之有效。
- 活力瑜伽：通常会比流瑜伽慢一些，但仍然包括一些动态练习。你可能会出汗，也会保持一些增强力量的练习，如保持战士二式很多次呼吸。这种风格的瑜伽对于增强力量非常有效。

这里只列出了瑜伽中的几种。要全面列出瑜伽种类，几乎是不可能的，尤其是现在很多老师和工作室都有自己风格的瑜伽课程。

在这本书中，我结合了以上所有风格的体式，在每一章结束和全书末尾的序列中安排了更快、更加动态化的练习以及动作稍慢、恢复性更强的练习。那玛斯里，如这个名称所包含的意思，会使你感觉到完全的平衡。

什么是维尼亚萨

如我之前提到的，vinyasa 的意思是"流动"，如果你去上一节流瑜伽课，它会是步伐适中、持续运行和流动风格的瑜伽。如果你在寻找缓慢、放松、温和拉伸风格的瑜伽，流瑜伽不是你想要的，你要的是哈他瑜伽、阴瑜伽或者复元瑜伽。

我有个 YouTube 频道，每周我都会发一些新的瑜伽视频。在 10 多万订阅户当中，我收到很多评论，我也尽力给予回复。人们留言最多的是说我的流瑜伽课"太快"。这里，我想让每个人都知道的是"它们不快"。如果你认为它们太快，那么流瑜伽不是你在寻找的风格。

有时候在一节流瑜伽课中，老师会说："在你的流动过程中，我们会以下犬式进行衔接。"如果你和我以前一样是初学者，你会看着房间的四周说："哦，我确定自己知道这是什么意思吗？"你会因尴尬或者害怕而脸红心跳。

拜日式

1.山式

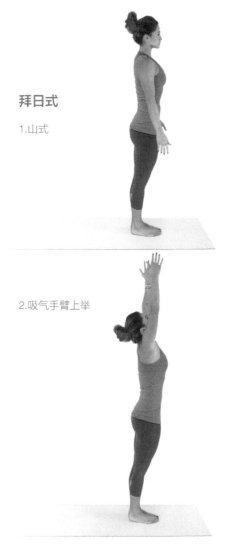

2.吸气手臂上举

3.前弯

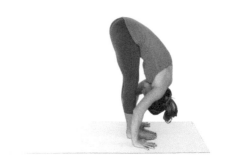

4.半前弯

5.四肢支撑式

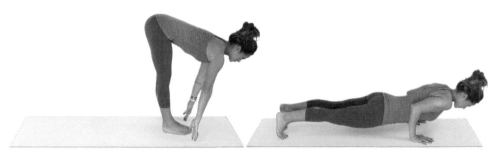

6.上犬式

7.下犬式

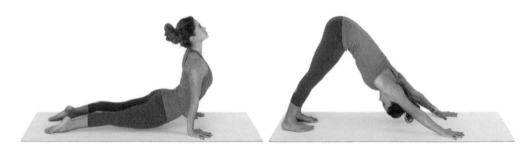

8.卷起脚趾

9.向前跳或者向前迈

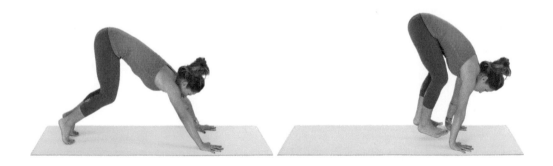

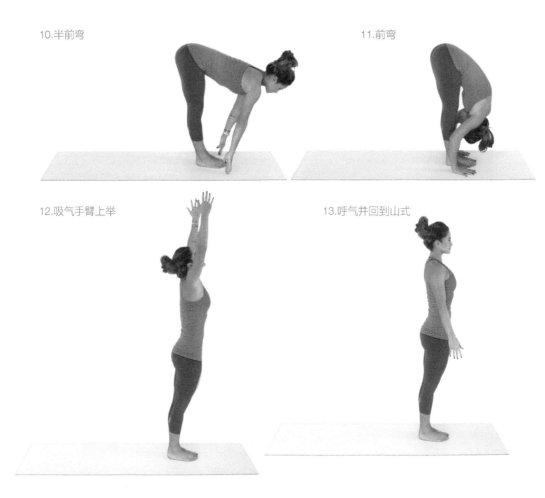

10.半前弯

11.前弯

12.吸气手臂上举

13.呼气并回到山式

让我来给你解释一下：流瑜伽是节奏适中的动态风格的瑜伽，你会发现它是以拜日式为基础的一系列体式。

在流瑜伽课堂中，以山式开始。当你吸气时，向上举手臂并向上看，呼气时从髋部向前折叠进入前弯状态。然后在吸气时，抬高身体到一半高度并向看前。在呼气时，弯曲双膝，双手放在垫子上，迈步或者向后跳进入四肢支撑式。在吸气时，抬起身体进入眼镜蛇式或者上犬式，呼气时卷脚趾进入下犬式，在此保持几次呼吸。

半串联

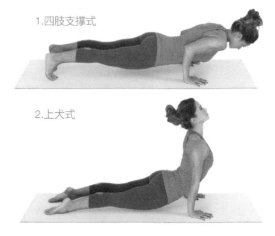

1.四肢支撑式

2.上犬式

当你做好准备继续练习时，吸气，抬起脚跟，脚趾踩地，呼气时迈步或者跳回到垫子前端。吸气时抬起身体到一半高度，呼气时身体向前折叠。当你吸气时，举起手臂并向上看，呼气时返回到山式。

在瑜伽课堂上，当老师说"进行串联"时，你可以做半串联或者完整的串联流。

半串联时，从你正在练习的体式呼气进入四肢支撑式。吸气时，进入眼镜蛇式或者上犬式。呼气时，卷脚趾进入下犬式。

3.下犬式

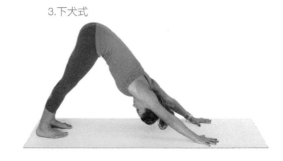

完全串联

1.四肢支撑式

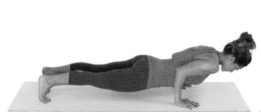

2.上犬式

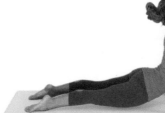

3.下犬式

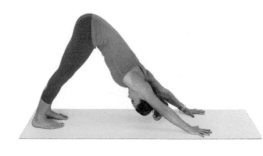

4.卷起脚趾向前跳或者向前迈

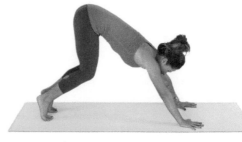

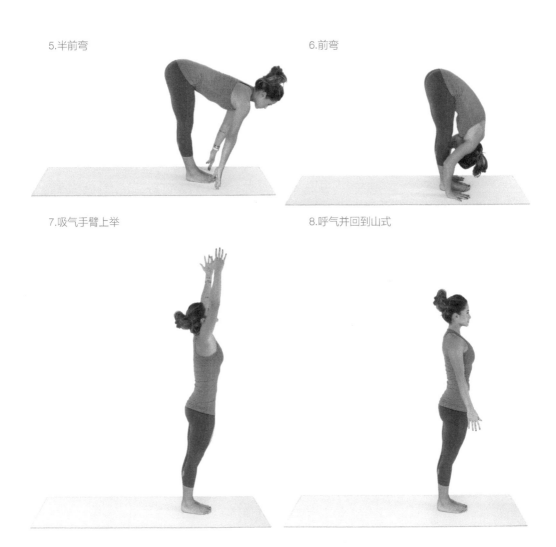

5.半前弯

6.前弯

7.吸气手臂上举

8.呼气并回到山式

在完整的串联中，从你正在练习的体式呼气进入四肢支撑式。吸气时，进入眼镜蛇式或者上犬式。呼气时，卷脚趾进入下犬式。再次吸气时，抬起脚跟，脚趾踩地。呼气时，迈步或者跳向垫子前端。吸气，身体抬起一半高度；呼气，从髋部折叠身体进入前弯状态。然后吸气，手臂一直向上举到头顶上方；呼气，返回山式。

这样正确吗

在本书中你看到的某个体式可能和你的老师教过的有所不同，这没问题。瑜伽之美在于，只要在某点上达成对位，其他的事则不是真的那么重要了。例如，有的老师对三角式有些争议，要你去握住拇趾。其他老师则说手应该放在脚尖前方的地上，另外一些还会说手应该放在脚跟后方的地上。我说："谁在乎呢？"只要你的上半身和下半身对位，你的腘绳肌（位于大腿后侧）没有被过度拉伸，你就可以将手放在任何你想放的地方。不要过于执着什么是"对的"，因为不同的老师会给你不同的回答。

我们谈到了关于顺位的提示，我将给出我认为的对于每个体式最重要的提示。当你在学习每个体式时，应专注于给出的这些提示。一旦你在垫子上建立了基础，体式的其他方面将自然达成，并将发展出你自己的风格。

瑜伽的基础

我认为冥想和呼吸控制法构成了瑜伽练习的基础，由此你可以发展出个人的风格。这些基础非常重要，因为它将大大减少你受伤的机会。以明确的意图和正念作为练习背后的支撑，做好准备开始行动起来。

无论何时练习瑜伽，也无论以双脚或者双手来支撑，重要的是从基础去建立起每个体式。我的意思是，无论哪个身体部位接触垫子，首先都应该由此建立起稳固的基础。如果尝试做手倒立，你应该专注于如何使双脚抬起来而不是去安顿支撑你的双手，否则，即便你能撑起来，也只是摇摇晃晃的。这会带来很多挫折，所以放过自己吧，重新评估现状。

以同样的原则去考虑一下关于坐着练习的体式，如坐位体前屈。我们只倾向于向前伸展，是吗？

在这些例子中，调整接触垫子的身体部位并从那里开始。就手倒立来说，你要张开所有的手指，扒住垫子时就好像攀岩一样，从手指根部和指尖结实地下压。而练习坐位体前屈时，你要温和地将坐骨下方的肌肉向远方拉伸。如果建立起稳固的基础来达到稳定，你将在这些体式中获得更好的体验。

从双脚开始建立

对于直立体式，如树式和山式，你需要留意你的双脚。

提起你的脚趾并张开，然后将其放到地上，使它们能轻轻地抓着垫子，这有助于稳定身体。我们的双脚没有被充分关注到，一天里的大部分时间我们都把它们塞进袜子和鞋子里，所以脚上的小肌肉常常不够发达。开始时，如果你不弯下身用手指去掰，可能都没办法张开脚趾。如果你正是这样，也别担心。当你的双脚逐渐强壮时，你将有能力以脚趾扒住垫子。

确保你的重量均衡地分配到双脚的四个角（或者单脚上，如果你在做的体式需要在单脚上保持平衡）。均衡地分配重量是保持平衡的关键。

去体会提起脚弓的感觉。你并不只是简单地把脚放在地上，而是有意识地从脚心向上提起长长的能量线。我知道这听上去有点儿神秘兮兮的，但它有其背后的含义。想象你的腿中有根吸管，当你吸气时向上吸。

想象通过吸管，你能从大地汲取力量和能量。这样的观想可使你的双脚坚实地根植于大地，使你稳定地保持平衡，并提起脚弓。这就是积极地让双脚参与进来和简单地将重心落在脚掌的不同之处。

小贴士：在瑜伽练习中建立稳固的基础

● 张开脚趾，将它们结实地踩向垫子。

✖ 保持这些区域被提起，不要让它们塌陷。

★ 观想此处的吸力，通过这里向上提起。

■ 均衡地将重量落在这里。

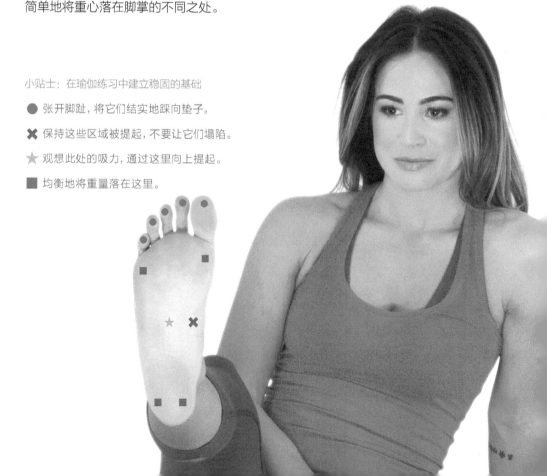

从双手建立基础

我在瑜伽课上听到的最多的抱怨就是手腕疼痛。这可以理解，在我们的课堂里会花很多时间去练习下犬式。如果练习方法不正确，肯定会出现关于手腕的问题。但只要多关注重量分配，就能轻松地避免手腕疼痛。

就像在站立体式中留意双脚一样，在你的双手落在垫子上时也要留意双手。

尽可能张开所有的手指。手指打开得越多，你的基础就越稳定。如果手上的肌肉不发达或者僵紧，你会发现很难将手指大大分开。不过每天坚持练习，一段时间后情况就会有所改善。

温和地抓着地，这是体式的关键所在，它涉及双手的平衡，因为你的指尖将帮助你不会翻倒过去。

将指根嵌入垫子，想象你的手指被粘在垫子上且提都提不起来。这有助于你将重量均衡地分配到整个手掌上。

避免将掌心提起来。这将确保你的重量不会倾向手掌外侧，否则会导致严重的手腕疼痛，或许还会导致受伤。

小贴士：在瑜伽练习中避免手腕疼痛

在瑜伽练习中，对于用到手的每一个体式，请遵循以下指导，避免手腕疼痛。

● 稳固地将这些区域嵌入垫子中。

■ 将这些区域压向垫子。

▲ 永远不要将这里提起来。

✖ 避免将重量垮塌到这里。

★ 观想这个区域的吸力，通过这里向上提起。

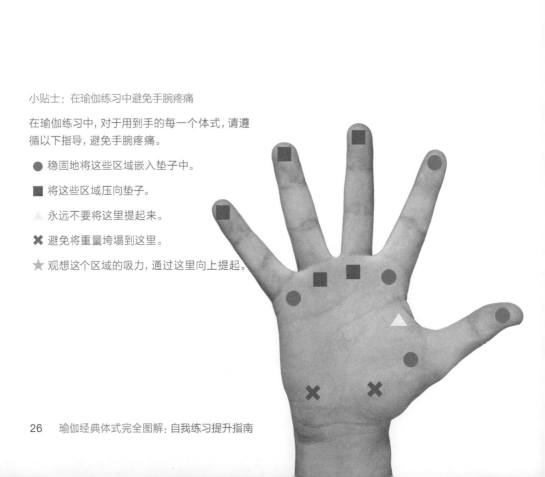

瑜伽练习辅助用品

辅助用品对冥想、呼吸控制和体式练习来说都很重要。对于初学者来说，可以利用它们进入那些他们的身体还不能完全处理的体式，而更有经验的瑜伽练习者在辅具的帮助下也能享受更深入的体验，他们会发现各种体式被全然展开的乐趣。

瑜伽垫

我要告诉你一个秘密：我讨厌使用瑜伽垫。我个人的练习有点儿像跳舞，我不喜欢被局限在一个地方。所以，你真的需要瑜伽垫来练习瑜伽吗？不一定。它会有所帮助吗？当然，垫子能提供一点儿保护，还有助于组织好瑜伽课堂上的练习。

哪种瑜伽垫最好呢？那要看你想要的是什么以及你的预算，瑜伽垫的价格从几十元到数百元不等。

当你选择瑜伽垫时，请考虑以下几点。

· 长度：你的个子高吗？如果很高，你需要较长的瑜伽垫。如果你喜欢在练习时大范围运动，还有更宽的垫子甚至巨无霸垫子可供选择。

· 防滑：我更喜欢开孔泡沫结构的垫子，如朱迪和睦这个牌子。无论你出多少汗，这种垫子的防滑性能都很出色，你不会滑倒。若使用闭孔泡沫结构的垫子，当你出汗时，就好像掉到了小水坑里，我自己就经常打滑。

· 厚度：你的膝关节和手腕是不是经常吱吱嘎嘎作响？你可以考虑比较厚实的瑜伽垫，如青蛙黑垫（虽然它相当贵）。但也要注意不要选择太厚的垫子，因为它可能导致难以平衡，让手腕更不舒服。厚垫子的缓冲作用使指尖很难参与练习，压力也很难从手掌外侧分散，在手腕疼痛时我们需要这样分散压力。

· 重量：你会从车里拿出垫子带着它去本地的瑜伽馆或者健身房吗？如果是，那么你要考虑一下瑜伽垫的重量。垫子的重量可以在 0.5 千克左右（通常是旅行垫），也有接近 5 千克的垫子。所以，如果你要带着垫子到处跑，垫子的重量肯定是你要考虑的因素之一。

瑜伽砖

从零基础的初学者到资深练习者，瑜伽砖对每个人都有用。它能帮助初学者调整体式，也可以帮助资深练习者深入体式。我不是说瑜伽砖绝对重要，但它们确实有用，如果你有此预算，我建议你买两块。

瑜伽砖的种类

瑜伽砖有几种不同的材质，说实话，没有哪一种是我的最爱。让我选择最喜欢的瑜伽砖就好像让我选择最喜欢的度假地点一样，那么多好地方可以去，它们都有独特的美景、美食和文化。

说到瑜伽砖，它们的品质也都相当不错，所以，你只需要决定你在寻找的是哪一种，然后买回来即可。

- **软木瑜伽砖：** 软木是一种神奇的材料，它有某种程度的强度和硬度，同时也具有一点儿弹性。对于既能用于三角伸展式又能用于支撑桥式的辅助用品，我建议选择软木瑜伽砖。
- **泡沫瑜伽砖：** 我发现泡沫砖相当软，对坐姿冥想和复元的阴瑜伽姿势很有用，但是在八角支撑式这样的体式中它会让你晃晃悠悠。使用泡沫瑜伽砖，在做支撑桥式和仰卧束角式之类的练习时感觉很美妙。
- **木砖：** 相当硬和坚固。这类瑜伽砖对于练习起重机一类的体式相当合适，因为它们能为双手提供稳固的基础，但对于打开胸腔的复元练习，如仰卧束角式，它们或许就太硬了。木砖在硬木地板上还会有点儿滑，如果你在瑜伽垫上练习，则不会有什么问题，但要记着它的这个特性。
- **圆砖：** 我喜欢用符合人体工程学要求的瑜伽砖去练习各种风格的瑜伽，尤其是复元瑜伽，因为它们能很好地与身体曲线相吻合。它们对于鸽子式和坐位体前屈之类的体式来说太棒了，因为你会感觉它们变成了你身体的伸展器，而不像传统的瑜伽砖那样。

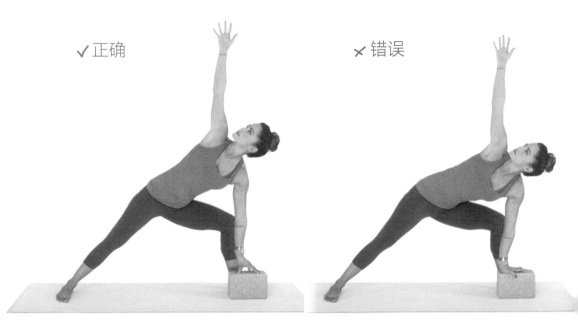

✓正确　　　　　　　　　✗错误

瑜伽砖的使用

瑜伽砖的使用方法很多，这里介绍几种我最喜欢的方法。

坐位体前屈：坐在瑜伽砖的边缘能帮助大腿僵紧的人，因为瑜伽砖的高度为拉伸腘绳肌提供了更大的空间。

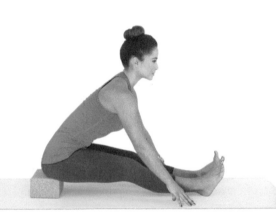

圆砖辅助坐位体前屈：对于柔韧性更好的瑜伽练习者，脚掌抵靠着瑜伽砖时，便于双手把握，以确保双脚能保持良好的正位。

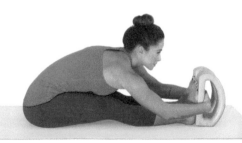

八角式：对于中级瑜伽练习者，在练习手臂平衡时，在双手下面各放一块瑜伽砖增加一点儿额外的高度，有助于补偿腹肌，从而将身体向上提起。

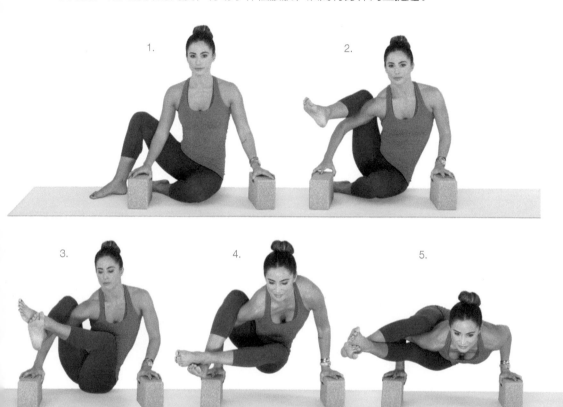

支撑桥式：这是我最喜欢的复元体式，因为它能让下背部非常放松。将一块瑜伽砖放在臀部上端边缘，根据你的柔韧性选择对你最有作用的瑜伽砖的高度。

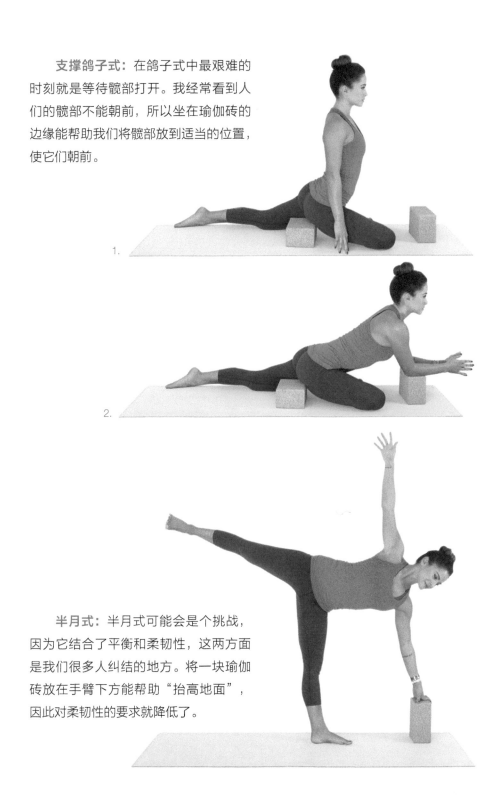

支撑鸽子式：在鸽子式中最艰难的时刻就是等待髋部打开。我经常看到人们的髋部不能朝前，所以坐在瑜伽砖的边缘能帮助我们将髋部放到适当的位置，使它们朝前。

1.

2.

半月式：半月式可能会是个挑战，因为它结合了平衡和柔韧性，这两方面是我们很多人纠结的地方。将一块瑜伽砖放在手臂下方能帮助"抬高地面"，因此对柔韧性的要求就降低了。

瑜伽伸展带

瑜伽伸展带对所有阶段的瑜伽练习者来说都是很有用的工具。正如瑜伽砖,伸展带可以为灵活性受限的初学者提供连接的方式。伸展带也能帮助更加资深的练习者在完成更加高级的体式时保持适当的正位。

瑜伽伸展带的类型

瑜伽伸展带没有太多的变化。你看到的伸展带的质地有麻和棉两种,长度为1.8 ~ 3米。卡扣一般是金属或者塑料的,为 D 形或者圆形,也有采用三柱滑扣的。如果你想要中等长度,那就选择 2.4 米。

瑜伽伸展带的使用

瑜伽伸展带看上去很简单,但有几个一般性规则能确保你发挥出它的全部潜力。

保持均衡。首先,保证两侧的伸展带等长。在做坐位体前屈之类的体式时,将伸展带绕在双脚的中心去维持自己的姿势。

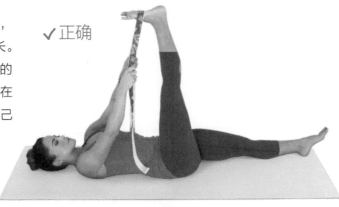

✓正确

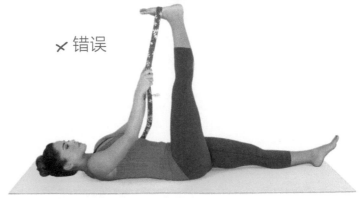

✗错误

尽可能近地握住伸展带。通常，当柔韧性不足以完成完全体式时，可以借助伸展带进行练习。为了发展柔韧性，你需要在"边缘"之处进行练习，它是介于已知（"哦，这个我肯定可以做到"）和未知（"这个我肯定做不到"）之间的点。当你尽可能近地握住瑜伽伸展带时，你就是在自己的边缘之处进行练习并发展柔韧性。

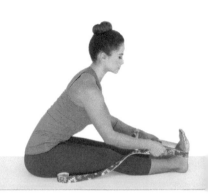

确保瑜伽伸展带绕在中间。例如，在弓式中伸展带就要放在脚掌中部。如果太靠近脚趾，伸展带就有可能滑脱，你的下巴和上半身会栽到垫子上。

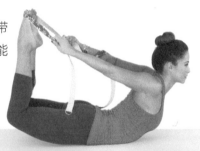

使用瑜伽伸展带的方法很多，以下几种是我最喜欢的。

小飞鸽式：这个体式针对更高级的瑜伽练习者，他们的目的是练习手臂平衡。我看到手臂平衡中一个共同的错误是手臂向外撇，远离身体。为了防止手腕受伤，手肘和手腕对位很重要。你可以用瑜伽伸展带支撑手臂，将伸展带在手肘上方系紧，然后慢慢进入体式。你将会注意到伸展带的拉力会防止手肘滑向两侧。

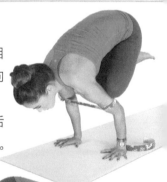

将伸展带套在大臂上并扣好，使它既舒适又安全，这将有助于你的手臂保持与肩同宽，并防止手肘撇向两侧，否则会损伤手腕。

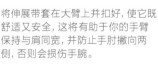

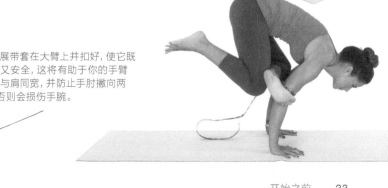

舞王式：下面讲讲这个开髋和开胸的主要体式。利用瑜伽伸展带，更容易进入这个具有挑战性的体式。将伸展带绕在脚掌中间，双手尽可能靠近脚握住伸展带，然后进入完全体式。

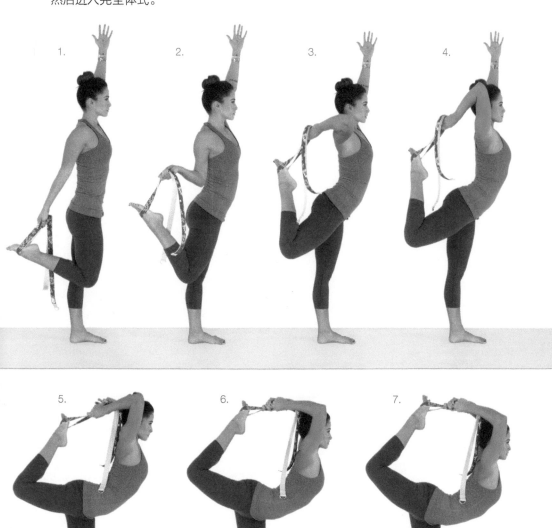

弓式：这是另外一个开髋和开胸体式，主要针对这两个区域比较僵紧的初学者。将伸展带绕在双脚的中间进入体式，在抬起身体进入完全体式前，双手尽可能靠近脚握住伸展带。

1.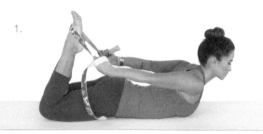

2.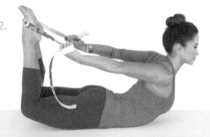

3.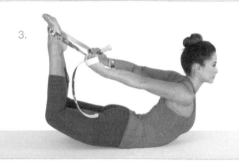

罗盘式 / 日规式：这个漂亮的体式主要要求身体侧面打开且髋部具有较好的柔韧性，但这些很难一蹴而就。将伸展带绕到脚掌中央，在提腿进入完全体式前，双手尽可能靠近脚去握住伸展带。

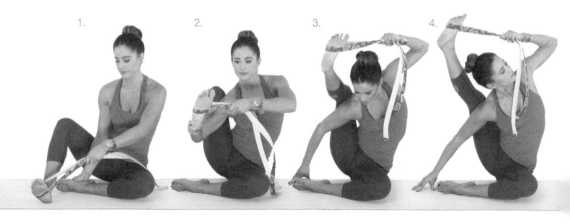

1.　　　　2.　　　　3.　　　　4.

抱枕

抱枕是值得拥有的辅助用品，对此我很了解。29 岁之前，我没有一个抱枕。当我终于拥有一个时，它简直改变了我的生命，就像我第一次完全换了眉形时的那种感觉（帮我修眉的那位女士知道我在说什么）。使用抱枕的目的是为身体提供一个舒适的地方，让它能全然放松。对于练习阴瑜伽和复元瑜伽来说抱枕很重要，对于发展柔韧性和减压来说它太棒了。但是抱枕很贵，我不明白为什么。其实，它们像枕头，只不过更结实和更大一些。不过，如果你能拥有一个抱枕，我绝对支持你，它对发展柔韧性和转换你的练习来说非常有用。但如果它不在你的计划内，看看你的屋里，可以用沙发垫、靠枕来代替，或者将几个枕头用厚毯子或者毛巾包裹紧。无论用什么都行，不要让抱枕阻碍了你的练习进程。

毯子

毯子有助于练习挺尸式、复元瑜伽以及冥想，它有不同的用途。如果你的髋部僵紧，毯子能作为既结实又舒适的坐垫。坐在卷起来的毯子边缘将有助于骨盆前旋，在坐位体前屈中骨盆的活动范围更大一些。你也可以在挺尸式中将毯子垫在头底下以增加舒适性，或者在练习冥想和阴瑜伽时盖在身上来保暖。

你不用跑去买一个在瑜伽馆里看到的那种花里胡哨的墨西哥花色的毯子。当然，它们很漂亮、很厚实，但任何旧毯子都一样。我推荐棉质或者羊毛厚毯子，它们可以提供很好的支持和稳定性。另一个不错的替代品是一条或者两条厚的沙滩浴巾。

创新辅助用品

在我穷得叮当响的那些日子里，我用布基胶带把两本一样大小的书缠在一起作为瑜伽砖。所以，如果瑜伽砖不在你的预算之内，就看看你的房间中有没有类似的东西可用。如果你喜欢，你可以像我一样把两本书缠起来使用！我还喜欢用录像带以及我兄弟的 X 盒子。

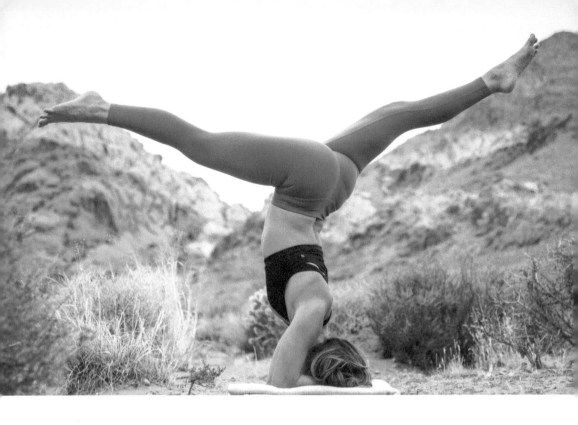

你可以做到

我前面讲到了离开垫子做一个乐观的人，在垫子上时也要这样去做。有时我会演示一个不常见的体式，如小蚱蜢式。它是一个看上去比实际更有挑战的体式，通常课堂上一半的人都会嘴里叨叨着并看着旁边的人，有的人甚至会说："哦，我做不到。"他们连试都不试一下就这样说！他们主动告诉自己做不到！

对此我能理解，因为我以前也和他们一样。但是，你应当以乐观的态度去练习每个体式，或者至少说："好吧，也许行。"敞开心扉，一切皆有可能，并且要记得你的大脑会听你所说的，无论是你大声说出来还是只对自己说。所以，突破自己的方式吧，看看会发生什么。或许今天并不会怎么样，但如果你允许，最终你将达成目标。

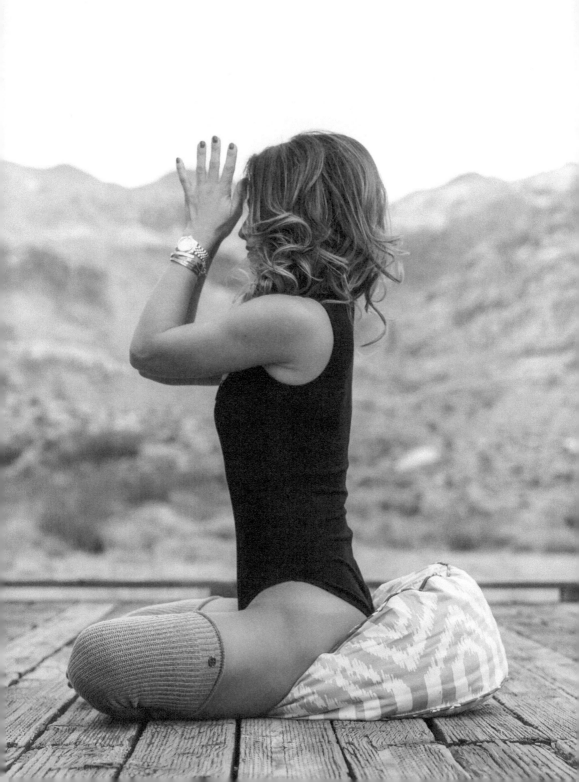

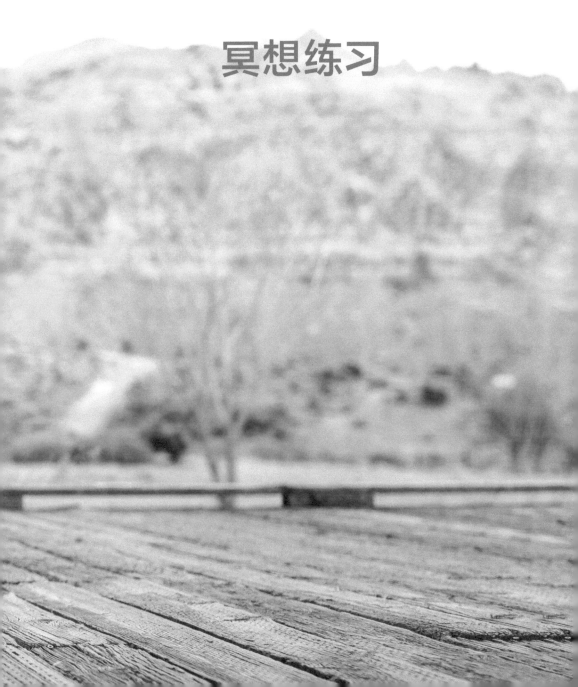

第 1 章

冥想练习

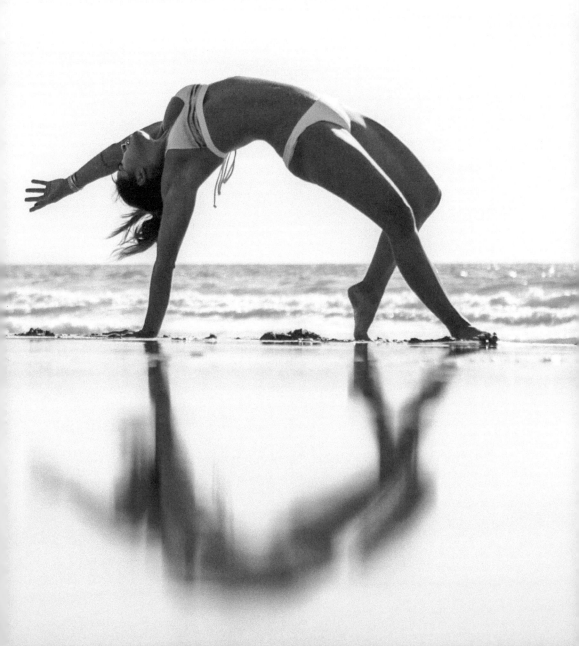

垫上生活

冥想初体验
1999年9月

妈妈第一次拉着我去克鲁帕鲁，它位于马萨诸塞州伯克希尔山的环绕之中。克鲁帕鲁是世界上著名的瑜伽中心，这座老建筑中弥漫着天竺薄荷香味。

那时候，在克鲁帕鲁的花费为每人每天25美元，而现在一天的花费是120美元。你可以享用游泳池、桑拿区以及冥想室，这里有可口的美餐和美妙的瑜伽课。你也可以只是在里面发呆，享受美好的氛围。

那么，妈妈为何会拉我去那里？

当时，我是一名高二学生，被青春期的焦虑所困扰。我跟一个骑摩托车的男孩约会，妈妈对此难以忍受。妈妈很严厉，又非常担心我，我和她整天争吵不休。年少轻狂的我很天真，以自我为中心。我不认为妈妈为我做了最好的事，而深信她想方设法使我的生活成为人间地狱。

"你下去四处看看吧。"她蜷缩在一个窗台前的木质摇椅上，看着我说道。

我皱着眉起身，心想我越早假装去探索这个地方，我们就能越早点儿离开。

克鲁帕鲁的走廊很长，多亏了超大的窗户和天窗，整个地方都被自然光所照耀。我在烦恼中依然发现它是如此美丽，以至于在这里生气都很困难。我沿着铺着地毯的走廊往前走，经过了礼品店。礼品店位于宽宽的台阶旁，它通向一个巨大的空房间。

注意到了标志，我脱掉鞋子走进去。这是我所到过的最大的房间，因为它完全是空的，所以给人一种无限大的感觉。舞厅大小的房间内铺着长毛绒地毯，就是你每走一步就陷下去的那种。我在仰望高高的天花板时感觉到了自己的渺小。房间四周是宽阔高大的窗户，这使墙壁看起来像是由玻璃做成的，室内充满了柔和的金色光芒。蜡烛点亮了，灯光变暗了，使房间内有了一种我从未感受过的温暖。我从房间后面拿了一个垫子，把它放在一个角落里，然后坐下。突然之间，人们开始涌入。这是一件最奇怪的事情，尽管人数众多，房间内却悄然无声。我几乎怀疑自己是否聋了，因为我什么都没听到。他们的面孔安静而坚定，每个人都静悄悄地取了一个垫子，并把它轻轻地放在地上。

发生了什么事情？他们要做什么呢？

这时，一个穿着一条无法形容的宽松裤子和一件薄薄的白色T恤衫的小个子男人到了房间的前面。他拿起一根巨大的木槌，站在一个比他更大的锣旁边，然后敲打它。

我环顾四周，注意到人们已经采用了传统的冥想姿势。我想这是一节冥想课。

冥想对我来说很新奇，我不知道自己该怎么做。我坐在那里往四下里扫视房间。这是在祈祷吗？我应该低下头吗？我应该闭上眼睛吗？我应该用手做点什么吗？

因为我觉得自己不应该在这里，于是心跳开始加速。坦白来讲，我宁愿不在这里。如果有选择的话，我会待在家里，听着涅槃乐队的歌曲，和我的朋友在电话里聊天。但是，我现在在这里。

我估摸当时的状况，心想我可以走了吗？我想不行，我根本走不出去。如果敲锣的人试图阻止我，那么我能从300人面前逃出去吗？

所以，我留下来尝试融入，表现得像个对此很熟悉的酷女孩。

我注意到每个人都以不同的方式坐着，他们的手呈现出不同的姿势。所以，我觉得可以自然地做点什么，而不是冒险让敲锣的人对我大喊大叫。我直直地坐在坐垫上，双腿像幼儿园的小孩一样盘着，双手叠放在大腿上。

现在怎么办？

我坐在那里。那人敲着锣，它的声音在整个房间里回响着，如此有力，我感觉声音好像在我的头脑中回荡。

几分钟内什么都没有发生，一点儿都没有。我感觉我的肺部在吸气时会膨胀。我什么都没想，呼吸，吸气，呼气，吸气，呼气。

然后，突然我的思绪开始启动了。我想知道明天有什么作业要交，我希望知道哪一天是图画日，我需要穿哪件衣服。

响起的锣声又把我带回到当下。我环顾四周，然后闭上眼睛呼吸，感觉到锣声在我的内心回响。此刻一片空白，只有呼吸。

静默，呼吸。

我希望妈妈今晚能做饼干。这周我有曲棍球比赛吗？我们的制服还没来吗？

锣声又响了起来，把我的思绪在萌芽中掐住了，又把我带回到了这个巨大的房间。我迷失在那强大而又令人宽慰的声音中。我沉溺其中，想象我在温暖的水中游泳。

下一次锣声响起的时候，我高兴地注意到，自从上一次的锣声以来我竟然没有分心。

然而，此时我感觉房间内动起来了。我睁开眼睛，发现人们开始起身，把垫子放回房间的后面。下课了，我感到一阵失望，不情愿地站起来。

我沿着走廊往回走，这次慢了些。我注意到往回走时的一切，空气中弥漫着薰衣草的气息，走廊的地毯比冥想室里的毯子略薄。我瞥了一眼外面，看到无法形容的黄昏时分的天空，它呈现着无比美丽的清凉的灰色。

当我找到妈妈时，我能感觉到我的脸由于戴上了冷漠的面具而变得僵硬。虽然我喜欢刚才那种感觉，而且确实享受了冥想课，并因此感到满意，但我不打算让她知道。

"你做冥想了吗？"她合上日记时问道，"怎么样？"

"哦，无所谓了。"我喃喃地说道，眼睛看着远处。我恨自己对她如此刻薄。当我如此残忍时，也伤了自己的心。为什么我对她如此恼怒？我不知道。我不能回答这个问题，努力把内疚感推到一旁。

往车那边走时，我注意到一个客房的广告牌。当时，人们留在克鲁帕鲁长期练习 Seva（梵文），这意味着"无私的服务"，梵语的基本意思是"你为我们免费工作，我们会为你提供住处，并给你一些甘蓝和豆类"。我妈妈常淘些独特的东西在她的商店里出售，她叫我一起在走之前去看看是什么状况。

"好吧。"我试着说得很愉快，因为我还在为自己刚才的粗鲁而感到难过。

当我们到达时，那里没有销售标签，连主人都不在，我觉得我们是在窥探别人的私人物品。我注意到一个标签上面写着"诚实系统"，下面放着一个小钱箱。

我拿起一盒录音带并念它上面的手写标签——"愤怒的音乐"。

"我们应该买这个！"我坏笑着对妈妈说。我的任务是向她证明这些快乐、幸运的人们并不一直都是彩虹和康普茶，我迫不及待地想听听这盒愤怒的磁带。她把一块钱塞进钱箱，然后我们就走了。

在车里，我插入磁带。20 世纪 90 年代和 21 世纪早期的一支说唱金属乐队——反暴力机器的歌曲扑面而来。这首歌是《以孰之名而杀戮》，1992 年在洛杉矶骚乱后发行的脏话宣言。洛杉矶骚乱由 4 个白人警察残酷地殴打黑人出租车司机罗德尼·肯所引发。

"好吧，妈妈，"我假惺惺地笑着说，"让我们看看古怪的克鲁帕鲁人在听些什么！"我把音量开大了，足以激怒她。

"好吧，"我妈妈笑着说，"这肯定是'愤怒的音乐'！"她把音量调大了一点儿，坐在座位里跟着音乐打着节拍！我们在伯克希尔崎岖的道路上伴随着金属的轰鸣声驶入夜色之中。

我难以置信地看着她。在我的生命中，我第一次意识到两个看似对立的事物可以共存：在克鲁帕鲁第一次冥想课上的那个温柔、安静、平和的我和现在这个激愤的、有强烈的自我意识的我。这两种感受在质疑以往的体验并努力去创造某种更好的东西，就像反暴力机器乐队在歌里唱的那样。

冥想，我没有把它列在我所关心的事物的清单上。瑜伽就只是一些姿势，比如单手倒立，属于"锻炼"范畴。这就是我当时所要说的。我练习了力量瑜伽，因为运动让我想起了小时候做体操的日子。我真的很喜欢这个瑜伽班。老师是一个十足的城市女孩，她的个子很高，有一头卷发，穿着时髦的衣服，戴着一副漂亮的首饰。

她的课上没有包含很多的冥想，只是在课堂的末尾有算不上正式冥想的挺尸式。坦白说，这慢慢地成了我最喜欢的部分之一。

没有明显的理由就躺在那里很奇怪。我想："这都结束了，我们就不能回家吗？"不过，在又累又出汗的课程结束时，躺在那里装死还是最受欢迎的。

那玛斯里戒律3：
持续学习

WTF是冥想吗

当提及传统冥想的时候，我总想象着一些老者裹着长袍，双手合掌祈祷。

我不仅做不到那样，我也不想那样做。冥想听上去像个笑谈，离我的现实生活很远，对于紧张而不稳定的高中生活，我只想着怎么度过而不至于精神崩溃。花点儿时间让自己"安静地坐着"，这感觉好陌生。说实话，好像完全不可能，似乎只是在浪费宝贵的时间。

所以，如果你对冥想抱观望态度或者强烈反对，我完全理解。在教授瑜伽的这些年中，我也遇到过很多直接拒绝冥想的人。他们为此感到恐慌，什么都不做的想法太奇怪了。然而，他们的这种恐慌又经常被恼怒所掩饰。

"我到底应该怎么做呢？"他们以恼火的口气问我，"就只是坐着吗？"

是的。冥想完全临在于你的身体和坐姿当中，不管你正在经历什么。这听上去很模糊，以至于我也常对自己关于它的解释作呕，但是我保证不会把各种奇奇怪怪的东西讲给你听。所有的只是客观实相，简单地临在当下。

我知道你在想什么。临在当下，这到底是什么意思呢？你有没有在工作一天之后开车回到家里，然后突然意识到你完全想不起来今天你是怎么回到家中的？你没有把注意力放在回家的路上，你也不会对这条路上有几个红灯有印象，你没有注意到那位日复一日坐在自家走廊上的老妇人。你只是完成这件事，但没有给予这些过程适当的关注。

这也确实没有什么错误可言，但是事情总是可以变得更好。你可以对从单位开车回家这件事情投入一些热情，可以在车里唱歌、微笑，还可以冲那个坐在走廊上的老妇人招招手。说实在的，开车回家可以成为你生活中最好的时光！

冥想在这里是指清醒和留意，不是更多地针对你身边的事情，而是在于你的内在发生了什么。我知道这听上去有点儿像是在胡言乱语，但我保证这不是。

冥想是指花点儿时间去做一次身体内部的扫描。我们一边看着自己一边说："自己？你怎么样呢？"它会快速扫描你所做和所感到的一切并去了解它们，然后接着继续扫描，看看你能不能关掉思想的开关，把待办事项放到一边。只要 5 分钟，只是去呼吸。

冥想便是此时此刻全然的觉知。此时，我们可以全然地觉知，并且身心合一，可以更加深入并发掘我们与生俱来的内在宁静的感受。

那玛斯里戒律8：

踏入
自己的广阔天地

好的，现在我们可以很清楚地认识到，冥想实际上就是坐在那里呼吸（很奇怪吧），那么就瑜伽练习而言，这又意味着什么呢？

我们在瑜伽练习中常看到的是坐着进行冥想，但是冥想其实有很多不同的方式。你可以做行走冥想、音乐冥想、静默冥想……不过，以何种方式进行冥想其实并不重要（你甚至可以一边打高尔夫或者在两座摩天大楼之间走钢丝一边展开冥想），重要的是你的呼吸和关注点。冥想的目的在于拔掉你头脑中思维之流的插头，使你能不再想任何事情，而只是去呼吸。

这便是让事情变得困难的地方，因为从起床到睡着之间的每一刻，我们的头脑中总是塞满太多的想法。如果我们不去想事情，各种信息便会由各种社会媒介抛向我们。什么都不想很难，但我还是强烈建议你去尝试一下。

什么都不想，而是去做一位观察者。想象你在自己的身体之外，静静地看着你面前的这个人，他正坐着呼吸。是的，这可能有一些奇怪。

冥想很难，但在理论上全然不是这样。因为你只是坐着呼吸，我想象不出来比这更简单的事情了。那么，为什么很多人都为之纠结？

如果你头脑中的想法太多，没办法停下来，就可以按照如下步骤去做。

首先，不要沮丧。你的思维不会说停就停，没人对此很擅长。冥想后也没有任何测试，所以不要再折磨自己了。

其次，做一次深呼吸。放下期待，跳出自己的思维惯性。忘掉要把任何事都做好的想法（至少对冥想来说）。就此放下！如果你和我一样是一个很视觉化的人，

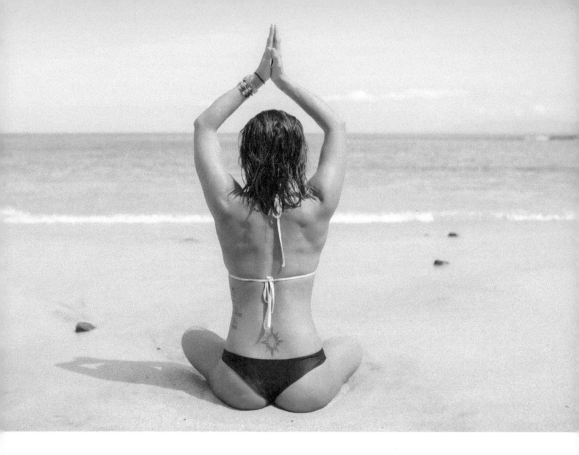

你可以像我这样做：设想你的想法如同柔软的白云飘浮在明亮的蓝天上，当你仰望现实中的云朵时，它们并没有讨扰到你。它们只是云朵，你只是看着它们飘走，然后继续过自己的一天。在这里同样如此，看着自己的想法如云朵般自然飘走，无需给它们任何动力，然后聚焦到你的呼吸上来。很快，这些想法会一次次慢下来，少下来。在此之前，内在的天空是蓝色的，当一片云翻滚而过的时候，你也只是去看着它经过而不会为此感到不安。

冥想有什么益处

在上大学的时候，我曾一连失去了 3 位亲人。当听到第一位亲人自杀去世的消息时，我正在哥斯达黎加度春假，我感觉整个世界都在我身边轰然崩塌。接着，我的外婆去世了。再后来是那起摩托车事故，它夺走了我的一个叔叔的生命。

亲人们的相继离世严重地引发了我内心深处的焦虑与抑郁，让我有一种瘫痪了的感觉。起初是焦虑，它就像鹰捕食猎物一样，不知从哪里就会冒出来猛扑向我。我的身体便会无法控制地出汗，我的腹部会凹陷进去，肾上腺素如同海浪般不断地冲刷全身，让我觉得自己如同溺在水中。我的喉咙开始收紧，无论我怎样艰难地尝试，都不能正常呼吸。我总是喘着气挣扎着，觉得什么都不是我能控制的。

回到校园，我觉得自己快要疯了。极大的噪声和极亮的光线让我害怕，我没办法在大餐厅里用餐。从睡醒直到入睡的那一刻，我一直在感受着焦虑和虚弱。我的体重下降得非常令人不安，同时每天都要多次遭受恐慌的侵袭。

我中断了几乎与所有朋友的联系，我会从课堂上悄悄溜走，觉得快要窒息了，所有时间都无法正常呼吸。

抑郁紧随在焦虑之后，它将我扯进一个又深又暗的洞中。这个深洞有回声，令人害怕，它很危险，也很寒冷。这让我感到孤单、失落和恐惧。

我从一个三人宿舍搬到了一个单人宿舍，整天躺在床上，眼睛一眨不眨地盯着天花板，眼泪从眼中不断流出，就像一个永远都在漏水的水龙头一样。我感到空虚，没有什么词汇可以描述这种折磨着我的空虚感。我的思绪变得很慢，很模糊，也很混乱。我觉得自己快要疯了。我从不开窗，因为外面很吵。人们的生活还在继续，他们大笑着，喋喋不休，这让我心跳加速。我开始独自在房间里进食，因为和周围其他人在一起会让我喉咙收紧。我的房间阴湿、陈腐，可以闻见坏掉的豆奶和体臭散发出来的气味，但我顾不上这些了。当你处于低谷的时候，真的没什么事情可以让你觉得紧要。

在一位精神科医生的帮助下，我得到了一些药物。这些抗抑郁药物让我麻木，并让我讲话和反应的速度变慢，我感觉似乎生活在慢动作中。一天，当我不能再忍受房间和自己身上的味道时，我用尽力气沿着宿舍走道去了淋浴房。我站在滚烫的淋浴水流下，将自己的前臂紧靠在又硬又脏的灰色墙壁上，让自己的头紧靠手臂，期望着水能再热一点儿，这样它就能烧尽痛苦。我想象着熔岩正熔化着我的皮肤、肌肉以及骨头，直至丝毫不留。许多眼泪从我脸上滚落，我感到自己的一半被极大的悲伤所控，另一半又被镇定药物所控，于是我开始祈祷只要让我消失就好。

这感觉起来像是只有 5 分钟，但是那天我在淋浴房中哭了一个多小时。似乎这些死亡是不可逾越的，它们让我意识到，每一个在我生命中我爱的人都会在某一个时间点死去，而我很害怕只有我被留在这个世间去哀悼他们，感觉自己如此渺小、惊恐和孤独。

我获得了一位将我诊断为创伤后精神紧张性障碍的心理学家的帮助。除了每天两次谈话性治疗、一些抗抑郁和抗惊厥药物之外，他还建议我练习冥想。

"你可能认为我疯了，"他提醒我说，"但是我想让你只是坐着和呼吸。不要让生活里的想法潜入到练习里，如果它们来了，就让它们离开，如同它们到来时一样。

完全不需要为它们已经到来而担心。"

我带着几分嘲笑转动着眼睛，他说的"几次深呼吸"就能把我从严重的恐慌袭击的体验中搭救出来吗？但我们还是一起为此努力了一个多月。他是我见过的第一位心理医生，他不是那种总是说"这样做你感觉如何"的骗子，也不是那种当我一开始谈话就看自己手表的人。当我告诉他我那些疯狂的想法时，他没有去做笔记，只是抬起眉头，也没有嘲笑我或者告诉我应该去教堂，或者给我一些解决问题的建议（这三件事情确实曾经被其他人同时建议过）。他只是倾听，然后和我交谈。他像对待正常人一样对待我，所针对的只是我正在经历的痛苦。我将永远对此报以感激。

不管怎样，如果当时我对他没有那么尊重的话，我可能已经放弃治疗。对于一些很严重的问题，用冥想去解决就好像是在开玩笑。如果在其他环境之下，我可能早就走出房间了。

但是，我留下来了。

"好的，让我们一起练习吧。"他从座椅上起身走过来说，"闭上眼睛，坐直身体，然后我们将要做一个只有一分钟的呼吸练习"。他感觉到了我的恼怒，但依然轻柔地说："在这一分钟里你可以做任何事。"

"好的。"我温顺地说。随即我们开始第一轮呼吸，我能感受到自己的喉咙开始收紧，就好像我又要开始受到另一次恐慌袭击。明亮而又通风的房间开始变得让我感到窒息，我开始大口吸气，心跳加速。

"呃，"我惊慌地打断了他，"我的心脏跳得很快。"我的眼泪夺眶而出，双手开始颤抖。我为自己连一分钟都不能完成而感到沮丧和生气。

"那是因为这是一个新事物，"他继续轻柔地说着，"如果你愿意，那么尝试睁开双眼，柔和地凝视，看看能不能重新呼吸。"

那玛斯里戒律4：

在不
舒适中获得舒适

我照做了。

我没有感到有什么明显的转变，但是我可以感受到比上一分钟稍好一些。当整整一分钟做完之后，我能够真切地感觉到自己被些许希望之光照亮。也许我有力量来自救。

几天之后，我妈妈给我寄了一张她在克鲁帕鲁找到的引导冥想的 CD。我俩的关系有所改善，我决定不再自以为是，并跟她讲了我心里的纠结。因为抑郁症在我的家族中有很深的影响，我想她比表面上看起来还要担心我。她让我向她保证，无论何时只要我需要她就一定给她打电话，不管几点钟。我想她能从我的声音中听出我对自己的想法心生恐惧。我并不想要去认可她（我说过有所转变，但我并没有说我要让自己变成一个模范女儿），但是我很感激她的支持。我将这张 CD 的包装拆开，开始听它。

有无数关于冥想的引导，但这正是我所需要的。一个冥想引导对我来说要远比独自冥想简单。我发现在冥想过程中，别人的引导会分散我的注意力，而我自己尝试时则会关注那些冒出来的疯狂想法。

接下来的几周，每当我觉得恐慌就要发作的时候，就马上去播放那张 CD。在接下来几分钟的冥想里，我能感觉到似乎有某种正常的感觉。我的心率减缓趋于正常，手也不再颤抖，腹部的凹陷逐渐消失。我希望我可以说冥想完全将我从焦虑、抑郁和恐慌中拯救出来，但是这样的话我会说谎。我有一个强有力的支持体系以及一些方案，而冥想是疗愈我的关键部分，它也是这么多年我始终坚持去做的一件事情，无论那时我的生活有多么糟糕。支持体系动摇过，方案也已用完，但是冥想始终都在这里。

在那些日子里，我停用了所有的药物，不再做（大多时间）一个扫把星。我在每个清晨和傍晚冥想，因为我发现它完美地结束了我曾经不堪的生活，并让我的生

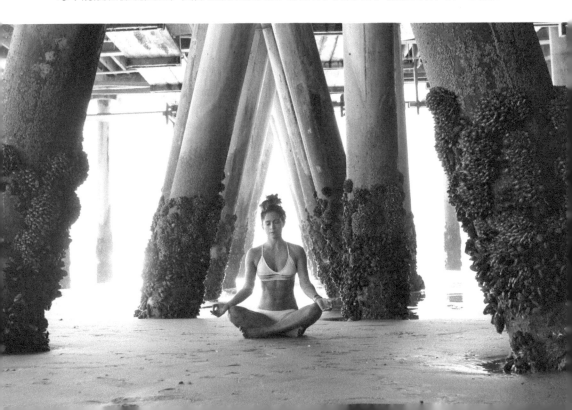

活开始顺意。

我应该多练习冥想吗？是的，或许吧。但是，我在尽力做。你知道我怎么做吗？清晨和傍晚各做 10 轮呼吸。我讨厌评判自己没有再多做一些。自己做到的对自己来说便是最好的，我也承诺那些已经足够，那些已经让我感觉很好了。

冥想的益处也有很多。当放缓思维（或者让它完全停下）时，我们将会更加平静，更加带有自我觉知。但是科学地讲，我们内在发生的反应则更具吸引力。

这对你又意味着什么呢？这意味着如果你正在和严重的焦虑、抑郁做斗争，那么便有了希望。在专业的帮助之下，无论你正面对什么，冥想都提供了一个非常有效的疗愈方式。

如果你没有什么严重的人生危机需要度过，只是一般意义上的生活压力、焦虑和沉重感，我仍然推荐冥想。就像每天要吃的复合维生素一样，它可以支持和提高你的生活品质。

持续性的冥想练习可以帮助我们平衡压力。当我们降低自身压力等级时，就可以降低皮质醇水平。皮质醇是引发我们生活中可能出现的某些问题的因素之一，包括生气、压力和疲惫。高压力等级也会引发消化问题，影响新陈代谢，同时加重我们的焦虑和抑郁。所以，当降低压力等级时，我们的其他健康问题便开始逐渐减少。冥想练习同样可以帮助我们提高免疫力、专注力和工作效率。

冥想101

在瑜伽练习中，你听到的关于冥想的最普遍的类型应该是坐姿冥想，其实还有很多不同类型的练习。不管别人告诉你的是什么，没有哪种方式比其他的更好。你会发现，也许你在森林中漫步时冥想的效果比你坐在安静的房间中冥想更好。

在这本书中，我主要介绍坐姿冥想。它是非常基础的练习，让我们开始吧。

选择冥想辅助用具

对于坐姿冥想（还有生活中很多其他的事情），你真正需要的就是你自己。话虽如此，我们还是需要一些辅助用具来让冥想更加舒适。

冥想坐垫

一个冥想坐垫会像早晨的咖啡，没有它你并不会怎样，但它对你无疑是有帮助的。如果你身体的灵活性有限，同时有这个预算，或者你计划每次冥想的时间比较长，那么我建议你买一个坐垫。

　　冥想坐垫有各种材质、形状和尺码。对于髋部比较僵紧的人来说，可以选择那种能较好地适合冥想时腿部动作的垫子，因为它对腿部和膝关节的支撑要比圆坐垫更多一些。对于髋部更容易打开的人来说，我推荐那种简单的圆垫。无论是什么形状，我都建议采用中等硬度。如果坐垫太软，它就不能在长期使用中起到坚实的底座支撑作用；如果太硬，则很容易让人感觉不舒适。

抱枕

　　抱枕在很多不同方式的冥想中经常被用到。就像瑜伽砖一样，它会为人们不太灵活的髋关节提供很好的支撑。我以英雄式坐着冥想时喜欢用抱枕，因为坐在它上面很高，并且可以获得非常好的支撑。它对膝关节比较脆弱的人来说也非常好。你也可以选择坐在抱枕的边缘替代冥想坐垫。这种选择很适合那些可以轻松打开髋关节和膝关节的人。如果你恰巧有 3 个抱枕可以任意使用，那就再好不过了。你可以很好地使用它们，在每边膝下放一个抱枕用于支撑，再坐在第三个抱枕的边缘。

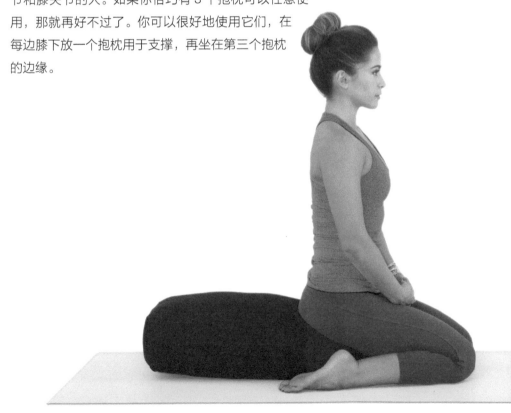

瑜伽砖

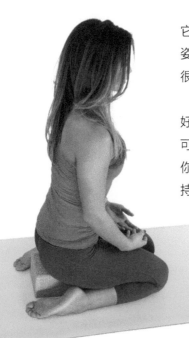

泡沫砖是冥想坐垫和抱枕很好的替代品，因为它们很轻巧，同时我发现它们又非常坚固。对于坐姿冥想，一块瑜伽砖可以为髋部不够灵活的人提供很好的支撑。

你可以选择任何你喜欢的冥想坐姿（英雄式很好，也可以盘腿坐好），但如果你用一块瑜伽砖的话，可以坐得更舒适，关键是要坐在砖的边缘，这样使你的骨盆略向前倾。这有助于你保持脊柱伸长并维持好的坐姿。

冥想椅

一把椅子可以让冥想以另一种特有的方式进行。冥想椅有一定高度，当你坐上时，脚可以落在地面上得以休息。它们的价格一般比较高，150 ~ 200 美元不等。

毯子

在冥想当中，毯子的用法很多。你可以在坐下时用它把自己裹起来，也可以把它紧紧地卷好坐在它的边缘，如同坐在一块瑜伽砖上一样。当你在瑜伽砖上盘腿坐时，可以拿两条毯子，在每一侧膝下放一条，以起到支撑作用。

准备你的冥想空间

你需要一个专门的冥想房间吗？不需要。如果你能腾出房间的一个小角落，那也很不错。它不仅会让你的冥想更容易一些，同时也可以为一次成功的冥想营造出很好的氛围。下面是我平时的做法。

一个坐着的地方：我在冥想的地方放好一个坐垫或者抱枕。你也可以用卷起来的厚毛巾或者毯子。

· **氛围**：建立起宁静的氛围，我用蜂蜡做的蜡烛来装饰这个区域（它们也可以净化空气），放一些植物（它们同样可以净化空气）、香以及我在旅行中收集的一些启发心智的小装饰物，比如我在印度买的大象雕塑和在摩洛哥买的犀牛雕塑。

· **音乐**：音乐可以让人真的镇定下来，所以我给自己的冥想区域装配了便携式音箱。

· **芳香疗法**：精油可以作为冥想时美妙的辅助元素。我最喜欢有减压作用的薰衣草精油、令人保持清醒的薄荷精油以及振奋精神的柠檬精油。

冥想的体式

在冥想中没有绝对正确的体式，我建议你尝试以下每个体式几次，然后看看哪个最适合你的身体。

简易坐

我的朋友珍娜是一位幼儿园老师，她把简易坐叫作盘腿坐。基本上，它就是我们像小孩子一样坐在地板上的样子。但是作为成年人，我们身上的肉比以前在幼儿园时更多了。所以，正确的坐姿十分重要。要这样做：轻轻地把臀部肉比较多的部位从坐骨处拉开，这样的话，当你完全坐好后，坐骨便会稳固地向地板扎根。然后吸气时，从脊柱底端向头顶伸展。双手可以放在大腿上。

英雄坐

我的膝盖很好，但我并不喜欢这个体式，不多加赘述。英雄坐不推荐给膝关节有问题的人去尝试，如果你的膝关节很好的话，那么尽管去尝试吧。

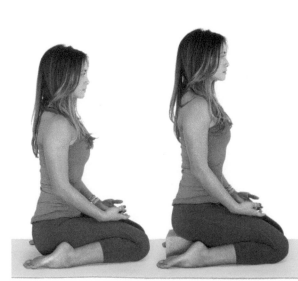

从跪姿开始，大腿垂直于地面，双膝内侧并拢。双脚打开，两脚间距略宽于髋部，脚背着地。呼气，往后坐一点儿，用拇指把小腿肚上的肉向外拨开，然后完全坐回到小腿肚上，继而拉伸脊柱，坐直并保持呼吸。

如果正常的英雄坐使膝关节有压力，可以用一块瑜伽砖来辅助练习。在身下放一块瑜伽砖，坐在它的边缘。

莲花坐

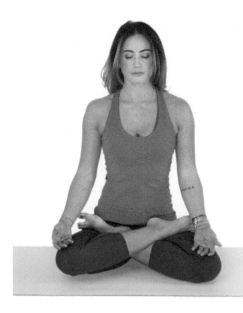

我初学冥想时常想象着在我飘起来之前要进入莲花坐，所以它总是带给我微笑。这是另一个我不推荐给膝关节不好的人的体式。如果你没有什么问题，可以尝试一下。

从坐姿开始，双腿向前伸展，然后屈左腿，左脚越过身体中心到右侧，用右手抬起左脚，用左手扶着左膝。左脚踝和左膝同高，略回勾左脚并伸展脚趾。这有助于预防踝关节镰状化（踝关节外侧韧带或者踝关节外侧边缘超伸）。然后慢慢地将左脚放在右侧髋部的折叠处（腿与躯干连接处），保持左脚回勾。以同样方式屈右腿至身体左侧，用左手抬起右脚，用右手扶着右膝，慢慢回勾右脚，伸展脚趾，将右脚放在左侧髋部折叠处，右脚踝和右侧膝关节保持均衡。坐直并保持呼吸。

如果练习这个体式的整个过程对你来说不是很轻松，你也可以练习半莲花坐。从坐姿开始，双腿向前伸展，屈左腿，左脚伸到身体右侧，用右手抬起左脚，用左手扶着左膝。左脚踝和左侧膝关节等高，慢慢回勾左脚并伸展脚趾，这有助于预防踝关节扭曲。然后慢慢将左脚放在右侧髋部折叠处，屈右腿，将右脚放在身体左侧，但将腿放在地上，而不是抬起右脚将它放在左侧髋部的折叠处。坐直并保持呼吸。

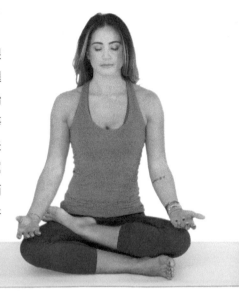

挺尸式

挺尸式通常是瑜伽课中的最后一个体式。这个体式能帮助身体消化吸收刚才所做练习的效果，同时又能够让你完全放松。背部着地躺在垫子上，双脚分开，几乎与垫子同宽。将双臂放在身体两侧，双手掌心向上。闭上双眼，让眼睛沉入眼窝。闭上嘴，但不要咬合得太紧，上下牙之间应留有空间，下巴放松。通过鼻子吸气和呼气，让自己完全放松。

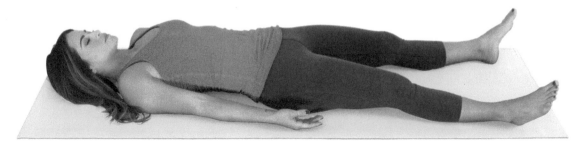

冥想手印

　　除了上述内容以外，让我们来谈谈手印。手印是梵文词汇，意思是"关闭"或"封印"，它是指在冥想和瑜伽练习中大量使用的手势。每一个手印有一个不同的目的或关注点。很多人认为将手印包含在冥想和瑜伽练习中能促进我们内在能量的循环，而不让能量从指尖上"逃脱"。这里有一些我喜欢的手印，你也可以在冥想时使用。

　　·**祈祷手印（ANJALI MUDRA）：**这是你在瑜伽课堂上见到的最普遍的手印之一。简单地把你的双手合在胸前呈祈祷姿势。这个手印能在练习的各个方面帮助我们安顿并集中精神。它是替代手臂举过头顶的一个很好的选择，适用于为新手制订的瑜伽体式流。

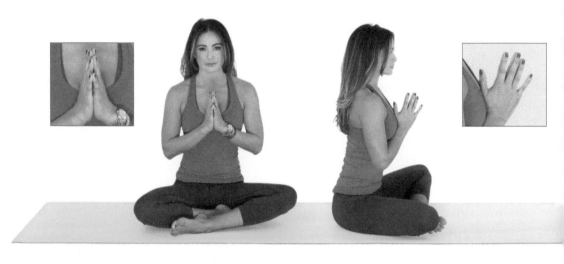

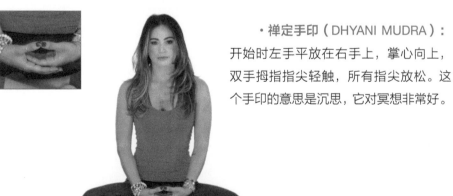

　　·**禅定手印（DHYANI MUDRA）：**开始时左手平放在右手上，掌心向上，双手拇指指尖轻触，所有指尖放松。这个手印的意思是沉思，它对冥想非常好。

· 意识手印（CHIN MUDRA）：在教师培训中学习这个手印时，我被人嘲笑了，因为我试图用各种词语联想来记忆，但这对它完全没用（这也是我之所以把它记得这么清楚的原因）。做这个手印时，拇指和食指轻轻接触，其他的手指可以放松或者伸展。

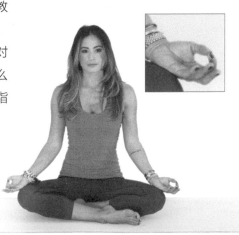

· 贝拉瓦和贝拉维手印（BHAIRIVA AND BHAIRAVI MUDRAS）：这两个手印非常相似，名字不同取决于哪一只手在上面。在贝拉瓦手印中，右手放在左手上面，双手掌心向上；在贝拉维手印中，左手放在右手上面，双手掌心向上。这两个手印都代表了自我和高级意识之间的内在连接。

· 阿迪手印（ADHI MUDRA）：把拇指收到掌心处，拇指指尖触碰小指的根部，然后把其他四指盖在上面。很多人在做呼吸控制法时使用阿迪手印，同时将手放在略低于肋骨的位置向身体施压，以帮助完全呼气。

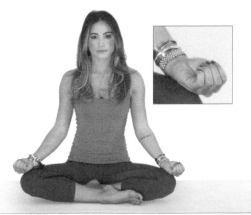

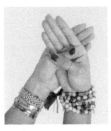

· 那嘎手印
（NAGA MUDRA）：
这个手印被称为深入洞
见的手印，因为这个手
势意味着以明晰和智慧
处理日常问题或者重大
议题。蜷起你的右手并
将它放在左手上，并使
双手拇指交叉呈 X 形，
右手拇指在上，保持所
有手指并拢。

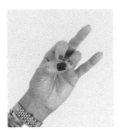

· 鲁德拉手印
（RUDRA MUDRA）：
这个手印可以激活太阳
神经丛并对减轻压力和
疲劳有好处。食指和无
名指指尖与拇指指尖相
触，保持中指和小指伸
展并呼吸。

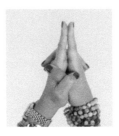

· 卡斯帕那手印
（KSPANA MUDRA）：
这个手印能缓和负面情
绪。双手合掌，十指交
扣，然后伸展食指，同
时拇指交叉呈"X"形，
左手拇指在上。

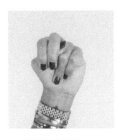

· 卡诗雅帕手印
（KASHYAPA MUDRA）：
这个手印能带来平衡和保
护，对抗负面能量。当你
开始做的时候，把拇指放
在食指和中指下，然后握
拳，使拇指指尖露出来。
双手落在大腿上，然后全
然深入地呼吸。

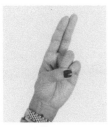

· 能量手印
（PRANA MUDRA）：
这个手印有助于你感
到充满活力和能量，
方法是让无名指和小
指指尖紧靠着拇指指
尖，同时伸展食指和
中指。

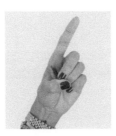

· 瓦伽手印
（VAJRA MUDRA）：
这个手印能改善血液
循环，所以当你感到
寒冷或精力不济时，
可以尝试这个手印。
中指、无名指和小指
指尖与拇指相接触，
伸展食指。

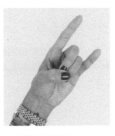

· 阿帕那手印
（APANA MUDRA）：
这个手印的意思是创
造内在的平衡并培养
耐心、信心和安顿的
感觉。做的时候，使
中指和无名指指尖紧
靠着拇指指尖，伸展
食指和小指。

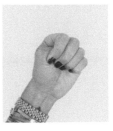

· TSE 手印
（TSE MUDRA）：
这个手印有助于温和
地减轻沮丧的感觉。
来尝试一下，把拇指
收到掌心，其他手指
覆盖于其上。

冥想的种类

初学者有一个最大的困惑，也是最大的问题，那就是在冥想时我们到底在做什么。当一个人不断地忙个不停的时候，他会想只需要完成自己的待办事项就可以了。我们习惯于富有成效，而只是坐着什么都不做（只是呼吸）会让我们有些困惑。这太简单了，但我们被搞乱了。如果你考虑一下，会认为这有点儿滑稽。

瑜伽中很重要的一个方面是自我学习，而冥想是在此道路上行进的极好工具。有大量不同类型的冥想方法能让你轻松去实践，每种方式都有它关注的重点。

觉知呼吸冥想

在觉知呼吸冥想中，基本上你只是观察呼吸的流动。闭上眼睛，开始注意你自然的呼吸，在心里过一遍以下清单。

- 呼吸的速度：你呼吸得是快还是慢？
- 呼吸的质量：是浅还是深？
- 呼吸的温度：你是否注意到吸气和呼气的不同？

在过了一遍这份清单后，尝试让你的呼吸慢下来，并且让你的吸气和呼气保持同样的长度。保持 1 分钟。你可以做 1 分钟，对吧？ 再以这种方式做 2 分钟，然后尝试看看最终能否延长到 20 分钟甚至 1 小时。

身体扫描冥想

身体扫描是我最喜欢的冥想之一，因为它迫使你花时间关注自己并盘点内在的情况。这些是我经常忘记做的，它对于压力和疼痛管理非常有效。

坐直，闭上双眼，做几次深呼吸。接着开始扫描你的身体，从头顶开始，慢慢地移动到颈部、肩膀、胸部、腹部、背部、臀部……在心里做一次清点：感觉哪些地方紧张和僵硬，哪些地方开放、流动和放松。随着你的呼吸慢下来并更容易被控制，你可能会注意到压力或疼痛程度的转变。

音乐冥想

音乐冥想是通向冥想练习的另一条路。选择没有歌词的轻音乐，开始时先做一次清空呼吸，接着完全通过鼻子吸气和呼气。每一次呼气时都把肺部完全清空，每一次吸气时都把肺部完全充满。让音乐带着你进入冥想，当念头来的时候，只是让它们在那儿，而不要为它们注入任何能量。

音乐冥想对任何人都很好，但我特别喜欢推荐给初学者和那些正在寻找合适冥想方式的人。音乐会结束，而你也可以结束冥想。知道这些意味着你不会因担心练习时长而受到干扰，这会让你能更完全地临在当下。

曼陀罗冥想

曼陀罗是一些鼓舞人心的词语或句子，对于度过生命中的非常时期很有帮助。例如，在感到特别心烦意乱的时候，我会做一次曼陀罗冥想，让自己能够集中精神。如果感到愤怒，我会做 Om Shanti 曼陀罗，吸气时默念"om"，呼气时默念"shanti"（意思是"和平"）。我建议初学者做曼陀罗冥想，因为要把注意力放在不断重复那些词语或句子上，那就意味着没有时间去想其他的事了。这让冥想更有效，并且更容易练习。

坐直，开始清理呼气和吸气。接着闭上双眼，通过鼻子呼吸，确保吸气时空气充满肺部，呼气时彻底排空。然后在吸气时重复那些词语或句子的第一部分，呼气时重复第二部分。比如"平静和专注"，当你吸气时对自己说"平静"，在呼气时对自己说"专注"。我一般用两个词或一个句子，我把句子拆开，分别在吸气和呼气时完成它。

- **我充满能量，我很专注。** 如果在某个消沉的下午无精打采，什么都会让我分心，那么我会坐 5 分钟（甚至更短时间），用这个曼陀罗进行练习。吸气的时候对自己说"我充满能量"，呼气时说"我很专注"。

- **在当下。** 我曾经听某人说，如果我们感到焦虑，那么我们就是活在将来，为那些还没有发生的事情而担心。每当我也出现类似情况的时候，我喜欢提醒自己，无论怎样都只能在当下这一刻做事情。我知道这听起来不可思议，但是请耐心听我说。如果我在开车去参加一个会议的时候感到焦虑，我会照实对自己说："放松，你现在正在做的事是开车。" 当我把车开进停车场时，我会对自己说："不需要焦虑，你现在要做的就是停车，你现在要做的就是从车里出去，你现在要做的就是走到会场去，你现在要做的就是和某个人握手。"这是一个很好的策略，可以让你从"如果……会……"的状态里出来，因为当时你正在开车或做别的事，不可能花 5 分钟时间进行冥想。但是，若你确实有 5 分钟时间，这个短小却强有力的"在当下"曼陀罗在你面对焦虑和压力时是特别有效的。吸气时重复"在这里"，呼气时重复"现在"。

- **吸进好的，呼出不好的。** 吸气时，对自己说"吸入好的"；呼气时，对自己说"呼出不好的"。
- **吸气延长，呼气释放。** 这个曼陀罗对感到紧张、压力大或疼痛的人非常有效。特别注意吸气和呼气的长度，并尝试尽量放慢，确保吸气和呼气保持同样长度。吸气时，尝试吸入你感觉有压力的任何区域，呼气时有意识地去释放紧张和压力。
- **谢谢你。** 我非常喜欢这个曼陀罗，因为它能清楚地表达感恩。吸气时默念"谢谢"，呼气时默念"你"，充分而深入地呼气和吸气，保持脸部平静，双肩远离双耳，放下所有和"谢谢你"不相关的想法。

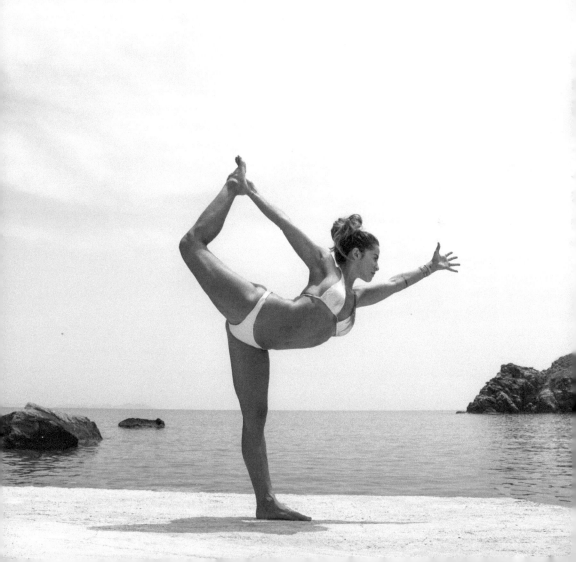

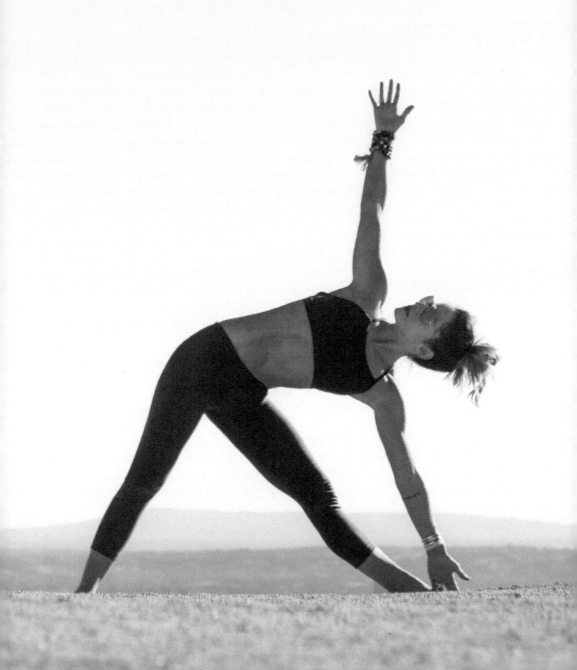

第 2 章

呼吸控制法

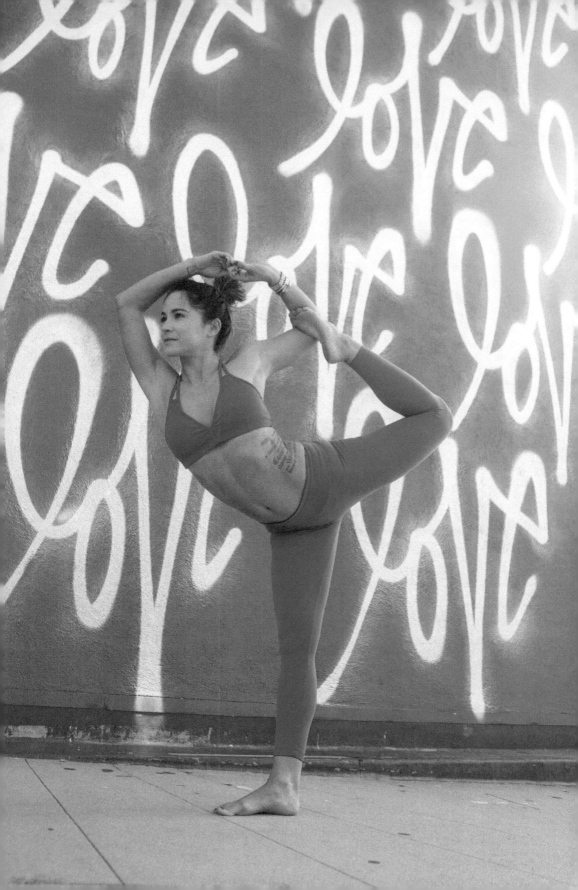

垫上生活

呼吸
2009年12月

当红灯亮起来时,我喘着气低声咒骂着。我在城市中心的一所学校当老师,这时已经是下午4:58了,正向邻近小镇全速行驶,试图按时赶上我的瑜伽课。

我一边烦躁地敲着方向盘,一边咬紧牙关,等着变灯。最后,红灯终于变成了绿灯,我前面的车令人气愤地一直停在原地,似乎是在考验我。

"走呀!"我按着喇叭厉声喊着。我在它右后方车尾处,在向左转弯时那个司机超了我的车。我一找到机会就超他的车,在他又一次超过我时,我扫了一眼他那边的路。

最后我终于赶到了瑜伽教室,我想已经迟到5分钟了。我停好车,然后飞奔上楼,冲到柜台前面,差点儿被自己绊倒。

我像变戏法似的翻着包和垫子,同时甩掉脚上的鞋子,埋头找我的钱包。

"我知道我迟到了,"我嚷嚷着,"我保证会悄悄地溜进去。"我挤出最有魅力的微笑,抬起头看了看,又低头在包里翻找我那神出鬼没的钱包。柜台后的女人平静地看着我并问我的名字。

"深呼吸,"她一边查看我的记录一边柔声说,"你在这儿。"

我停下来看着她,皱着眉眯起眼睛,既恼怒又明确地知道她是对的。我的生活一直都是快进状态,我来上瑜伽课的最大原因是想让它慢下来。我的学生贷款账单在我的收件箱里,我的车像个生锈的铁桶一样需要修理。我的学生们都来自社会最底层,我的日子漫长,让人筋疲力尽且充满压力。这是我在这个学校教书的第一年,我感觉自己总是像个无头苍蝇似的到处乱撞。

我深呼吸了一下,不再找我的钱包,让自己的身体静止下来。当我呼气时,钱包被翻出来拿在了手里,我笑着将信用卡递给了接待员。

"你真幸运啊,"她笑着递回我的信用卡,"老师来得晚了一点儿,所以我想他们还没有开始上课。"

我穿过大厅,打开门,把东西放在一小块空地上,坐在自己的垫子上。"我们将开始呼吸练习,"老师说,"把双手放在双膝上,坐直身体。"

我的脑子还游荡在当天的事情里,那个下午有人开车射击,子弹击中了我们教室的窗户玻璃,但被弹飞了。令人伤心的是,所有的学生都躲在了课桌下,而且看上去他们很期待有事情发生。好像这不是什么大事。一个学生向我扔了一张椅子。在我开车过来的路上,还有个蠢货别了我的车。我太累了,脑子飞速运转,但我试图照着老师说的去做。

"现在我们将进行三步式呼吸法,意思是我们要从横膈膜底部开始吸气,让空气进入肺部，直到你能感觉到胸腔变宽。然后继续吸气，直到你觉得不能再吸进更多的空气，这时最后再小啜一口气到胸部。"

整个房间内的人都在同步吸气。"当你呼气时，"她柔声说，"你就能放下背负的任何负担了。"我呼气，感觉到重力温和地将双肩拉离我的耳朵，白天紧张刺激的感觉逐渐消退，感激的泪水溢出了眼眶。

我们再次吸气，同时被周围人的共同努力所感动。我们同步呼气，眼泪静静地顺着我的脸颊滑落。我的压力如此沉重，感觉被撕裂、筋疲力尽，在98%的时间内我都不能集中精力。而此刻，我十分感激能有几秒钟时间只是去呼吸。

那玛斯里戒律6：
表达感恩

让我们谈谈呼吸控制法吧。提到这个词时，许多初学者会觉得紧张，它是个让人挠头的很长的梵文词，就像"Pranawhaaaaaaaat"。

如果你也这么觉得，则不要害怕，我会拆解开来讲。普拉那亚玛（Pranayama）这个词本身由两部分组成：普拉那（Prana），是指呼吸，意思是"生命的力量"；亚玛（yama），意思是控制。这两个词的组合就是"呼吸练习"的意思。我知道这个呼吸练习的主意听起来很吓人，但是这是一个好消息。我们一天二十四小时都在呼吸，所以对此都不是初学者。事实上，我们能在各种混乱的生活中保持呼吸，因此，呼吸控制法对我们来说应该不是太难，是吧？

好了，理论上是的。但是，自然呼吸和呼吸控制法的不同在于，自然呼吸通常能反映出我们在那个当下的感觉。

想象一下，当你生气的时候，心跳开始加速，呼吸变得又浅又急促。当你焦虑或受到惊吓的时候，你的呼吸会变得强烈而不均匀。而当你紧张的时候，你可能会屏住呼吸甚至无法呼吸。当你悲伤得哭出来的时候，你的呼吸会变得不稳定，而且断断续续。

呼吸控制练习提供了一些不同的呼吸方式，你可以把它当作训练肺部的方法。在呼吸控制练习中，要有意识地进行呼吸并由此受益。这些益处包括：提升肺活量，增大血流量，促进血液循环，缓解压力、焦虑以及紧张感。这将影响生活中的许多方面。如果你是一个运动员，呼吸控制练习可以让你成为更出色的跑者和举重运动员。因为运动实际上是心理训练，而呼吸控制能帮助你"在比赛中让头脑更清醒"。如果你在工作和生活中感到压力很大，稳定的呼吸控制练习能够帮助你控制压力水平。

如果你很容易焦虑并具有攻击性的话，坚持不懈地练习呼吸控制也能使你的情绪平稳。如果这些问题都与你无关，但是你知道平静的状态将使生命受益，那么请开始呼吸控制练习。

呼吸控制既是独立于冥想和体式的练习，也是冥想和体式练习的补充。也就是说，有专门的关于呼吸、冥想和体式的练习，但显然所有这些练习都需要将呼吸贯穿始终。我们从呼吸控制中学习对于肺部的训练，并将之运用于冥想和体式练习中。

在瑜伽练习中，传统上呼吸控制常在体式练习前后进行练习，以此来加热或冷却肺部。冥想时，你需要坐直以保证肺部不被挤压，否则不良坐姿会使冥想练习有障碍。刚开始进行呼吸控制练习时，为自己制定一个可实现的小目标，比如每次练习 1 ~ 5 分钟，然后逐步延长。记住，没什么必需的练习时间要求，只要你觉得舒服并适合你的作息安排就行。有些人每天练习 5 分钟、20 分钟或 1 小时，对你来说最好的就是正确的量。

呼吸控制法的种类

呼吸控制有很多不同的练习方法，以下 4 种方法能让你以正确的方式开始。

乌伽依呼吸（海洋呼吸）

乌伽依呼吸是一种既可以单独练习又可以在体式练习中使用的呼吸法。它还被称为"胜利者呼吸"，有助于保持头脑冷静和专注，减缓焦虑、压力和紧张。这是对肺部的一个很好的练习，每次呼吸都会让肺部达到它的最大容量。在练习乌伽依呼吸时发出的声音就好像把贝壳放在耳朵边听到的声音，这是收缩喉咙产生的声音。

从正常的吸气和呼气开始，然后慢慢加深呼吸，试着去延长每次吸气和呼气的时间。将意识带到喉咙处，并收缩喉咙以产生在贝壳中听到的声音。

小贴士：

如果你觉得发出这种声音有困难，那么将手放到嘴前，想象它是一面镜子，然后张开嘴向它哈气，同时发出"ha"的声音，接着吸气，保持这个声音和哈气的感觉。这时，闭上嘴，继续用同样的方式呼吸，在呼吸的同时发出"ha"的声音，你就会听到类似贝壳中的声音。

鼻孔交替呼吸法

开始时左手放在左膝上，然后将右手食指和中指弯向掌心，同时将拇指、无名指和小指伸开。接下来用拇指按右侧鼻孔，将这侧鼻孔堵住，用左侧鼻孔吸气。在吸气的最后阶段，用无名指轻按左侧鼻孔，同时放开右侧鼻孔，然后呼气。

当呼气完全后，从右侧鼻孔吸气。吸气完全后，用拇指压住右侧鼻孔并放开左侧鼻孔，然后呼气。在呼气的最后阶段，由左侧鼻孔边吸气，然后压住左侧鼻孔，放开右侧鼻孔，由右侧鼻孔呼气。以这种方式练习5 ~ 10分钟。

侧视图

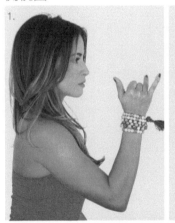 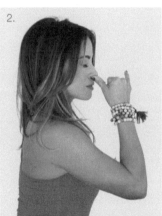 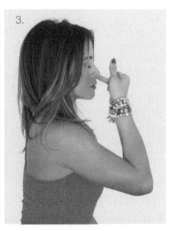

正视图

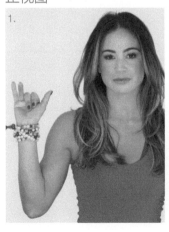 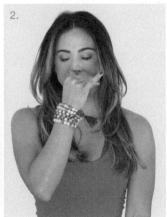 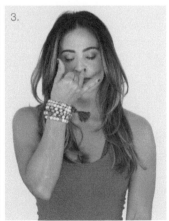

三步呼吸法（瑜伽完全呼吸）

这个练习是提升肺活量的好方法。通过鼻子做清理性的呼气和吸气，然后想象每次吸气和呼气都分为三步。吸气的第一步，让空气充满你的腹部。第二步，伴随着胸腔扩张，感觉空气充盈到躯干两侧，最后让空气充满整个胸腔。在吸气的最后阶段，你应觉得好像再也不能吸进一点儿空气了。呼气时，以相反的步骤进行。第一步呼出胸腔内的空气，第二步呼出肋间的空气，第三步呼出腹部的空气。在呼气的最后，你应觉得不可能再从肺部呼出任何气体了。你可以练习 3 ~ 300 次（或者更多次）呼吸。

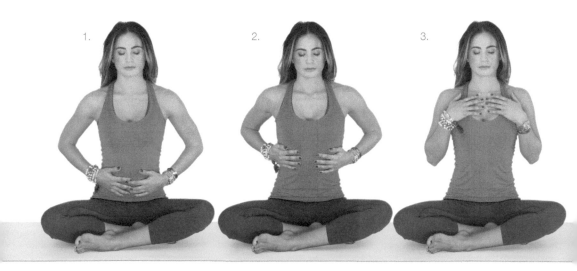

屏息

这个练习是三步呼吸法的深入练习。完成三步呼吸法并尝试屏息，在吸气的最后阶段屏息并计数 3、5 或 10，然后再慢慢呼气。重复练习几次，然后尝试在呼气的最后阶段屏息并计数 3、5 或 10，然后再慢慢吸气。经常练习，这对肺部来说是非常有好处的练习。

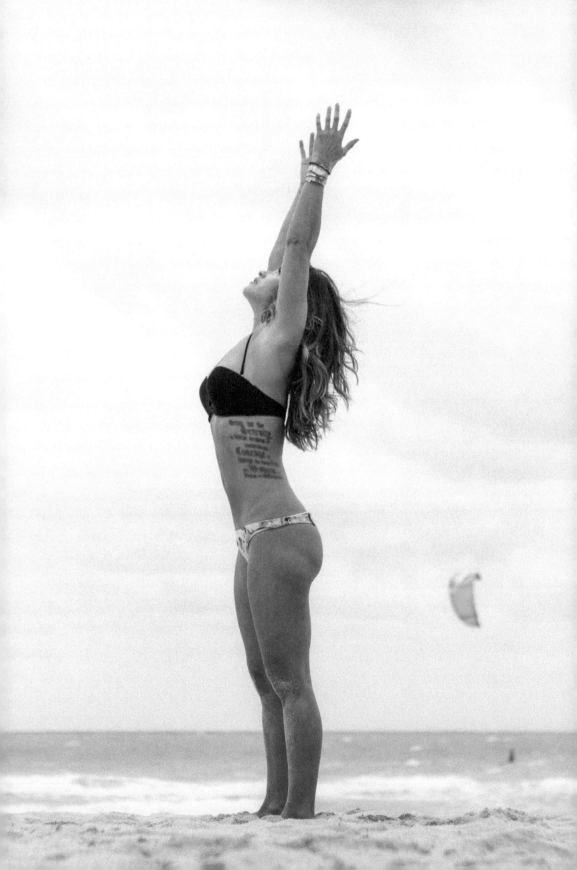

第 3 章

初级瑜伽

练习

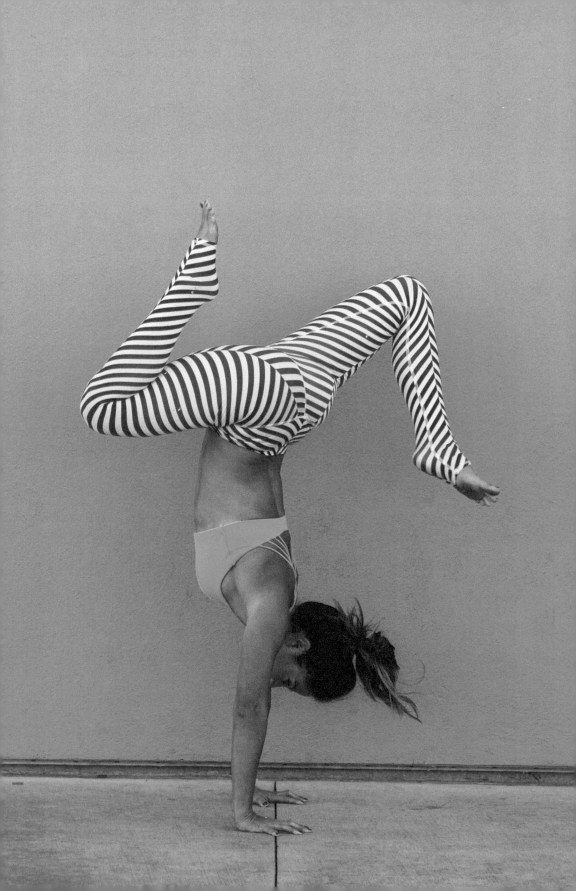

我愿意
2009年2月

一个寒冷的夜晚，我能听到外面嚎叫的风声，但我在瑜伽馆里热得就要尖叫了。我的身体在颤抖，我们好像已经保持下犬式10分钟了。

老师在帮一个学生调整她的体式正位，我为她对班上其他学生的公然不敬感到无比愤怒。我们，正在，受罪！我默默地呼喊，尝试给她发信号告诉她我们在酷热难忍的瑜伽馆里可不是在练习禅宗。你忘了我们吗？！

我开始对全世界生气，因为老师让我们在下犬式保持太长时间了。我的胳膊开始发抖，我能感觉到汗水从它不应该流出来的地方流出来了。我看了一眼旁边的人，希望看到同不是我一个人不开心，但她闭着眼睛，好像她真的很享受这种特别的酷刑。

"好，同学们，当我们吸气时好像有了弥勒佛的大肚皮，然后慢慢提起右腿向上进入三腿犬式。"老师说，从她的声音中能听到她在笑。

我的手臂酸疼得让我抓狂。为什么身体的痛苦让我如此愤怒？

"从这里，我们将脚迈向垫子前端，并将左腿靠在左臂上，准备练习乌鸦式。"

我跌倒在地上，不知道该看哪里，因为我不想被老师喊着再试试，我知道自己做不到。

在很大程度上，我喜欢活力瑜伽是因为我会出很多汗，那时候瑜伽练习对我来说主要还是身体锻炼。同时，它具有挑战性，而且对我的心理有所帮助。但我不想浪费时间去做我做不到的体式，所以我生气。

我在心里做了记录，以后不来上这个老师的课。

"现在，记着，"老师微笑着说，"态度决定一切。如果你带着敞开的心进入，你将会惊奇地发现你能做到。我将会对第一次做这个体式的人分解这个体式。"她说着就朝我，也就是这个班上唯一没做乌鸦式的人走过来。

啊，她真是太坏了。

她分解了这个体式。为了让她开心，我也跟着她做。我像她说的那样弯曲手臂，将一侧的膝关节放在胳膊上，并且开始将另一条腿也放在另一侧的手臂上。天哪，我竟然做到了！

我表扬自己，拍着背说："坎迪斯你太棒了，你就是金色仙女下凡呀，竟然能做到如此复杂的体式！"这就是说你可以做任何你想要做的，但是突然我就摔下来了。不过，我还是笑了，因为我毕竟做到了！

那玛斯里戒律7：

成为乐观的人

我认识到，当我不再想我应对不了那些挑战时，我就比想象中更强大了。

我们已经了解了冥想和呼吸控制法，现在我们要进入瑜伽练习中的美妙时刻：体式。别被吓倒了，asana（阿萨那）这个有意思的梵文词的意思其实就是"姿势"。当我们探讨体式时，我们想到的是在社交媒体上到处都能看到的身体姿势，以及在某处美景中完美演绎后弯的照片。现在我不想撒谎，那些照片看上去确实很漂亮，但是你我都知道瑜伽远不止这些体式，但也不是说瑜伽完全否认身体方面。

　　瑜伽的身体练习也有很多方式可供选择。比如，你可以练习舒缓的阴瑜伽，它对恢复精力及发展柔韧性非常好。你也可以做动态风格的练习，如贝可拉姆（Bikram，热瑜伽），它能帮助你提升力量和耐力。你还可以练习结合了柔韧性和耐力训练的流瑜伽。但无论你选择哪种方式，重要的是从最基础的部分开始：建立稳固的基础。

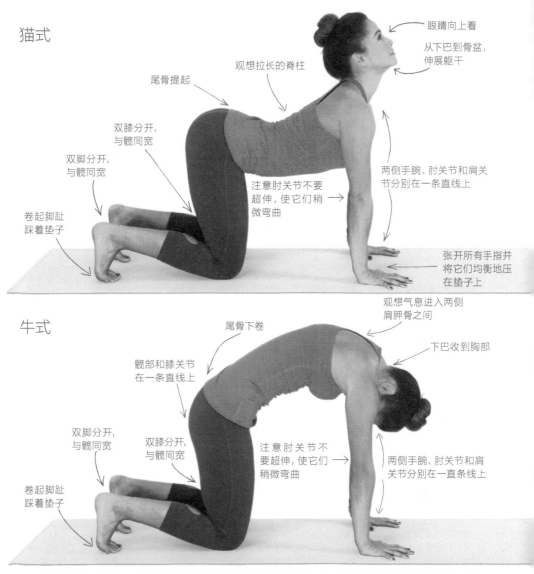

猫式

眼睛向上看

从下巴到骨盆，伸展躯干

观想拉长的脊柱

尾骨提起

双膝分开，与髋同宽

双脚分开，与髋同宽

卷起脚趾踩着垫子

注意肘关节不要超伸，使它们稍微弯曲

两侧手腕、肘关节和肩关节分别在一条直线上

张开所有手指并将它们均衡地压在垫子上

牛式

观想气息进入两侧肩胛骨之间

尾骨下卷

下巴收到胸部

髋部和膝关节在一条直线上

双脚分开，与髋同宽

双膝分开，与髋同宽

注意肘关节不要超伸，使它们稍微弯曲

两侧手腕、肘关节和肩关节分别在一直条线上

卷起脚趾踩着垫子

　　猫式和牛式是一对针对脊柱和身体前侧热身的体式，针对的部位包括胸腔、腹部和髋屈肌等所有位于身体前侧的肌肉和其他组织。在一天的开始和久坐后，结合这两种体式进行练习是完美的方式。

　　从四肢着地开始，两侧手腕、肘关节和肩关节分别在一条直线上，膝关节位于髋部下方，卷起脚趾。当吸气时，抬起头部和尾骨，观想气息进入整个身体前侧。这是猫式。当呼气时，下压垫子，拱起背部，收下巴，观想气息进入两侧肩胛骨之间的区域。这是牛式。吸气进入猫式，然后呼气进入牛式，运动过程以你自己感觉好的方式进行，尽可能缓慢或者尽可能快地做这些练习。你可以这样练习几次或者保持几分钟呼吸，只要你觉得合适即可。

门闩式

门闩式可以打开身体侧面，从髋骨顶端向上经侧肋腔到腋下的区域都将得到伸展。

从小腿跪立、大腿垂直于地面开始，左腿伸向左侧，左手放在左腿上，右侧手臂上举过头，直到你能感受到身体侧面的拉伸。呼吸 3 ~ 5 次后，观想气息在肋间肌(位于肋骨之间的肌肉)中创造出空间。这种感觉很美妙，然后换另外一侧进行练习。

这个体式可能使膝关节的不舒适度加重。如果你感觉不是很舒适，可将瑜伽垫折叠几次，或者将毯子折叠好放在膝关节下方。

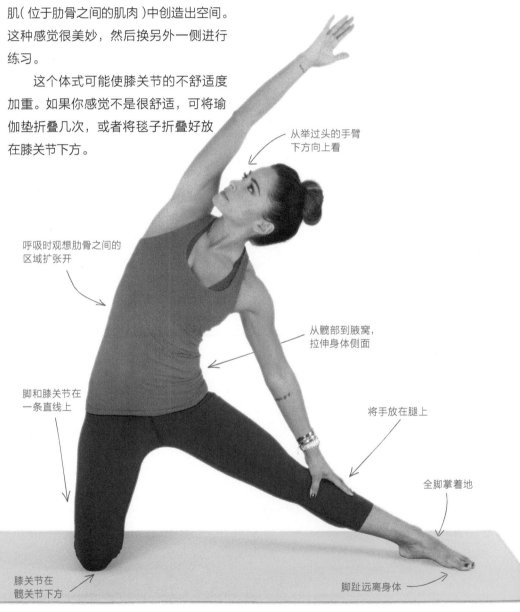

从举过头的手臂下方向上看

呼吸时观想肋骨之间的区域扩张开

从髋部到腋窝，拉伸身体侧面

脚和膝关节在一条直线上

将手放在腿上

全脚掌着地

膝关节在髋关节下方

脚趾远离身体

坐位体前屈

这个体式对打开腘绳肌有好处。

坐立，双腿向前伸展，轻柔拉伸坐骨下方的肌肉，使坐骨能稳定在垫子上。然后微屈双脚并张开脚趾，这会让腿部肌肉参与练习，可以帮助你防止关节过度灵活并保护腘绳肌。

当你吸气时，观想气息从脊柱底端沿着脊柱向头顶运行。保持脊柱的长度，呼气时缓慢向前弯曲。很多人只想将他们的头放到膝关节上，但这并不是这个练习的重点所在。这样做实际上拉伸的是背部而不是腘绳肌，而这不是你所需要的。相反，我们的目标是在保持下背部拉伸（不是拱起）时使大腿和腹部接触。根据你的柔韧性，手的位置有几种选择。保持大腿和腹部的接触，你可以用手握住小腿或者用前3根手指握住拇趾，还可以十指相扣环抱脚底。每次呼气时更向前一点儿，拉伸腿部后侧任何感觉紧张的区域。保持该姿势3～5次或者更多次呼吸，以同样的方式柔和地返回。

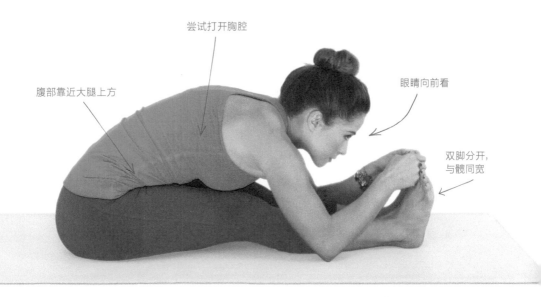

尝试打开胸腔

眼睛向前看

腹部靠近大腿上方

双脚分开，
与髋同宽

调息变式

如果你的腘绳肌僵紧，够不到脚趾，那么可以使用瑜伽伸展带，双手尽可能在靠近脚的地方握住伸展带。

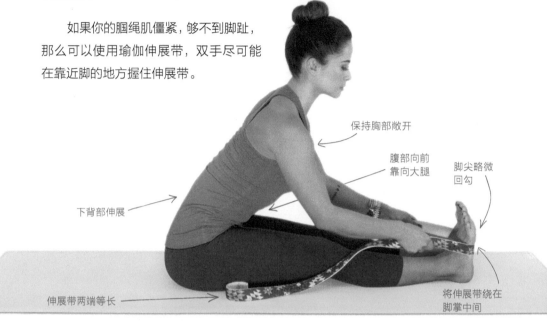

保持胸部敞开

腹部向前
靠向大腿

脚尖略微
回勾

下背部伸展

伸展带两端等长

将伸展带绕在
脚掌中间

如果你的髋部非常僵紧，那么这个体式对你来说就很有挑战。这时，你需要调整体式，以便更容易进行练习，借助瑜伽砖和折叠的毯子就很容易做到。将辅助物拉到臀下，坐在它的边缘，使你的骨盆略微前旋。记得保持脚趾张开，让双腿肌肉参与进来以保护你的腘绳肌，然后按照上面讲的步骤进入前屈状态。

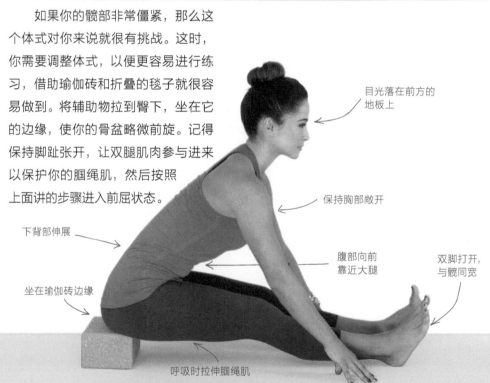

目光落在前方的
地板上

保持胸部敞开

腹部向前
靠近大腿

双脚打开，
与髋同宽

下背部伸展

坐在瑜伽砖边缘

呼吸时拉伸腘绳肌

火棍式

火棍式是打开髋部最好的体式之一,对于一天中大部分时间都需要坐着工作的人来说非常好,对运动员尤其是赛跑、滑冰和奥林匹克举重运动员来说也很有用。

坐在垫子上,从屈曲左腿开始。将左侧小腿放在垫子上,使之与垫子边缘平行。此时,你正在形成一个倒三角,你的小腿是三角形的底边,骨盆则是顶点,与底边正对,所以你需要将骨盆挪到正确的位置。从这里开始,提起右腿,使其重叠于左腿之上,右侧脚踝位于左侧膝关节上,右侧膝关节位于左侧脚踝上。

如果你的髋部非常僵紧,那么你会发现你的右侧膝关节很难接触到左侧脚踝。事实上,你的右侧膝关节可能离垫子非常远,根本没办法靠近左侧脚踝。如果是这样,那也没关系,可以通过坚持不懈的练习来改变。注意,不要尝试下压或者推该侧膝关节的任何地方,就让它处于目前的状态。经过大量练习后,你的髋部将会打开,该侧膝关节将下落到脚踝处。在此状态下,做几次深呼吸,然后换另一侧进行练习。

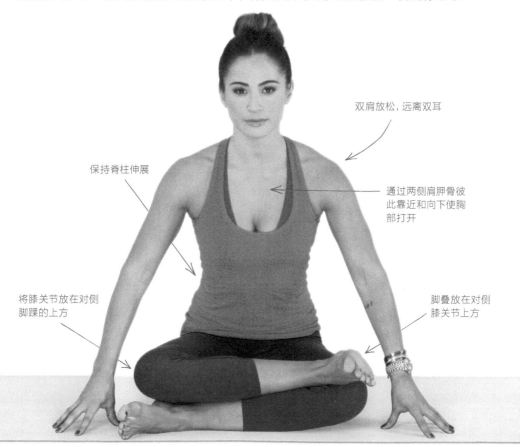

双肩放松,远离双耳

保持脊柱伸展

通过两侧肩胛骨彼此靠近和向下使胸部打开

将膝关节放在对侧脚踝的上方

脚叠放在对侧膝关节上方

鞋匠式 / 束角式

坐在垫子上，弯曲膝关节，双脚并拢，尽可能使它们接近骨盆。打开膝关节，使两只脚掌彼此接触。然后双手环绕双脚，将拇指放在足弓处拉开双脚，好像打开一本书一样。同时，保持两侧肩胛骨向背部方向内收，打开胸部。然后，呼气并带动胸部向前。

如果你的整个髋部都很僵紧，那么你的膝关节可能离地面非常远。这时，将肘部压在大腿内侧来帮助打开它们。如果髋部和腹股沟处足够灵活，双膝就不会高高翘起，它们会很好地落在地面上。

重要的是，无论髋部的灵活性如何，你都要保持背部拉长并打开胸腔。在每次呼气时，前屈到舒适的程度，同时保持整个体式的顺位。我喜欢这样观想：想象你的膝关节好像长有手指，你正在尝试伸出你的膝关节去抓住马上就要抓住的东西。这个观想将帮助你保持大腿内侧的拉伸，让僵紧的髋部得以放松。

初学者变式

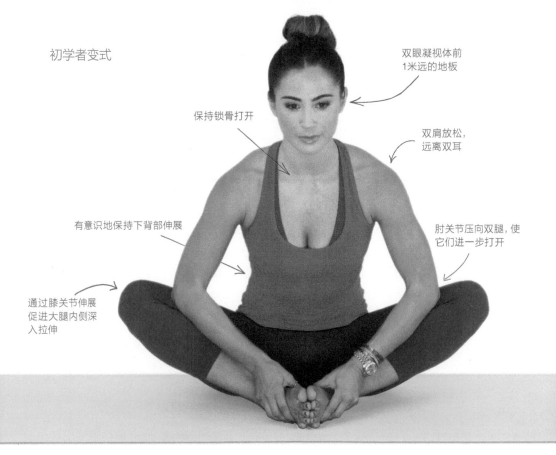

双眼凝视体前
1米远的地板

保持锁骨打开

双肩放松，
远离双耳

有意识地保持下背部伸展

肘关节压向双腿，使
它们进一步打开

通过膝关节伸展
促进大腿内侧深
入拉伸

完全体式

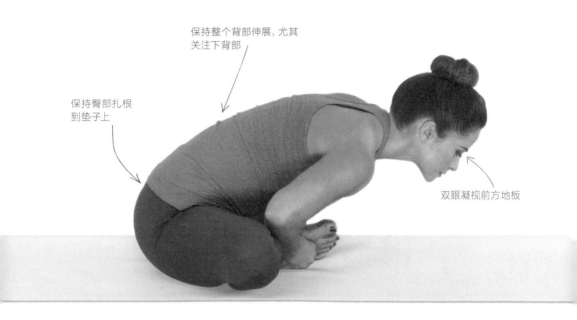

保持整个背部伸展, 尤其关注下背部

保持臀部扎根到垫子上

双眼凝视前方地板

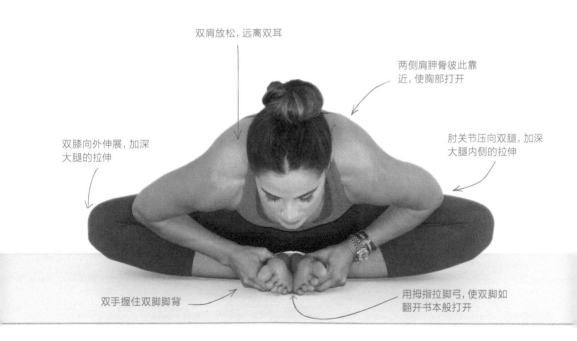

双肩放松, 远离双耳

两侧肩胛骨彼此靠近, 使胸部打开

双膝向外伸展, 加深大腿的拉伸

肘关节压向双腿, 加深大腿内侧的拉伸

双手握住双脚脚背

用拇指拉脚弓, 使双脚如翻开书本般打开

简易坐

这个体式称为简易坐，因为它很容易做到。这是我坐着冥想时采用的体式，我喜欢在开始练习瑜伽时做这个练习，因为它很好很柔和。

坐在垫子上，双膝弯曲并向两侧打开。左脚靠近骨盆，右脚在左脚前方，但不要彼此接触。当你吸气时，伸展整个脊柱。如果你发现下背部向后凸，很难坐直，则可以坐在折叠好的毯子或者瑜伽砖的边缘上。

双手可以分别放在双腿上或者呈祈祷状，手臂的姿势并没有真正的正确和错误之分。根据自己的喜好，保持该体式一定时间，全然且深入地呼吸。

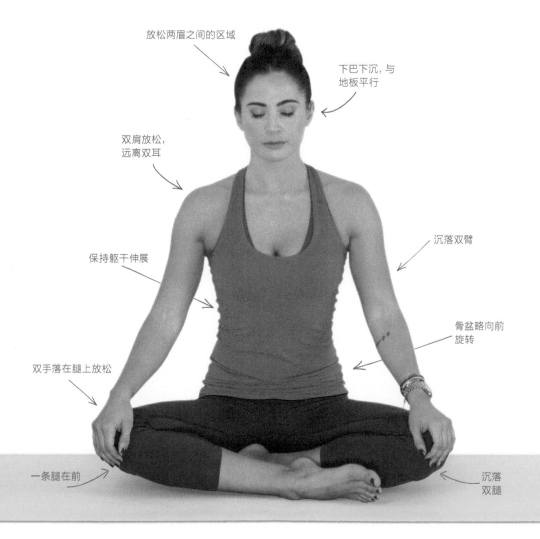

放松两眉之间的区域

下巴下沉，与地板平行

双肩放松，远离双耳

沉落双臂

保持躯干伸展

骨盆略向前旋转

双手落在腿上放松

一条腿在前

沉落双腿

简易坐侧伸展

这个体式如此美妙，就好像在一年当中最寒冷的日子里，滑雪之后喝一杯热巧克力。它很简单，对不对？无论在白天或者夜晚的任何时间，我们都能练习这个体侧拉伸，感觉棒极了。

进入简易坐体式，向右侧伸展右侧手指并落在垫子上，距臀部约 50 厘米。然后吸气，弯向右侧时左侧手臂上举过头。左手掌心朝下，当你从左臂下方向外看时，看看能不能让手臂与耳朵在一条直线上。当你吸气时，观想肋间的空间正在微妙地扩展。运用你的呼吸来培养这种打开的感觉。保持 5 ~ 7 次呼吸（如果你愿意，可以保持更长时间），然后换另外一侧进行练习。

从手臂下方向上凝视

观想气息进入肋骨之间

双肩放松，远离双耳

保持身体侧面伸展

保持两侧臀部落地

双脚不要叠放在一起，而是一前一后

扭转简易坐

这是一项非常好的小扭转练习，我觉得清晨第一件事就是做这个练习，因为它足够柔和，可以促进血液流动，能够有效唤醒身体。

坐在垫子上，双腿向前伸展，然后右脚收回到骨盆处，左脚位于右脚前方。吸气时，伸展脊柱。呼气时，柔和地从肚脐处开始向右扭转，左眼越过右肩向远处凝视。将左手带到右侧膝关节上，如果你觉得需要深入扭转，则可以膝关节作为杠杆进一步向右侧扭转身体。通过使两侧肩胛骨柔和地靠拢，打开胸腔。保持 3 ~ 7 次呼吸，然后换另外一侧进行练习。

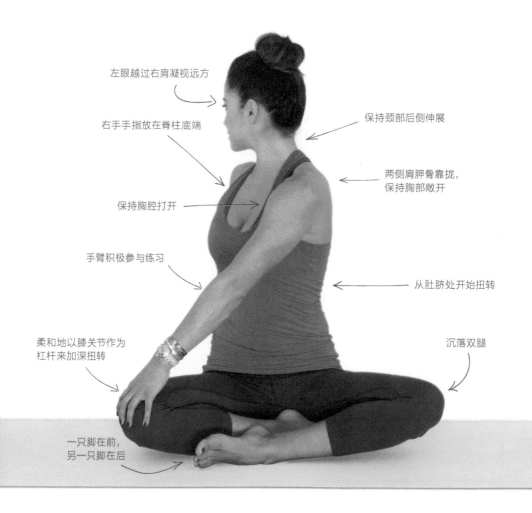

左眼越过右肩凝视远方

右手手指放在脊柱底端

保持胸腔打开

手臂积极参与练习

柔和地以膝关节作为杠杆来加深扭转

一只脚在前，另一只脚在后

保持颈部后侧伸展

两侧肩胛骨靠拢，保持胸部敞开

从肚脐处开始扭转

沉落双腿

婴儿式

如果你的髋部打开良好，婴儿式将带给你更好的感觉。它经常被作为一个放松体式，如果在瑜伽课堂中你需要中途休息一下，也可以采用这个体式。从四肢着地开始，然后向后坐，使手臂在你的前方得到伸展。头部落在地面上，臀部则落在脚后跟上。

问题在于，如果你的髋部僵紧，婴儿式就不再是一个休息体式了。事实上，对髋部僵紧的人来说，它可能导致臀部疼痛。别害怕，我有办法来帮你解决这个问题。

由于臀部僵紧而坐不到脚后跟上是一个普遍问题。为了使它们能彼此接触，将一块厚毯子卷起来，然后把它放到小腿和腘绳肌之间。

当你处于婴儿式时，可以在此保持 3 次呼吸或者 3 分钟，这完全由你自己把握。

臀部落在
脚后跟上　　　伸展背部

脚背接触垫子　　　　　　　　　　　颈部后侧伸展　　　前额落在垫子上　　　手臂向前伸展

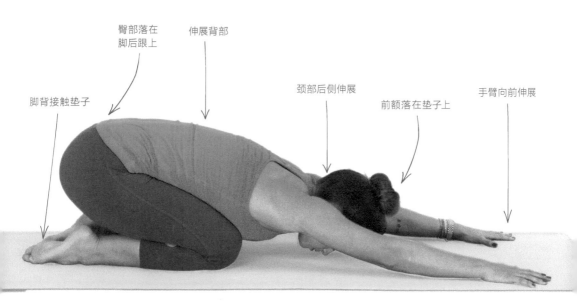

英雄式

在冥想部分我介绍了英雄式，所以你已经知道，对于膝关节有问题的人来说练习这个体式有些艰难。如果你也是这样，那就彻底放弃这个练习。如果你的膝关节很健康，那就去试试吧。

从跪立姿势开始，小腿着地，大腿垂直于地面，两侧膝关节内侧彼此接触，双脚打开且略宽于髋部，脚趾着地。当你呼气时，向后半坐在小腿上，并用拇指将小腿向外拉出，然后彻底坐到小腿上。你可以在此保持 5 次呼吸或者 5 分钟，这完全由你自己把握。

如果向后坐到小腿上时膝关节的压力太大，你可以借助瑜伽砖进行练习。将瑜伽砖放在双腿之间，然后坐在瑜伽砖的边缘。

调整变式

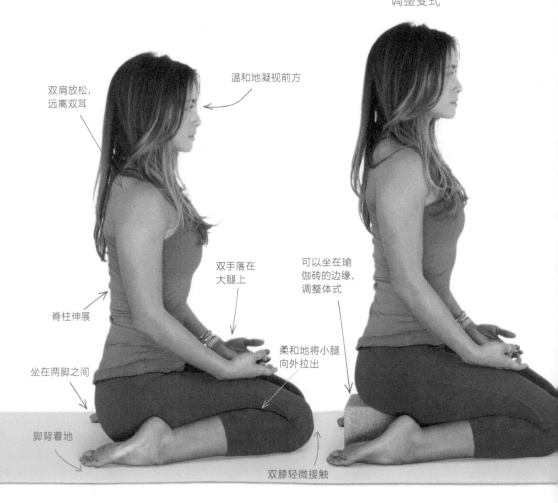

双肩放松，远离双耳

温和地凝视前方

双手落在大腿上

可以坐在瑜伽砖的边缘，调整体式

脊柱伸展

坐在两脚之间

柔和地将小腿向外拉出

脚背着地

双膝轻微接触

半束莲扭转

这个体式在瑜伽课堂中并不常见，但它是开髋的完美练习，同时还能柔和地拉伸整个胸部，因此，可以将它作为一天当中的抗疲劳练习。

坐在垫子上，双腿向前伸展，然后向右扭转身体，屈膝并将双腿转到左侧。左脚位于左臀旁，右脚放到左侧大腿根处。下一次吸气时，左手放在右侧膝关节下方，手指指向身体。呼气时，右手向后伸出去握住右脚，左眼越过右肩看向远处，同时有意识地用呼吸来延展整个躯干。保持 3 ~ 5 次呼吸，然后换另外一侧进行练习。

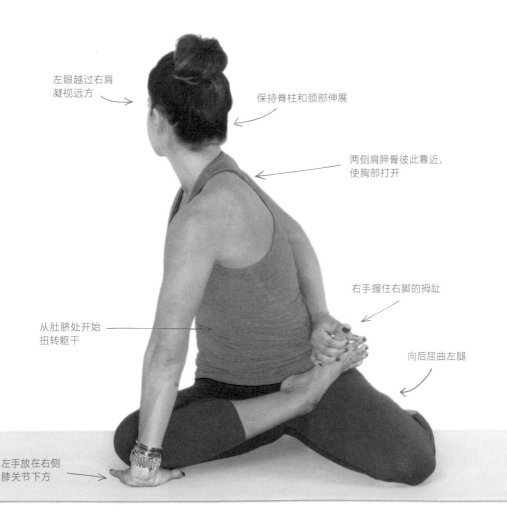

左眼越过右肩
凝视远方

保持脊柱和颈部伸展

两侧肩胛骨彼此靠近，
使胸部打开

从肚脐处开始
扭转躯干

右手握住右脚的拇趾

向后屈曲左腿

左手放在右侧
膝关节下方

半鸽式

我喜欢这个体式，但我知道很多人在练习时恨不得把头发揪下来。它是一个深入开髋练习，我推荐每个人都去练习，尤其是那些一天中大部分时间都坐着的人，它可以非常有效地拉伸梨状肌和髋屈肌。

从下犬式开始，右腿迈向垫子前方，屈膝，使右侧小腿外侧接触地面。很多人问我是不是位于身体前侧的膝关节需要保持 90 度，不同的人会有不同的回答，我的答案是不用。是的，这个体式的传统练习方法要求前侧膝关节弯曲 90 度，但膝关节可能会不舒服。以我之见，我们不值得为了达到 90 度的弯曲而强迫膝关节处于不舒适的状态，并将压力施加于并未完美打开的髋部。我建议你们忘了膝关节角度这件事，而是将注意力放在髋部的角度上。你要将髋部正对着垫子的短边。

你的右腿应该落在垫子上，如果你做不到，则可将一块瑜伽砖或者折叠好的毯子放在右侧坐骨下方。向后伸展左腿，然后头部转向后方看看左脚。它经常会向外打开，如果是这样，则将它转正并保持腿部顺位，然后面朝前并吸气。这个体式称为半鸽式，所以展现出了鸽子的样子，你要创造出一点儿后弯，但要专注于整个后弯的均衡弧度，不要挤压脊柱。向后转动肩部，两侧肩胛骨向下沉落。将手指放在双肩下方的垫子上。

想象你的双膝是两块磁铁，你应该感觉到它们在彼此靠近，这将有助于提起骨盆底部。全然呼吸 3 ~ 7 次，然后进入鸽子式。

坐在瑜伽砖的边缘，使髋部正对前方

凝视前方

胸部向前推，观想从下巴到后脚脚趾拉伸整个身体

呼气，观想气息进入髋屈肌

在你向前看之前，先向后看一眼，保持后腿笔直地向后伸展。后脚容易向外撇，那将对脚踝不利

髋部朝前

屈前腿（但不需要弯曲到90度）

我们是视觉化的人，很容易被分散注意力。在瑜伽馆中，也许你根本没办法不去注意旁边其他人优异的表现。在家里，也许你会被墙角的拼贴画分散注意力。凝视点是焦点，它意味着你在练习时要控制分心。它是一个地方，你可以温和地凝视并将你的能量聚集于此。通过保持温和而固定的凝视，你将有能力调整对外在事物的注意力。

在瑜伽课上，如果一个人有凝视点，而另一个人没有，那么两个人的区别会很明显。没有凝视点的人很容易分心、不安，不能在姿势中保持平衡，还很容易气馁，并且很快就感到累了。有凝视点的人将会不费力地去做，而且充满力量、平静祥和。当然，还有其他要考虑的因素。凝视点并不是神奇魔法，但你在练习时确实需要完美的凝视，它能让你更出色。关于凝视点的美妙之处是你还可以将之运用到垫下的生活中。下一次你在健身房或者在办公室中时，请去观察一下谁在运用凝视点，谁没有。运用了的人会平静而专注，没有的人会显得挣扎，有意思吧？

鸽子式

这个体式的目标是髋部后侧，对于髋部非常僵紧的跑步者和久坐的人来说是理想的练习。如果你的髋部过于僵紧，那么可以运用瑜伽砖，在进入体式时将瑜伽砖放在髋部下方，坐在它的边缘。以半鸽式开始，深呼吸并伸展脊柱。当你呼气时，向前伸展，将前臂置于身体前方。如果你感觉在向前伸展前臂时动作非常僵紧，则可以在前臂下方放上瑜伽砖并保持于此处。如果你的髋部比较灵活，则可以继续将前臂向外伸展。尝试保持两侧髋部均衡，全然而深入地呼吸，观想气息到达前腿髋部的后侧。保持 3 ~ 7 次深呼吸，然后柔和地返回。

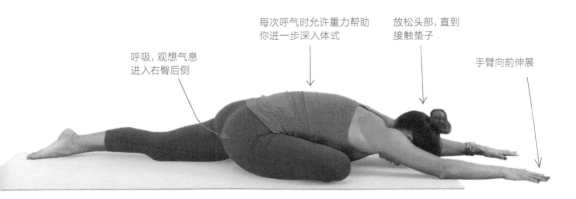

呼吸，观想气息
进入右臀后侧

每次呼气时允许重力帮助
你进一步深入体式

放松头部，直到
接触垫子

手臂向前伸展

手杖式

我在接受瑜伽师培训时第一次学习这个体式，对我来说这是最难的事，我被它彻底打败了。它看上去没那么难，但是保持这样坐直的姿势呼吸几次，对你的核心和胸部肌肉来说可不是件轻松的事。如果你也为这个体式纠结，那么可以用下面的方式进行调整。

坐在垫子上，双腿向前伸出，双脚分开，与髋同宽。双脚微屈，张开所有脚趾。提起膝盖，使股四头肌参与练习。肚脐内收并上提，以激活核心区域。转肩向后，双手下压垫子（如果双手可以够到垫子的话），如果你因为髋部僵紧而不能坐直，则可以将叠好的毯子放在垫子上，然后坐在其边缘。这将帮助你向前旋转骨盆，使这个体式更容易进入。凝视前方的垫子，在这个体式中全然深入地保持 3 ～ 7 次呼吸，然后放松。

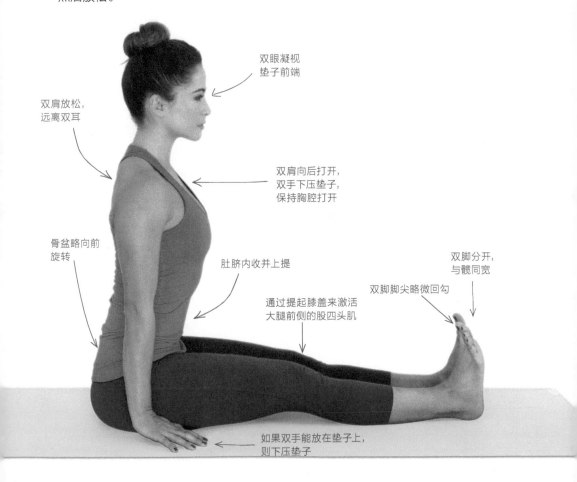

双眼凝视垫子前端

双肩放松，远离双耳

双肩向后打开，双手下压垫子，保持胸腔打开

骨盆略向前旋转

肚脐内收并上提

双脚分开，与髋同宽

双脚脚尖略微回勾

通过提起膝盖来激活大腿前侧的股四头肌

如果双手能放在垫子上，则下压垫子

小狗伸展式

　　这个体式对于打开僵紧的胸部肌肉、腋窝和肩部非常有效，对久坐者和一些运动员（如举重、高尔夫、棒球、曲棍球、滑雪运动员）尤其有益。

　　四肢着地，膝关节位于髋关节正下方。下一次吸气时，手臂向前伸展，双腿保持位于原位。如果需要调整，则可以在前臂下各放一块瑜伽砖。当你进入完全体式时，柔和地下压两侧前臂，并观想将气息带入腋窝和肩部区域，使僵紧的区域得到放松。在此保持 3 ～ 7 次呼吸，然后继续其他练习。

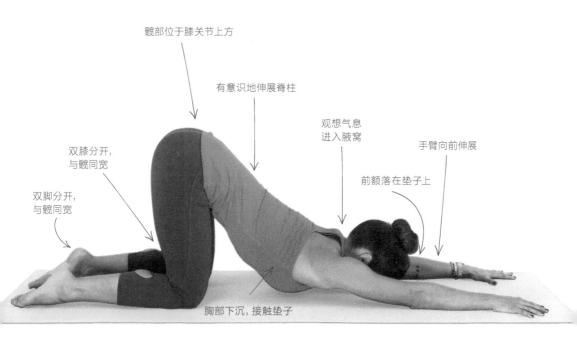

髋部位于膝关节上方

有意识地伸展脊柱

观想气息
进入腋窝

手臂向前伸展

双膝分开，
与髋同宽

前额落在垫子上

双脚分开，
与髋同宽

胸部下沉，接触垫子

下犬式

我得承认，下犬式曾经让我非常恼火。一度每当老师让我们长时间保持这个姿势时，我的身体就会开始摇晃。我听到很多新学员抱怨有同样的反应，所以我认为这说明我们的反应是正常的。但是，这种恼火的感觉不会轻易消失，直到我们有足够的力量，并能在多次呼吸中舒适地保持这个体式。经过不断练习，你会变得强壮，那些不适感终会消失。

四肢着地，将你的手腕、肘部和肩部保持在一条直线。膝关节落在髋关节正下方，脚与膝关节保持在一条直线上。注视你的双手，尽量张开并伸直每根手指，接着开始做我称为"插头"的动作。想象垫子下面的地板就像电路插座，你要把整个手掌插进去以获取足够的能量来维持这个体式。当你抬起手时，看看你的手，你会发现自己的手并未完全伸展放平——你的手掌有点儿塌陷。

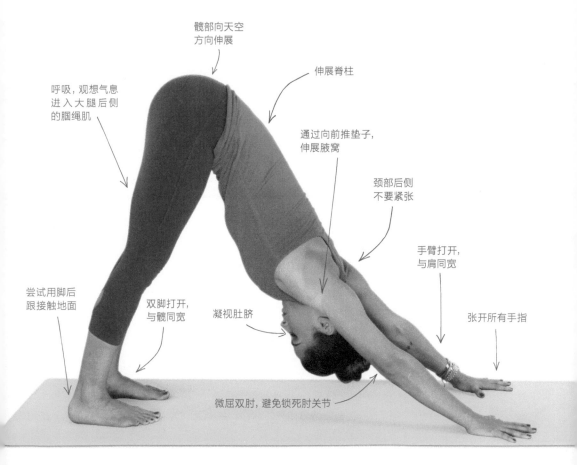

髋部向天空
方向伸展

伸展脊柱

呼吸，观想气息
进入大腿后侧
的腘绳肌

通过向前推垫子，
伸展腋窝

颈部后侧
不要紧张

手臂打开，
与肩同宽

尝试用脚后
跟接触地面

双脚打开，
与髋同宽

凝视肚脐

张开所有手指

微屈双肘，避免锁死肘关节

现在把手再次放回到垫子上，用手的每一个部位（除掌心外）压住垫子，就像攀岩一样。

接着把意识集中到掌心之下的空间，想象那个微小的空间像吸盘一样正从手掌下压的垫子下面吸收能量。因此，你有两股相反的力量，即向下把手掌压向垫子的力量和从掌心向上提拉的力量。

然后提起髋部并向天空方向伸展，试着伸直双腿。如果你的双腿无法伸直，那有什么关系呢？这仅仅说明你的腘绳肌僵紧，没什么大不了。经过一段时间的练习，你的双腿自然会伸直。现在，仍然用手压着垫子，继续将髋部向上抬高，同时让脚后跟着地。即使你的脚后跟无法着地，也不要沮丧，将注意力集中到大腿后侧，去感受腘绳肌在拉伸时的紧张感。

现在放松头部，使颈部后侧不要紧张。注视肚脐，并且向前推垫子，感觉腋窝的拉伸。保持这个姿势，全然深入地呼吸 3 ~ 7 次，然后放松。

✓ 正确　　　　　　　　　　　　✗ 错误

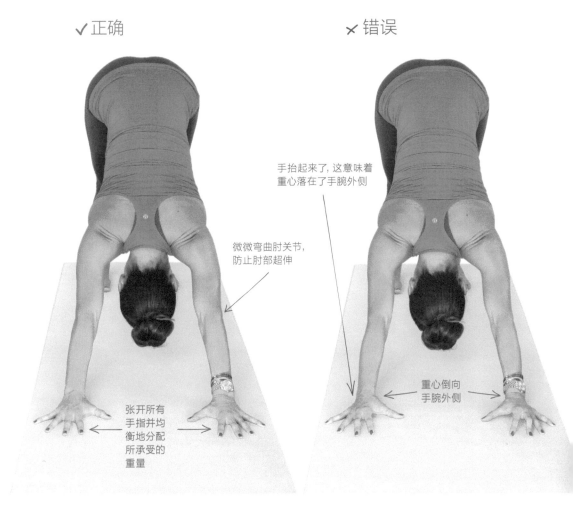

手抬起来了，这意味着重心落在了手腕外侧

微微弯曲肘关节，防止肘部超伸

张开所有手指并均衡地分配所承受的重量

重心倒向手腕外侧

从下犬式向前迈腿

从下犬式向前迈腿会让初学者感到挫败。当他们试着抬腿向前时，经常无法把脚迈到垫子前端，好像被卡在途中。有时初学者即使能迈腿向前，也会像被水泥粘住似的停在半途。本质上这不完全是错误的，但是，当你带着觉知和专注将你的脚带到垫子前端时会好得多，因为这说明你调动了自己的力量和柔韧性从 A 进步到了 B。

对于初学者来说，最好每天的练习都是进步的机会，而且有时看似一点小小的进展就是一个巨大的进步。我经常在迈向垫子前端的这个动作中观察到这个现象。如果你感到这个动作很难，请往下看。

从下犬式开始，向上抬起一条腿，尽量

✔正确

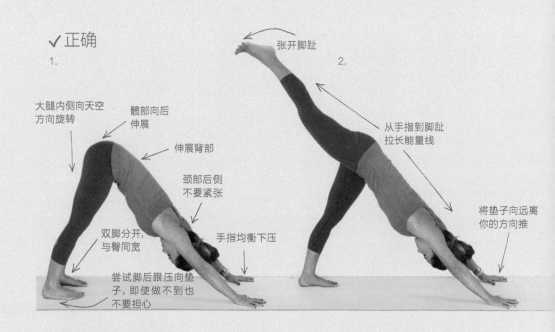

1.
大腿内侧向天空方向旋转
髋部向后伸展
伸展背部
颈部后侧不要紧张
双脚分开，与臀同宽
手指均衡下压
尝试脚后跟压向垫子，即使做不到也不要担心

2.
张开脚趾
从手指到脚趾拉长能量线
将垫子向远离你的方向推

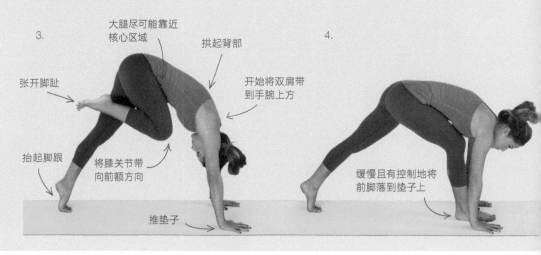

3.
大腿尽可能靠近核心区域
拱起背部
开始将双肩带到手腕上方
张开脚趾
抬起脚跟
将膝关节带向前额方向
推垫子

4.
缓慢且有控制地将前脚落到垫子上

抬高。同时，将重心放在另一只脚脚掌的前半部分。伸展抬高的那条腿（包括脚趾，这可以帮你调动所有腿部肌肉参与到动作中来），然后迈腿向前。向胸部方向提膝，同时肩部向手腕方向伸展。

在向前迈腿的同时，将你的上背部拱起来，这样做是为了在你的胸部和地面之间留出足够的空间，以便你将抬高的脚放下时容易控制身体。推开垫子，为你的胸部和垫子之间创造更多的空间，然后轻轻放下前方的脚掌。窍门是用手下压垫子，同时运用核心力量把抬高的腿收回，并把膝关节拉到胸前。

我观察到学生们最常见的错误是，在把脚迈到垫子前端的过程中并未真正用手掌推垫子以创造出容纳腿部的更大空间，

于是腿就被卡住了。为了解决这个问题，你要做到以下两点。

1. 用手推垫子，直到你的上背部拱起。

2. 调动核心肌群和髋屈肌的力量迈腿，把膝盖向胸前收紧。

因为膝关节没有提起到核心区域，而且髋部下陷，上背部下凹，后面的脚后跟没有提起，所以右腿没空间向前迈出而被卡在垫子中间。

如果按上述方法调整后，你仍然做不到，那么有可能是因为你的髋部过于僵紧，这在长期伏案工作的人群中很常见。不过别担心，经过练习，你的髋部会慢慢打开。你还可以借助瑜伽砖为胸部和垫子之间创造出更大的空间。

✗ 错误

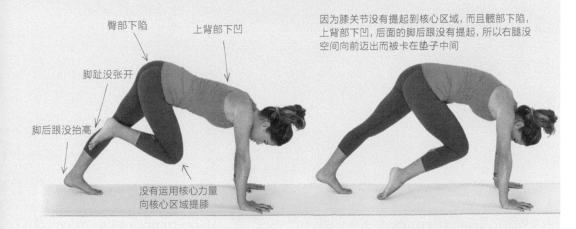

臀部下陷

上背部下凹

脚趾没张开

脚后跟没抬高

没有运用核心力量向核心区域提膝

因为膝关节没有提起到核心区域，而且髋部下陷，上背部下凹，后面的脚后跟没有提起，所以右腿没空间向前迈出而被卡在垫子中间

调整变式

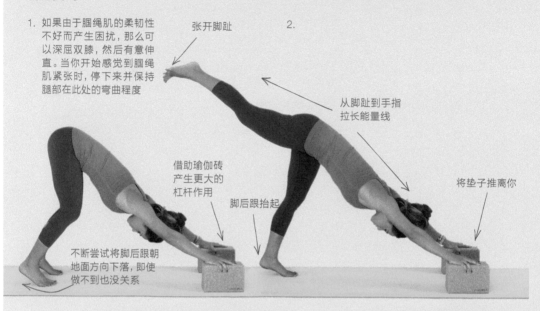

1. 如果由于腘绳肌的柔韧性不好而产生困扰，那么可以深屈双膝，然后有意伸直。当你开始感觉到腘绳肌紧张时，停下来并保持腿部在此处的弯曲程度

张开脚趾

2.

从脚趾到手指拉长能量线

借助瑜伽砖产生更大的杠杆作用

脚后跟抬起

将垫子推离你

不断尝试将脚后跟朝地面方向下落，即使做不到也没关系

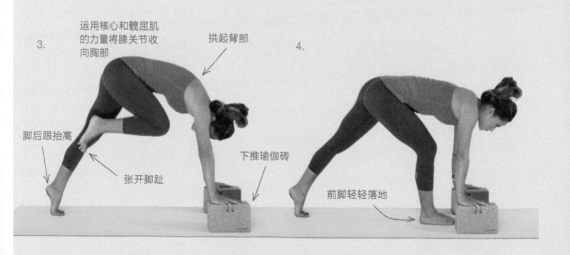

运用核心和髋屈肌的力量将膝关节收向胸部

拱起背部

3.

4.

脚后跟抬高

张开脚趾

下推瑜伽砖

前脚轻轻落地

树式

　　练习某些特定体式的过程会反映我们当下的状态,树式是其中之一。如果你的压力很大,并且思绪纷乱,你在做树式时保持不了 1 ~ 2 次呼吸就会跌下来。这正是我热爱瑜伽的原因: 它促使你认真审视自己的状态,并且让你在练习中改变现状。把它当作一个处理困扰的机会吧。

　　双脚并拢站立,眼睛平视前方的一个固定点,那是你目光的焦点,觉知你在注视那个焦点的同时放松两眼之间的部位。然后,提起左脚尖,伸展脚趾,再放下脚掌,找到稳定的根基。在下一次吸气中,把身体的重心放在左腿上,感到你的重量均匀地落在左脚的 4 个角上。抬起你的右腿,用右脚抵住左侧的小腿肚或大腿内侧。不要将右脚靠在左侧膝关节内侧,否则会使你的膝关节不稳。

　　接着,双手放在髋关节两侧,打开锁骨,肩部放松下沉。你可以保持这个姿势,或者双手从两侧上举至头顶,或者做反转祈祷式,这取决于你。你甚至可以闭上双眼测试一下你的平衡感。选择最让你舒服的姿势,然后呼吸 3 ~ 7 次,换另一边继续练习。

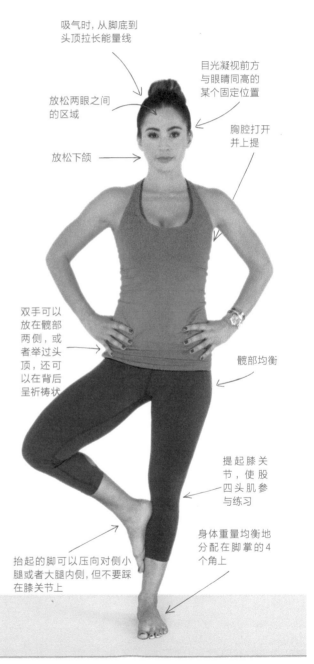

吸气时,从脚底到头顶拉长能量线

目光凝视前方与眼睛同高的某个固定位置

放松两眼之间的区域

胸腔打开并上提

放松下颌

双手可以放在髋部两侧,或者举过头顶,还可以在背后呈祈祷状

髋部均衡

提起膝关节,使股四头肌参与练习

身体重量均衡地分配在脚掌的 4 个角上

抬起的脚可以压向对侧小腿或者大腿内侧,但不要踩在膝关节上

山式

　　这个体式看起来无非是站着，但当初我作为初学者练习时感到很困难，因为它对姿态的要求很高，我要非常用力才能向后绕肩并使核心区域下部参与进来。山式是所有系列练习开始和结束时的体式，所以我建议大家能非常熟练地完成。

　　双脚并拢站立，拇趾肚接触垫子。将你的体重均匀分布于两脚的全脚掌，双眼平视前方某个固定位置。

　　向后绕肩，肩部下沉，双臂自然垂放在身体前侧。尾骨略微内收，通过肚脐内收并上提使核心区域下部参与进来。收缩股四头肌，微微抬起下巴，使其跟地面平行。深吸一口气，观想气息延展至整个身体。呼气，放松双肩，使其远离双耳。全然地深呼吸，保持让你感觉舒服的时长。

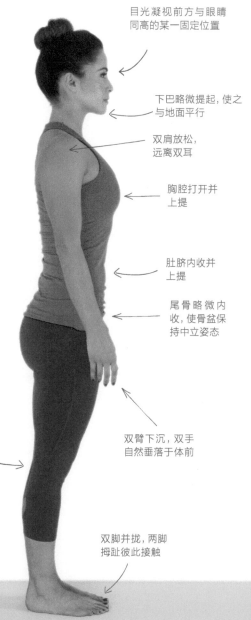

目光凝视前方与眼睛同高的某一固定位置

下巴略微提起，使之与地面平行

双肩放松，远离双耳

胸腔打开并上提

肚脐内收并上提

尾骨略微内收，使骨盆保持中立姿态

双臂下沉，双手自然垂落于体前

提起膝关节，使股四头肌参与练习

双脚并拢，两脚拇趾彼此接触

站位体前屈

体前屈对髋关节后侧和腘绳肌打开程度的要求很高，因此在我看来，这不适合初学者练习。不过我还是在此介绍这个体式，因为初学者会不断遇到它。我的建议是，髋部和腘绳肌僵紧的人可跟随下面的降低难度的方式去练习，直到你的灵活性有所提升。

从山式站立开始，呼气，同时从髋关节处开始屈身向前，使腹部靠近大腿前侧。

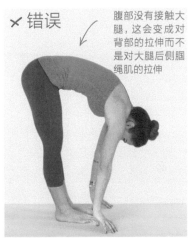

× 错误

腹部没有接触大腿，这会变成对背部的拉伸而不是对大腿后侧腘绳肌的拉伸

这很重要，也是这个体式的目的。如果你无法在不弓背的情况下将胸部靠近大腿前侧，则可以微屈膝关节，调整一下姿势。将双手平放在双脚外侧，手指尖与脚趾尖在一条直线上。如果你的手无法平放在地面上，则可以进一步屈膝。放松地垂下头，脖子不要用力，体会你的体重均匀地分布在双脚的整个脚掌上。观想你的髋关节正好位于踝关节上方。如果你能伸直双腿，并且保持下背部伸展，则再次检查腘绳肌是否超伸。收紧股四头肌，膝关节上提，略微屈膝。全然地深呼吸 3 ～ 7 次，然后放松。

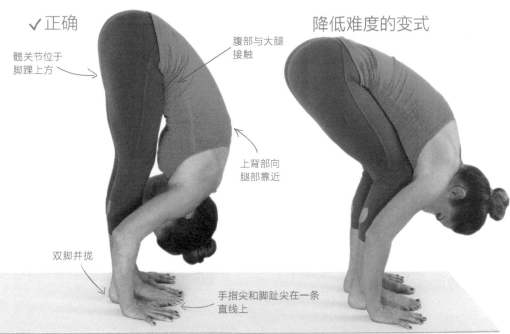

✓ 正确

髋关节位于脚踝上方

腹部与大腿接触

上背部向腿部靠近

双脚并拢

手指尖和脚趾尖在一条直线上

降低难度的变式

半前屈

坦率地说，我更愿意把这个体式放到进阶的章节中进行介绍，因为它很有挑战性。但这个体式会不断在动态体式练习中出现，我想还是在此介绍吧。我希望你能认真对待这个体式，因为在练习过程中，如果你没能保持顺位，就很有可能扭伤背部或造成膝关节超伸。如果你能正确地做到完全体式，甚至只做到降低难度的变式，那么对腘绳肌和髋关节来说也是很好的锻炼。

从站位体前屈开始，呼气，一节一节地抬起你的脊柱，向前伸展背部，双眼注视前方 1 米远的地方。把手放在双脚外侧，指尖与脚尖在一条直线上，伸长手臂。

最重要的一点是，背部保持平直。在此强调，你不能拱起背部。如果你感觉想拱起背部，则说明你的髋关节和腘绳肌很僵紧。保持背部平直，略微屈膝，让你的腹部向大腿前侧靠近，感觉背部在努力保持平直，这会让你的腘绳肌和髋关节非常舒展。

如果你能伸直双腿，同时将背部平直地伸展开，则检查一下此时你的腘绳肌是否超伸，看一下你的髋关节是否位于踝关节上方，然后上提膝关节或者略微屈膝，这样可以保护你的腘绳肌。这个动作通常出现在序列练习中，并且会在一次呼吸中结束。不过，如果你想在哈他瑜伽课上练习这个体式，或者想改善腘绳肌的柔韧性，那么可以保持这个姿势 3 ~ 5 次呼吸甚至更长时间，然后继续进行其他练习。

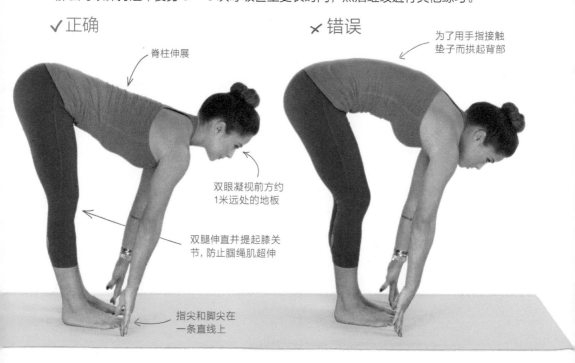

✔正确　　　　　　　　　　　✘错误

脊柱伸展

为了用手指接触垫子而拱起背部

双眼凝视前方约1米远处的地板

双腿伸直并提起膝关节，防止腘绳肌超伸

指尖和脚尖在一条直线上

平板式

当我初学瑜伽时，感觉在课堂上保持平板式像是接受某种奇怪而又严酷的惩罚。当时这个体式对我而言是一种折磨，但你知道有的人怎么说吗？你最不喜欢的体式恰恰是你最应该练习的。这是个很奇怪的说法，但是你会渐渐发现这是真的。经过练习，我获得了足够的力量将这个体式保持很多次呼吸，再也没想过卷起垫子逃出教室了。

从四肢着地开始，双膝分开，与髋同宽。肩部、肘关节和手腕处在一条直线上，张开手指，手掌下压垫子，就像下犬式的开始姿势。接着伸直双腿，脚趾触地，双脚分开，与髋同宽。你现在做的就是基础平板式，但关键是微调部分。

继续压住垫子，直到你感到两侧肩胛之间的区域微微隆起。略微抬高髋部，使腿部支撑更加结实，好像即使有人踩在你的腘绳肌上，你的腿也不会弯曲。抬起脚后跟，用前脚掌撑地，想象有一股力量从你的头顶一路贯穿到脚后跟。调动你的核心力量，然后检查手掌，避免仅仅用手掌外缘支撑身体的重量，否则你的体重会给手腕造成很大压力甚至损伤。应该把压力平均分配在手掌的四周，尤其是拇指和食指指根处应承受更大的重量。尽量保持这个体式一段时间，同时全然地深呼吸，然后继续练习。

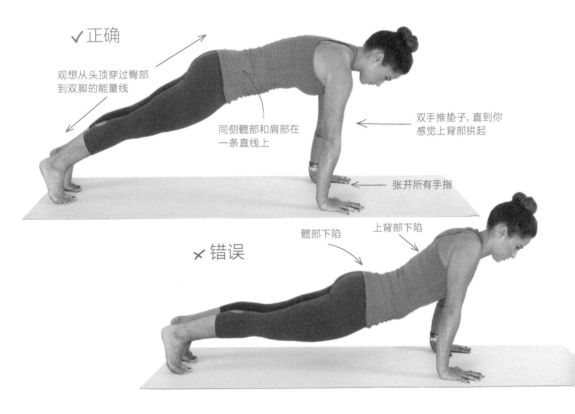

✓ 正确

观想从头顶穿过臀部
到双脚的能量线

同侧髋部和肩部在
一条直线上

双手推垫子，直到你
感觉上背部拱起

张开所有手指

✗ 错误

髋部下陷

上背部下陷

低位平板式（四肢支撑式）

　　我又要在入门章节介绍一种进阶体式了，真尴尬！不过这是为你着想，因为如果我不介绍这个体式，你在上课时可能要做 15 次，到时候你一定很抓狂。所以，我不想让你生我的气。但是，正确练习这个体式对力量的要求很高。所以，为了肩部的安全，一定注意看我的讲解。

　　从平板式开始，微微拱起上背部。这很关键，所以再次确认你是否做到了。然后呼气，脚尖踮起，把你的上半身尽量向前送。注意图中我的脚向前弯曲的程度了吗？请跟"错误"图片对比。踮起脚尖向前送这一步很重要，如果不这样做，你的手就无法放在正确的位置上，同时这样放低身体还会使肩部受损。

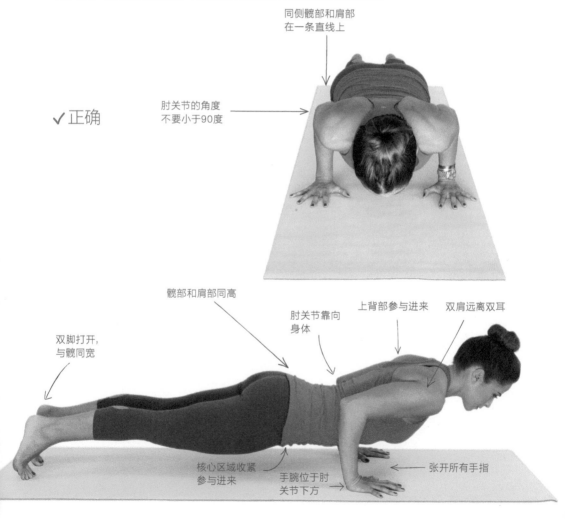

同侧髋部和肩部
在一条直线上

肘关节的角度
不要小于90度

✔ 正确

髋部和肩部同高

肘关节靠向
身体

上背部参与进来

双肩远离双耳

双脚打开，
与髋同宽

核心区域收紧
参与进来

手腕位于肘
关节下方

张开所有手指

现在你的上半身已经向前移动到所能到达的最远处，仍然保持上背部微微拱起，慢慢弯曲肘关节至 90 度左右，降低你的身体。屈肘角度不要小于 90 度，否则一段时间后会损伤你的肩部。同时保持肘关节向后弯曲，而不是向身体两侧弯曲，当你的重量落在手掌外缘时就会出现这种情况，这会导致你的手腕非常疼痛并进一步造成腕部损伤。保持你的肘关节在体侧向后弯曲 90 度，舒展并打开胸腔，核心肌群保持用力，收住膝关节，双腿保持稳定支撑。保持躯干和髋部与地面平行，臀部既不能塌下去也不能抬起来，既不能高于胸部也不能低于胸部。

通常你会在一系列动态练习中短暂和反复练习这个体式，所以你不需要保持很久。在吸气时，你有可能要进入高位骑马式或眼镜蛇式。如果你想增强力量和耐力，则可以继续保持这个体式 3 ~ 5 次呼吸或更久的时间。

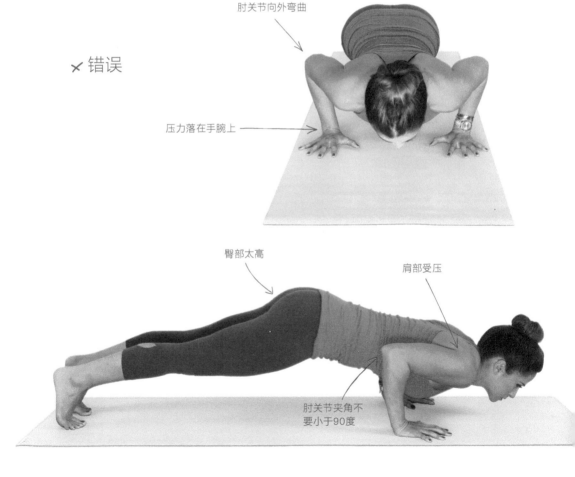

肘关节向外弯曲

✕ 错误

压力落在手腕上

臀部太高

肩部受压

肘关节夹角不要小于90度

高位骑马式

　　这个体式可以让髋屈肌感觉良好，轻柔地活动腿部肌群，拉伸体侧。它是我喜欢在清晨首先去做的体式之一。

　　右脚向前跨一大步，左脚脚后跟离开垫子，回过头去确认一下左脚尖是否仍然朝向正前方。左脚脚掌向外推，左腿伸直。双手落于髋部两侧，确保骨盆两侧水平，接着检查右膝，膝关节应该正好位于踝关节上方或者稍微靠后一点儿。如果膝关节超过踝关节，膝关节就会承受过大的压力且容易受伤。吸气，伸展躯干，保持上半身与地面垂直。抬起下巴，使之与地面平行，双眼平视前方某固定位置。下一次吸气时，双臂上举过头顶；呼气时，肩部放松，使其远离双耳。如果双臂上举对你来说有点儿困难，则双手在胸前合十呈祈祷状，或者把手放在髋部两侧。保持全然深长的呼吸 3 ~ 7 次，然后换另外一侧继续练习。

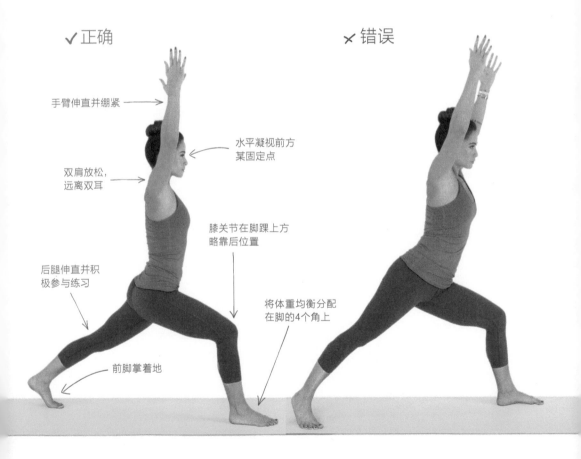

✓ 正确　　　　　　　　　　　　　✗ 错误

手臂伸直并绷紧

水平凝视前方
某固定点

双肩放松，
远离双耳

膝关节在脚踝上方
略靠后位置

后腿伸直并积
极参与练习

将体重均衡分配
在脚的4个角上

前脚掌着地

战士一式

当我还是初学者时，战士一式经常让我抓狂，因为双臂需要上举很久，那太难了。好消息是你总是可以调整姿势，比如把双手收到胸前呈祈祷状。但我当时不知道这一点，所以备受折磨。这是个能极大增强力量的体式，尤其是肩部和腿部力量。它看上去很像高位骑马式，不同之处在于你的后脚需稳稳地平放在地面上，并且向外旋转45度。而在高位骑马式中，只是用后脚的前脚掌撑地，而且脚尖正对正前方。

右脚向前迈一大步，弯曲右膝，膝关节位于踝关节正上方或稍靠后的位置。膝关节不要超过踝关节，否则会使膝关节承受的压力过大。左脚向外侧旋转约45度，用左脚外侧压紧垫子，确保左脚外侧不离开垫子。你的髋部应该朝向正前方，同时骨盆应该水平摆正。可以将双手放在髋部来确认骨盆是否中立。下一次吸气时，双臂举过头顶，掌心相对。呼气，肩下沉放松，远离双耳，仿佛正举着一个西瓜。保持这种肌肉的紧张感可以使手臂舒展和强壮。肘关节不要超伸，必要时可以微屈肘关节，同时伸展手指。保持这个体式3～7次呼吸，然后换另一侧进行练习。如果你需要降低练习的难度，则可以将双手放在胸前呈祈祷状。

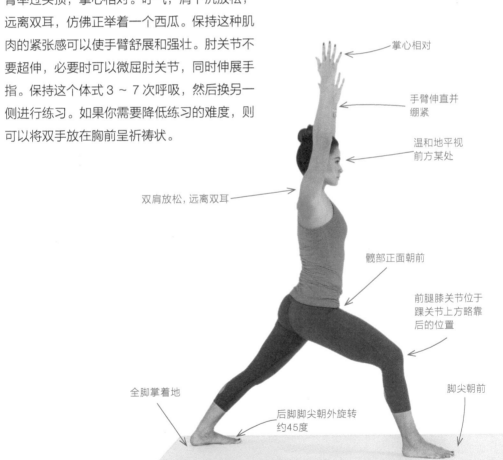

掌心相对

手臂伸直并绷紧

温和地平视前方某处

双肩放松，远离双耳

髋部正面朝前

前腿膝关节位于踝关节上方略靠后的位置

全脚掌着地

后脚脚尖朝外旋转约45度

脚尖朝前

战士二式

战士二式看起来不难，但在课上一边保持体式一边呼吸，对你的双臂和双腿来说可是个考验。

开始时，左脚向前跨一大步，右脚脚尖向右侧转 90 度，髋关节打开并朝向垫子长边。接着伸直双臂，使其与地面水平。左臂指向垫子前端，右臂向垫子后端伸开，掌心向下。张开手指，注视左手中指。双臂伸直，好像即使有人向下压你的手臂，它们都能保持纹丝不动。

✓ 正确

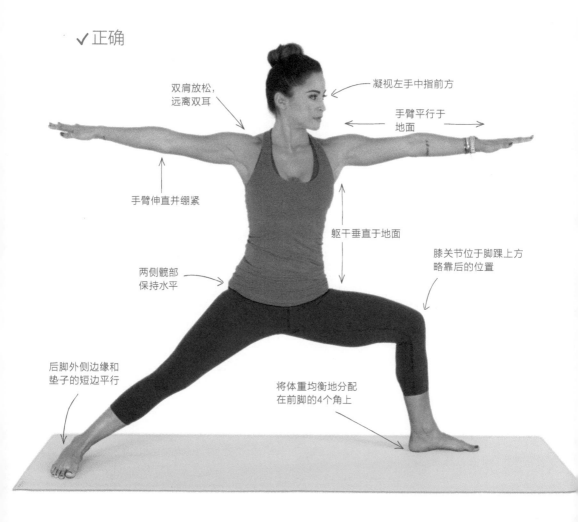

双肩放松，远离双耳

凝视左手中指前方

手臂平行于地面

手臂伸直并绷紧

躯干垂直于地面

膝关节位于脚踝上方略靠后的位置

两侧髋部保持水平

后脚外侧边缘和垫子的短边平行

将体重均衡地分配在前脚的4个角上

深屈左腿，左膝正好在左脚踝上方或略靠后的位置。避免膝关节超过脚踝，否则会使膝关节承受过大的压力甚至造成损伤。

　　双手放在髋部两侧片刻，确保你的骨盆水平均衡，不要前倾。双臂回到原位，肚脐内收并上提，调动你的核心力量，然后全然深长地呼吸。右脚外侧始终压在垫子上，有时右脚外侧会抬起离开垫子。保持 3 ~ 7 次呼吸，然后换另外一侧继续练习。

✕ 错误

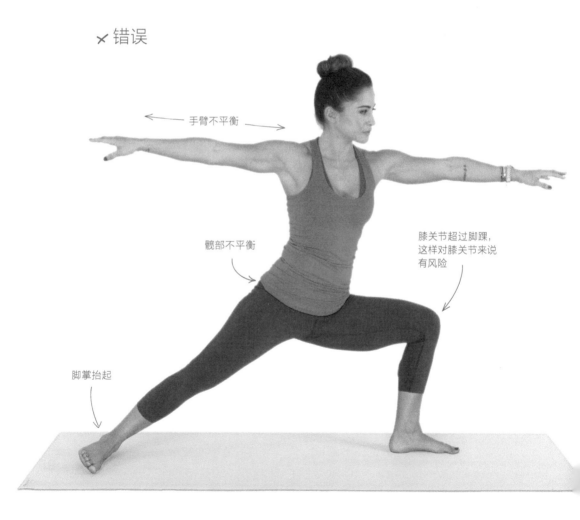

手臂不平衡

膝关节超过脚踝，这样对膝关节来说有风险

髋部不平衡

脚掌抬起

反战士式

如果每天你感到午后倦怠如日出般规律，那么就把这个体式加入到日常练习中。这个经典的侧身拉伸体式能促进血液循环，唤醒疲惫的身体。

从战士二式开始，左脚向前跨一步。吸气，转动双臂，左手臂上举，同时右臂向下落在右侧大腿上。髋部下沉，左臂继续向上伸展，同时抬头注视左手。翻转左手掌，掌心指向身后。用呼吸带动左侧身体，观想气息进入左侧肋骨间隙。

防止右侧身体塌下来。调动核心力量保持姿势轻盈稳定，同时拉伸脊柱。放松左肩，使其远离双耳。保持 3 ~ 7 次呼吸，然后换方向继续练习。

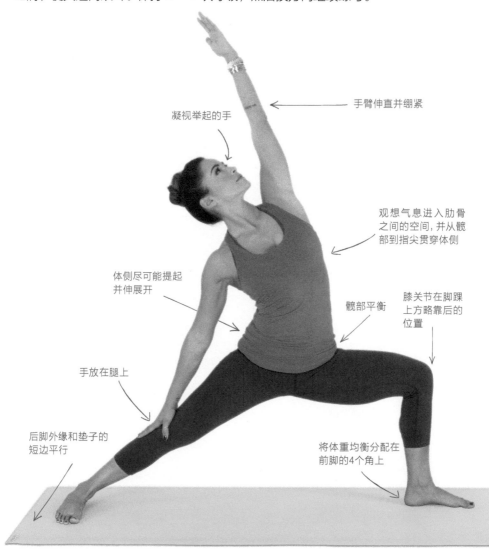

凝视举起的手

手臂伸直并绷紧

观想气息进入肋骨之间的空间，并从髋部到指尖贯穿体侧

体侧尽可能提起并伸展开

髋部平衡

膝关节在脚踝上方略靠后的位置

手放在腿上

后脚外缘和垫子的短边平行

将体重均衡分配在前脚的4个角上

低位骑马式

如果下背部的疼痛或坐骨神经痛经常让你东摇西晃，那么你肯定愿意把这个体式加入到瑜伽练习中。这个体式柔和而有效，能帮你打开髋屈肌。髋屈肌紧张会加重下背部疼痛和坐骨神经痛。

从高位骑马式开始，左腿在前，做一次深呼吸。呼气时，降低右侧膝关节，直至接触地面，右脚的前脚掌着地。吸气时，双臂抬起越过头顶。一边呼吸一边下压髋部，直到你能感到右侧髋屈肌得到充分拉伸。

接下来吸气，慢慢挺起胸腔，感觉后背略微向内收，观想气息充满整个身体前侧。在此过程中不要挤压下背部，相反，在呼吸时拉伸脊柱，使胸腔轻盈上提。如果你的颈部感觉不错，则可以抬头向上看。吸气，拉伸整个身体。呼气，肩部下沉，远离耳朵。保持 3 ~ 7 次呼吸，换另外一侧继续练习。

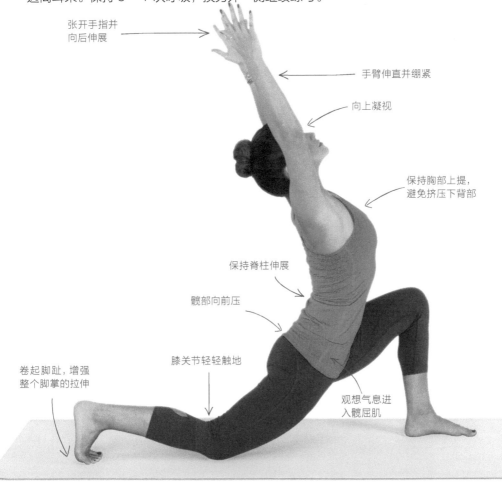

张开手指并
向后伸展

手臂伸直并绷紧

向上凝视

保持胸部上提，
避免挤压下背部

保持脊柱伸展

髋部向前压

膝关节轻轻触地

观想气息进
入髋屈肌

卷起脚趾，增强
整个脚掌的拉伸

站立手到膝 A 和 B

在梵语中，这个体式的意思是"伸展手到拇趾"。不过，既然本章针对初学者，我假设这样的柔韧性要求对你来说有点儿高。所以，我在这里介绍它的调整体式，你不用握住脚趾，而是抱住膝盖来拉伸紧张的腘绳肌。如果你担心只能做这个变式，那么就放心吧。每个人都不是一步到位的，你仍然能够通过调整后的体式拉伸髋部和大腿深层肌肉，这对你的平衡能力也是考验。

从山式开始，提起并伸展脚趾，然后放下，打好稳定的平衡基础，然后找到你的凝视点。在这个体式中，平视前方的某个固定点。

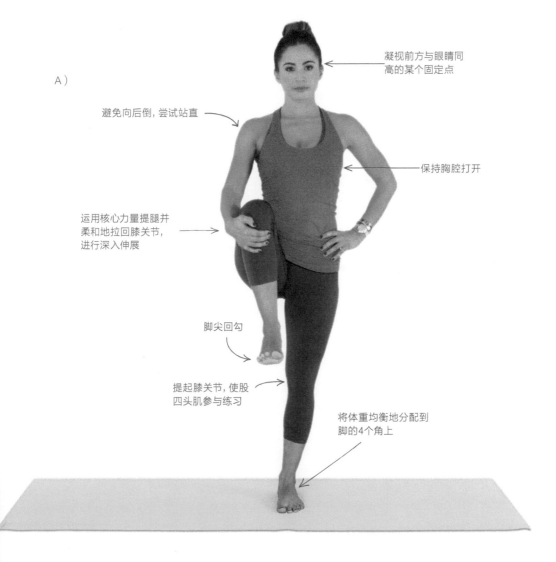

A）

凝视前方与眼睛同高的某个固定点

避免向后倒，尝试站直

保持胸腔打开

运用核心力量提腿并柔和地拉回膝关节，进行深入伸展

脚尖回勾

提起膝关节，使股四头肌参与练习

将体重均衡地分配到脚的4个角上

吸气时，把身体重心放在左脚，调动核心和髋屈肌的力量提起右腿。将右手环绕在右侧小腿前，回勾右脚尖，左手扶住左侧髋部。身体不要后仰，用核心力量和平衡感保持躯干中立伸展。激活核心力量，肚脐向脊柱方向内收并向心脏方向上提。舒展锁骨，肩部下沉，远离双耳。保持该姿势（姿势A）3～7次深呼吸，然后向右打开右腿，同时头部缓慢地向左转动，越过左肩注视远方。

B）

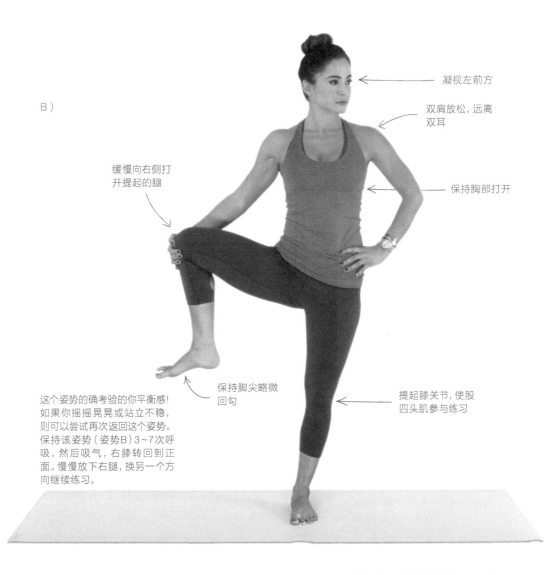

凝视左前方

双肩放松，远离双耳

缓慢向右侧打开提起的腿

保持胸部打开

这个姿势的确考验的你平衡感！如果你摇摇晃晃或站立不稳，则可以尝试再次返回这个姿势。保持该姿势（姿势B）3～7次呼吸，然后吸气，右膝转回到正面。慢慢放下右腿，换另一个方向继续练习。

保持脚尖略微回勾

提起膝关节，使股四头肌参与练习

双角式 A

如果你曾经参加过折磨人的热瑜伽课，就会知道课程进行到 2/3 时会练习前屈式，并且知道很快就要下课了。因此，每当我自己练习这个动作时都会笑起来，并且庆幸自己不再在热瑜伽课上挥汗如雨。

开始做这个拉伸髋部的体式时，首先面对垫子长边，双脚跨立。上提膝关节，收紧股四头肌。脚尖向内旋转，稍微呈内八字，双手放在髋部两侧。吸气时，向前推髋，上半身向后仰，胸腔上提。呼气时，从髋部开始向前弯，接着把手放在地上，指尖和脚尖平齐。注视双手之间的区域，肘部指向正后方。然后将身体重心前移，让髋部和踝关节在一条直线上。觉知大腿后侧，全然地深呼吸 3 ~ 7 次。当你想返回时，先深屈双膝，双手返回髋部，然后拱背，一节一节地抬起脊柱。

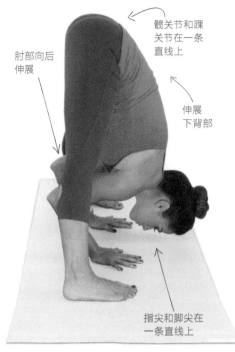

肘部向后伸展

髋关节和踝关节在一条直线上

伸展下背部

指尖和脚尖在一条直线上

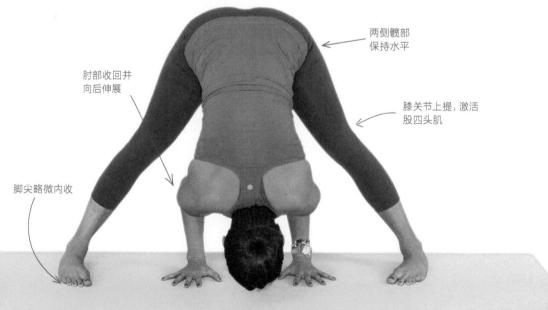

两侧髋部保持水平

肘部收回并向后伸展

膝关节上提，激活股四头肌

脚尖略微内收

双角式 B

　　面对垫子的长边，双脚跨立。上提膝关节，收紧股四头肌。脚尖向内旋转，稍微呈内八字，双手放在髋部两侧。吸气时，向前推髋，上半身向后仰，上提胸腔。呼气时，从髋部开始向前弯。直视你眼前的垫子，舒展锁骨。接着将身体的重心前移，使髋部和脚踝在一条直线上。觉知腿部后侧，全然地深呼吸 3 ~ 7 次。当你想返回时，深屈膝，双手返回髋部，然后拱背，一节一节地抬起脊柱。

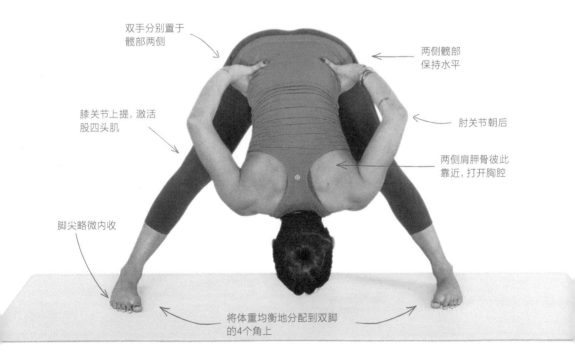

双手分别置于
髋部两侧

两侧髋部
保持水平

膝关节上提，激活
股四头肌

肘关节朝后

两侧肩胛骨彼此
靠近，打开胸腔

脚尖略微内收

将体重均衡地分配到双脚
的4个角上

双角式 C

这是一个缓解胸腔僵紧的有效体式。我经常向运动员和日常在电脑前久坐的人们推荐它。

首先面对垫子的长边，双脚跨立。上提膝关节，收紧股四头肌。脚尖向内旋转，稍微呈内八字。双手放在背后，十指交扣，然后合掌。如果你是运动员或者你的胸部非常僵紧，完成不了这个动作，那么你可以调整为用手握住对侧手肘或者握住尽量接近手肘的部位。

吸气时，髋部前推，上半身向后仰，胸腔上提。呼气时，从髋关节处前弯。手臂保持放在背后，眼睛向下直视垫子。当你感到无法再向下弯曲时，从背后向上抬起双臂。如果之前已十指相扣，那么仍然保持两手掌心相压。这很重要，因为掌心相压能帮你活动整条手臂并保护肩关节。如果做手臂变式，则用手握住对侧手肘或前臂，尽量将胳膊抬到你感觉舒适的角度。接着将身体重心前移，使髋关节和踝关节在一条直线上。觉知腿部后侧，全然地深呼吸 3 ~ 7 次。当你想返回时，先慢慢地将举起的手臂下落至背部。当手臂落在背上后，深屈膝，然后拱背，一节一节地抬起脊柱。

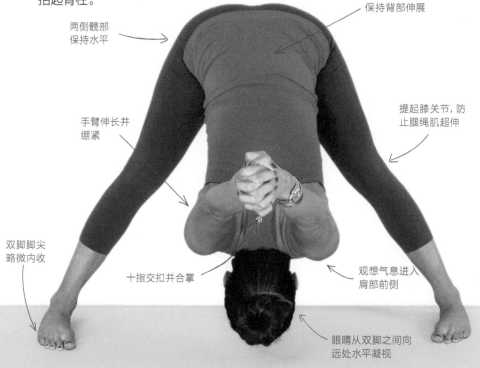

两侧髋部
保持水平

保持背部伸展

手臂伸长并
绷紧

提起膝关节，防
止腘绳肌超伸

双脚脚尖
略微内收

十指交扣并合掌

观想气息进入
肩部前侧

眼睛从双脚之间向
远处水平凝视

双角式 D

这是本系列的最后一个体式，你将练习一个深度拉伸腘绳肌的体式。如果僵紧的髋关节和腘绳肌是你的痛点，那么你一定愿意在练习中加入这个体式。

首先面对垫子的长边，双脚跨立。上提膝关节，收紧股四头肌。脚尖向内旋转，稍微呈内八字，双手放在髋部两侧。吸气时，向前推髋，上半身向后仰，上提胸腔。呼气时，髋部前弯，然后用双手的拇指、食指和中指分别握住双脚的拇趾。眼睛向下直视双手之间的垫子，两侧肘关节向身体两侧打开。接着将身体的重心前移，使髋关节和踝关节在一条直线上。觉知腿部后侧，全然地深呼吸 3 ~ 7 次。当你想返回时，深屈膝，双手返回髋部两侧，然后拱背，一节一节地抬起脊柱。

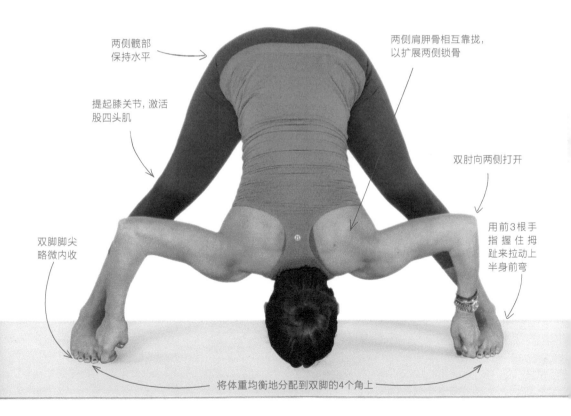

两侧髋部
保持水平

两侧肩胛骨相互靠拢，
以扩展两侧锁骨

提起膝关节，激活
股四头肌

双肘向两侧打开

双脚脚尖
略微内收

用前3根手
指握住拇
趾来拉动上
半身前弯

将体重均衡地分配到双脚的4个角上

布娃娃式（站位体前屈变式）

这个体式很受大家欢迎。如果你是新晋瑜伽教练，而且经常在脑子里搜索能让你的学生开心的体式，那么这就是个不错的选择，尽管练吧。这个体式几乎是"每课最佳"，因为它能帮助你轻柔地打开腘绳肌，而几乎每个人的腘绳肌都有点儿僵紧。

站立，双脚分开，略宽于髋部。翘起脚趾并伸展，然后重新放回到垫子上，站稳。吸气时，伸展整个身体。呼气时，上半身从髋关节处折叠前屈。双手自然下垂并握住对侧肘关节，屈膝，直到你的腹部抵住大腿前侧。当腹部靠在大腿前侧时，试着伸直双腿，保持下背部伸展，想象你的髋关节正好位于踝关节正上方。吸气时，感觉随着呼吸拉伸腘绳肌。呼气时，感觉你的上半身与大腿前侧融为一体，并且自然地被重力向下拉。保持你感觉舒适的时长，比如5次呼吸、5分钟甚至更久，然后放松。

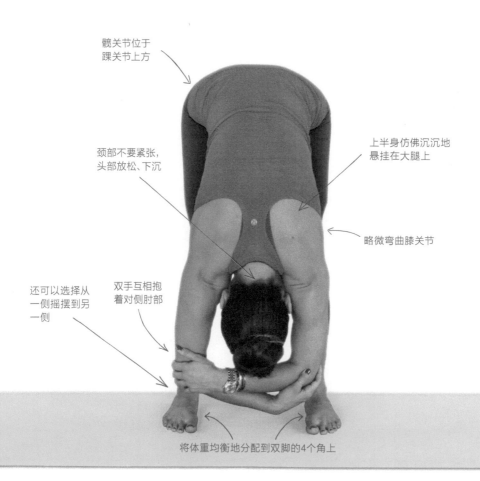

髋关节位于踝关节上方

上半身仿佛沉沉地悬挂在大腿上

颈部不要紧张，头部放松、下沉

略微弯曲膝关节

还可以选择从一侧摇摆到另一侧

双手互相抱着对侧肘部

将体重均衡地分配到双脚的4个角上

幻椅式

这个体式让我崩溃，很多人因为它而产生各种强烈情绪。我有个好友貌似能做无数次卧推，但是保持幻椅式仅 7 次深呼吸就会让他落荒而逃想找个地洞躲起来。另一位朋友曾经是位芭蕾舞者，她说这个体式让她"扎心"。如果你也常对幻椅式莫名地火冒三丈，那么要知道你并不孤单。保持呼吸，你的恼怒也将随着大量的练习而消散。

从山式开始，翘起脚趾并伸展，再将其放回到垫子上，站稳。在下一次吸气时，伸展你的整个身体。呼气时，双腿屈曲，臀部下沉，仿佛你正要坐到椅子上。然后抬起双臂，这里有几个选择。初学者可以把双手放在胸前呈祈祷状。如果你想进阶挑战，则可高举双臂过头。双臂可以放在耳侧，双手掌心相对，或者双臂平举，与地面平行，掌心向下。这取决于你的选择。

当你进入完全体式时，调整顺位，使大部分体重落在脚后跟上。向下看时，你应该能看到自己的拇趾。如果你的膝盖挡住了脚尖，则说明重心太靠近前脚掌（这会对膝关节产生压力），因此要重新将重心放到脚后跟上。接下来，检查你的脊柱是否伸直，避免你的下背部过弯，应将尾骨略微向内收，使脊柱自然伸长。保持 3 ~ 7 次呼吸，然后放松返回。

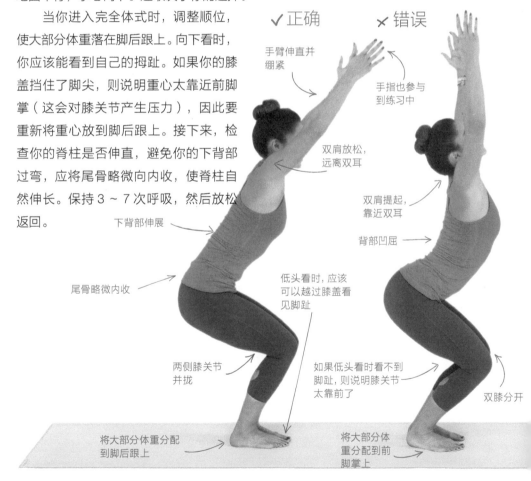

✔ 正确　　✘ 错误

手臂伸直并绷紧

手指也参与到练习中

双肩放松，远离双耳

双肩提起，靠近双耳

背部凹屈

下背部伸展

尾骨略微内收

低头看时，应该可以越过膝盖看见脚趾

两侧膝关节并拢

如果低头看时看不到脚趾，则说明膝关节太靠前了

双膝分开

将大部分体重分配到脚后跟上

将大部分体重分配到前脚掌上

幻椅式扭转

这个体式既能净化身体，也能增强力量。如果你的老师在热瑜伽课上要求你保持幻椅式 5 次呼吸或更长时间，你一定会气喘吁吁！我的建议是坚持住，努力完成练习。

从山式开始，吸气时，双臂举过头顶。呼气时，双腿弯曲，臀部向后坐，仿佛要坐到椅子上。保持脊柱伸直，避免背部拱起。一边吸气，一边将双手收回到胸前呈祈祷状。一边呼气，一边柔和地前倾上半身，同时从肚脐处开始向右扭转。左臂外侧抵住右膝外侧。

始终保持双膝并拢，避免左膝超过右膝。你可以选择将双手放在胸前呈祈祷状，或者将双臂向两侧打开，左臂向下指向地面，右臂向上指向天空，掌心向外。无论选择哪种方式，在此保持 3 ~ 7 次呼吸，然后双手收回呈祈祷状。

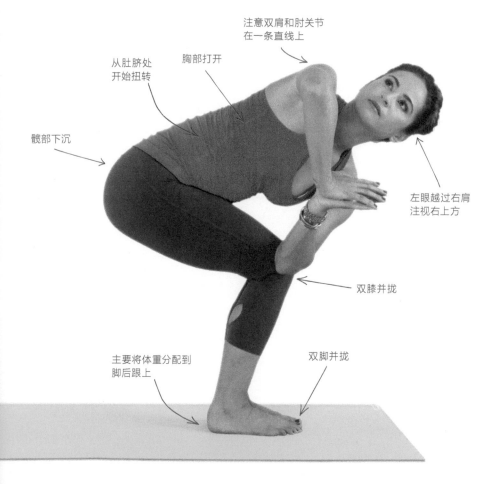

注意双肩和肘关节
在一条直线上

从肚脐处
开始扭转

胸部打开

髋部下沉

左眼越过右肩
注视右上方

双膝并拢

主要将体重分配到
脚后跟上

双脚并拢

反转桌式

这个体式尤其适合肩部和胸腔僵紧的人。

坐在垫子上，双腿向前伸展，两脚分开，与髋同宽。呼气时，将双手向身后方向滑动约 20 厘米，手指分开，指向身体方向。屈膝，双脚向骨盆方向收回一半，仍保持与髋同宽。现在双手和双脚均匀用力压住垫子，抬起髋部，直至与肩膀和膝盖同高。如果你感到颈部放松，则可以让头部自然向后垂。双膝与髋同宽，不要向两侧分开。保持这个姿势，全然地深呼吸 3 ~ 7 次，然后呼气，将髋部落回到垫子上。

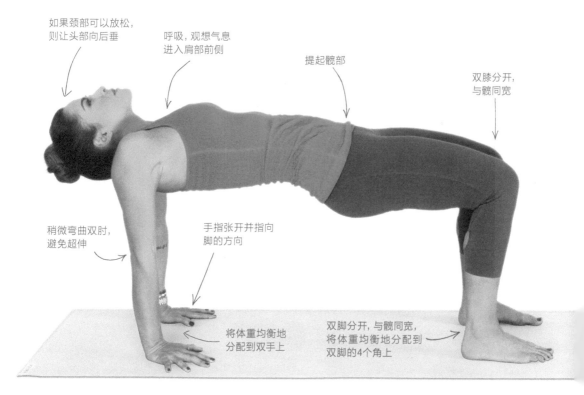

如果颈部可以放松，则让头部向后垂

呼吸，观想气息进入肩部前侧

提起髋部

双膝分开，与髋同宽

稍微弯曲双肘，避免超伸

手指张开并指向脚的方向

将体重均衡地分配到双手上

双脚分开，与髋同宽，将体重均衡地分配到双脚的4个角上

手到脚式（大猩猩式）

如果你能面不改色地完成这个体式，那是好样的。也许你觉得这个体式很傻，但是这能打开僵紧的髋部，同时拉伸手掌。还有什么比这更好的呢？

站在垫子上，双脚分开，与髋同宽。吸气时，伸展脊柱。呼气时，微屈双膝，腰部在进入前屈时向前折叠。深屈膝，将双手插入双脚底下，掌心向上。练习时最常见的错误是手掌插入得不够深。你应该让脚趾能触碰到手腕。当双手放在双脚下足够深时，头部自然垂落，慢慢伸直双腿，观想自己的髋部正好位于踝关节正上方。

深呼吸，然后轻轻地前后摇晃，用脚掌的压力对手掌进行按摩。全然地深呼吸，使双臂和整个躯干垂落。当你想返回时，先将双手从脚掌下取出，深屈膝，然后一节一节地抬起脊柱，直到完全站直。

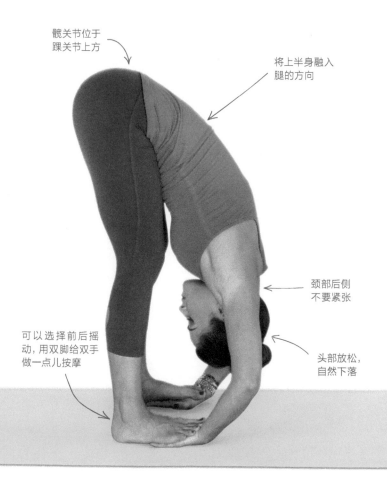

髋关节位于
踝关节上方

将上半身融入
腿的方向

颈部后侧
不要紧张

可以选择前后摇
动，用双脚给双手
做一点儿按摩

头部放松，
自然下落

眼镜蛇式

这个体式能有效地帮助初学者强化背部和上身力量。如果你做上犬式时有困难，则可以在你的序列练习中用眼镜蛇式代替上大式。

腹部向下趴在垫子上，双手放在双肩下方，手指分开，双肘向体侧内收。脚背下压垫子，吸气时开始伸直双臂，并用背部力量来让胸部抬起离开垫子。尾骨略微内收，同时耻骨下压。如果此时你的骨盆已经离开垫子，则说明你做得过头了，应该让耻骨始终贴在垫子上。肩部放松，远离双耳。肩胛骨稳固地贴向后背，整个胸部上提。观想整个脊柱延展开，从侧面看，你的身体应呈 J 形而不是 L 形。全然地深呼吸 3 ~ 7 次，然后慢慢放松，上半身落回到垫子上。

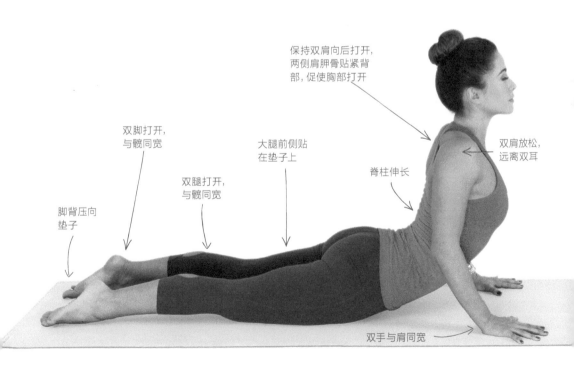

保持双肩向后打开，
两侧肩胛骨贴紧背部，促使胸部打开

双脚打开，
与髋同宽

大腿前侧贴
在垫子上

双肩放松，
远离双耳

双腿打开，
与髋同宽

脊柱伸长

脚背压向
垫子

双手与肩同宽

快乐宝贝式

如果你曾经上过我的瑜伽课，就会知道我的课堂气氛很轻松。我从来不希望学生在我的课上有负担或者羞于提问。有一次我在课上说："好啦，现在把你的膝关节拉向你的腋窝，开始做快乐宝贝式。"一个学生附和道："哦，我的男朋友把这个姿势叫作'快乐男友式'！"接下来整个教室里的学生都笑疯了，完全没有正型。以后你每次做这个体式时都会想起这个场面。

躺在垫子上，双腿弯曲，收缩腹部，并用下背部下压垫子。呼气时，用核心力量抬起双腿，将膝关节拉向腋窝。如果可以的话，用你的双手抓住双脚外侧；如果你做不到，则可以握住踝关节或小腿。运用肱二头肌的力量拉动双腿。略收下巴，使颈部后侧伸长，整个尾骨延展开，保持呼吸。

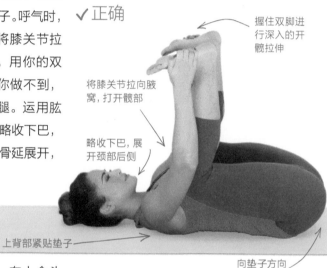

✓ 正确

握住双脚进行深入的开髋拉伸

将膝关节拉向腋窝，打开髋部

略收下巴，展开颈部后侧

上背部紧贴垫子

向垫子方向伸展尾骨

一个常见的错误是，有人会头顶着地，而通过下巴内收可以避免这个错误。另一个常见错误是，有些人虽然能握住双脚外侧，但在抬起双腿的过程中上半身离开了垫子，这说明他的背部还不够灵活柔软。

更好的调整方式是用瑜伽带绕过双脚脚心（或者每次拉一条腿），也可以握住踝关节或小腿下部。深呼吸3～7次，然后轻柔地放松返回。

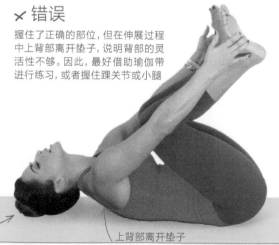

✗ 错误

握住了正确的部位，但在伸展过程中上背部离开垫子，说明背部的灵活性不够。因此，最好借助瑜伽带进行练习，或者握住踝关节或小腿

头顶接触垫子

上背部离开垫子

仰卧牛面式

请注意，对于跑者、运动员、案头工作者、长途通勤者等髋部僵紧的人来说，这是一个很实用的体式。你会把这个体式加入到你的每日练习序列中来帮助你打开髋部。这个体式非常棒，它主要针对髋部外侧，并且即刻就可以缓解紧张状态。

仰卧在垫子上，屈曲双腿。下巴微收，以伸展颈部后侧。吸气时，下背部下压垫子。呼气时，用核心力量抬起双腿。左腿在上，右腿在下，如剪刀般交叉，两侧大腿大致与地面平行。抬起双臂，双手握住对侧脚的外缘。

深吸一口气，呼气时运用肱二头肌的力量柔和地将双腿拉向身体。你应该感到左髋外侧被深入拉伸。全然地进行深呼吸，观想每次呼吸时都释放了紧张的情绪。当你准备好时，换另一侧进行练习。

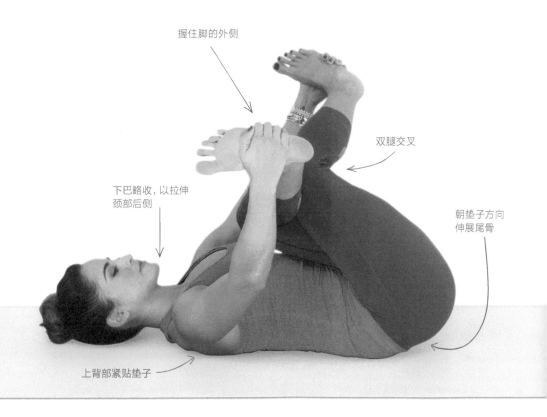

握住脚的外侧

双腿交叉

下巴略收，以拉伸颈部后侧

朝垫子方向伸展尾骨

上背部紧贴垫子

桥式

这个体式能有效地拉伸胸部、肩部和髋屈肌，它还是深度后弯轮式的准备体式，所以，如果你想展开后弯之旅，那么这个体式就是个很好的起点。

仰卧在垫子上，屈曲双腿，双脚放在垫子上。双脚分开，与髋同宽，然后双脚向骨盆方向靠近。脚趾上抬，然后放下，建立稳定的根基。双脚脚掌向下均匀用力压住垫子，同时抬起髋部。避免臀部收紧，而是下压脚后跟开始伸展，感到腘绳肌参与进来。轻轻地左右挪动几次，直到双手手指能在身下交扣并下压双臂。你有可能需要这样挪动，直到双臂外侧能放在垫子上，同时抬起胸部。注意，你的双膝不要外撇。如果双膝外撇，则可以在两腿间放一块瑜伽砖。略收尾骨，伸长脊柱，观想气息进入到整个肩部和胸腔区域。头部不要转动，全然地深呼吸 3 ~ 7 次，然后松开双手，髋部落回到垫子上。

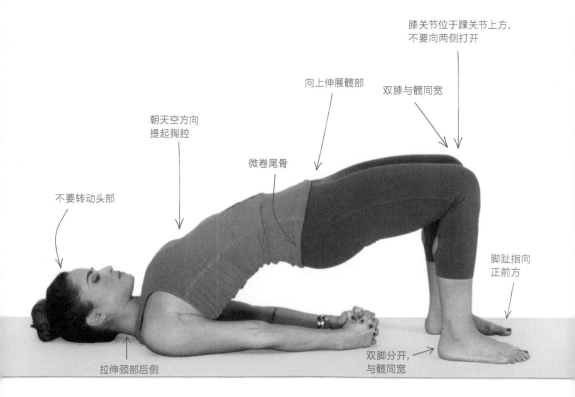

膝关节位于踝关节上方，不要向两侧打开

向上伸展髋部

双膝与髋同宽

朝天空方向提起胸腔

微卷尾骨

脚趾指向正前方

不要转动头部

拉伸颈部后侧

双脚分开，与髋同宽

斯芬克斯式

斯芬克斯式能有效地唤醒背部肌肉，同时可以柔和地拉伸整个躯干。如桥式和眼镜蛇式一样，它也是适合初学者练习的后弯体式。

俯卧在垫子上，双腿分开，与髋同宽。双肘放在双肩下方，掌心向下。脚背和小臂下压垫子，胸腔上抬离开垫子。在小臂下压垫子的同时，感觉双手也在向下推，同时创造将身体拉向垫子前方的感觉。这将帮助你伸展整个脊柱。注视前方 1 米左右的地面，放松双肩，使其远离双耳。肩胛骨沉落并内收贴向背部，通过呼吸伸展整个胸部和脊柱，观想身体侧面渐渐形成 J 形而不是 L 形。这可以避免对下背部的挤压。全然地深呼吸 3 ~ 7 次，然后胸部放松返回垫子。

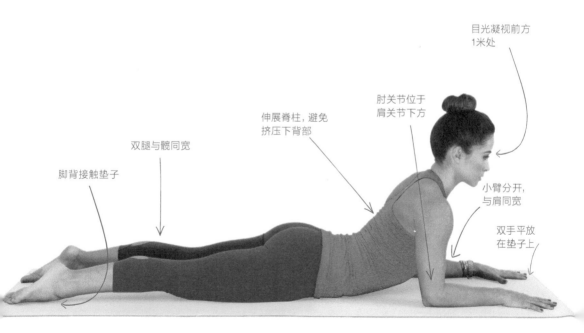

目光凝视前方
1米处

肘关节位于
肩关节下方

伸展脊柱，避免
挤压下背部

双腿与髋同宽

脚背接触垫子

小臂分开，
与肩同宽

双手平放
在垫子上

侧位头到膝式

前面的体式能够柔和地打开胸腔、背部和身体前侧，而在这个体式中我们要关注身体的侧面——肋骨之间的部位。

坐在垫子上，双腿分开，两腿夹角略大于 90 度。吸气时，屈右腿，右脚抵在左侧大腿内侧，尽可能靠近骨盆。然后伸展整个脊柱，双臂上举过头。呼气时，上半身向左腿方向侧弯，左臂下落抵在左侧小腿内侧，掌心向上。然后用手指握住足弓，如果手够不到足弓，就用瑜伽带绕过脚掌，然后手握瑜伽带进行拉伸。在吸气的同时，将胸部转向前方，使右侧肋部向上。右臂上抬越过头顶，然后用右手握住左脚脚尖。如果右手够不到左脚脚尖，就再用一根瑜伽带绕过左脚脚掌，右手握住瑜伽带（尽量靠近左脚）进行拉伸。

如果感觉颈部没有问题，则可从右臂下方转头向上注视，观想气息进入体侧紧张的区域。调整两侧髋部，确定两侧都均衡落地。每一次呼吸时，都去舒展右侧髋骨上端到右侧腋窝之间区域的紧张感。保持该体式 3 ~ 7 次深呼吸，然后柔和地返回，换另一侧继续练习。

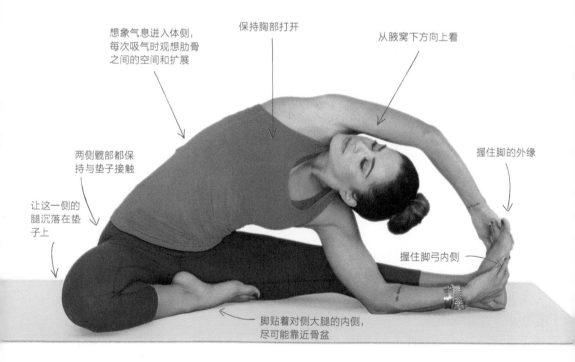

想象气息进入体侧，
每次吸气时观想肋骨
之间的空间和扩展

保持胸部打开

从腋窝下方向上看

两侧髋部都保
持与垫子接触

握住脚的外缘

让这一侧的
腿沉落在垫
子上

握住脚弓内侧

脚贴着对侧大腿的内侧，
尽可能靠近骨盆

仰卧束角式

如果你想找代替结束练习时的挺尸式的体式，这个体式是很不错的选择。它能很好地打开大腿内侧部位。你还会在哈他瑜伽和串联练习快结束时看到这个体式。

仰卧在垫子上，双腿屈曲，双脚并拢踩在垫子上。慢慢打开双膝，双脚脚心相对，脚外侧接触垫子。如果你的髋部格外僵紧，致使双膝无法放松，那么就在双膝外侧各垫一块瑜伽砖或一个厚毯子卷来支撑膝关节。

手的位置有几种选择：你可以把手放在身体两侧，掌心向上；也可以把手放在腹部，如下图所示；还可以向两侧张开双臂，好像要拥抱别人；或者双臂越过头顶放在垫子上。总之，选择让你感觉舒适的姿势。

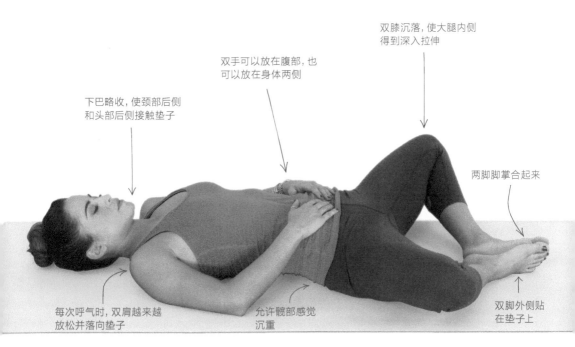

双膝沉落，使大腿内侧得到深入拉伸

双手可以放在腹部，也可以放在身体两侧

下巴略收，使颈部后侧和头部后侧接触垫子

两脚脚掌合起来

每次呼气时，双肩越来越放松并落向垫子

允许髋部感觉沉重

双脚外侧贴在垫子上

挺尸式

对大部分人来说，挺尸式是能让人彻底放松的体式，但那些下背部有问题和超重的人也会感到疼痛。如果你感到挺尸式加重了下背部的疼痛，则可以在膝关节下方垫一个毯子卷来减轻下背部的压力。如果你的体重严重超重，你可能发现头部后仰过度时很不舒服，那么可以在头下垫上一块折叠好的毯子，使头部和脊柱顶端同高。

仰卧在垫子上，双腿打开，与垫子同宽。双臂放在身体两侧，掌心向上。双脚向两侧自然打开，闭上双眼，眼球沉入眼窝。从头顶向下到脚趾一部分一部分地扫描身体，经过每一处时，让那里完全放松下来。这个体式应该让你感到毫不费力。全然地深呼吸，想放松多久都可以。然后慢慢地动动手指和脚趾，将身体转向右侧。

在瑜伽练习引导中，老师经常让你在结束挺尸式时转向右侧，因为心脏在左侧，所以转向右侧时心脏所受的压力较小，并且可以让你保持平静状态。

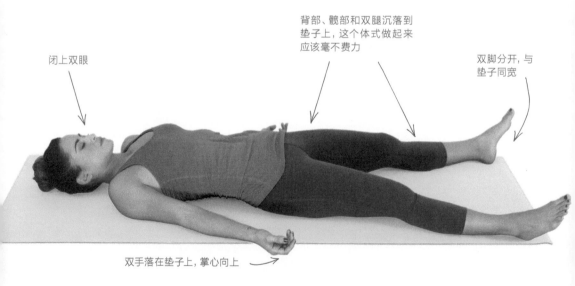

闭上双眼

背部、髋部和双腿沉落到垫子上，这个体式做起来应该毫不费力

双脚分开，与垫子同宽

双手落在垫子上，掌心向上

初级练习序列

你可以单独练习每个体式，也可以练习体式序列。下面这些针对初学者的序列练习由本章中出现的体式组成，这些序列可以帮助你在独自练习时将各个体式串联起来。把它们当作指导，请随意在当中加入你学到的其他体式，那些让你感到应该自然出现在下一步的体式。记住，你只需循序渐进地进行练习，不必担心太多。

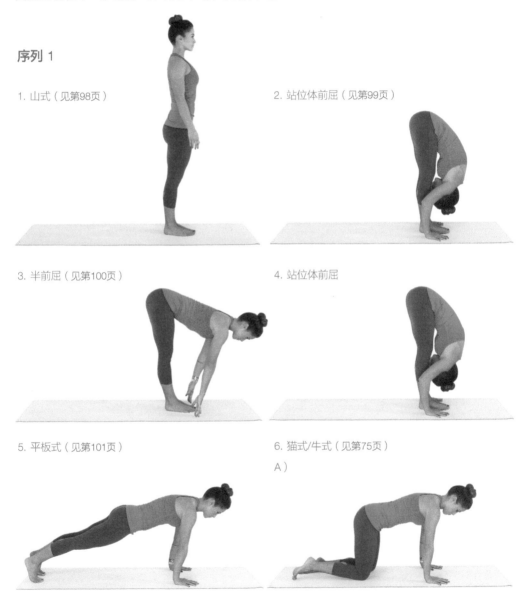

序列 1

1. 山式（见第98页）

2. 站位体前屈（见第99页）

3. 半前屈（见第100页）

4. 站位体前屈

5. 平板式（见第101页）

6. 猫式/牛式（见第75页 A）

B)

C)

7. 下犬式（见第92页）

8. 低位骑马式（见第109页）

A)

B)

C)

9. 起跑式

A)

10. 串联　在另一侧重复练习　站立结束

B)

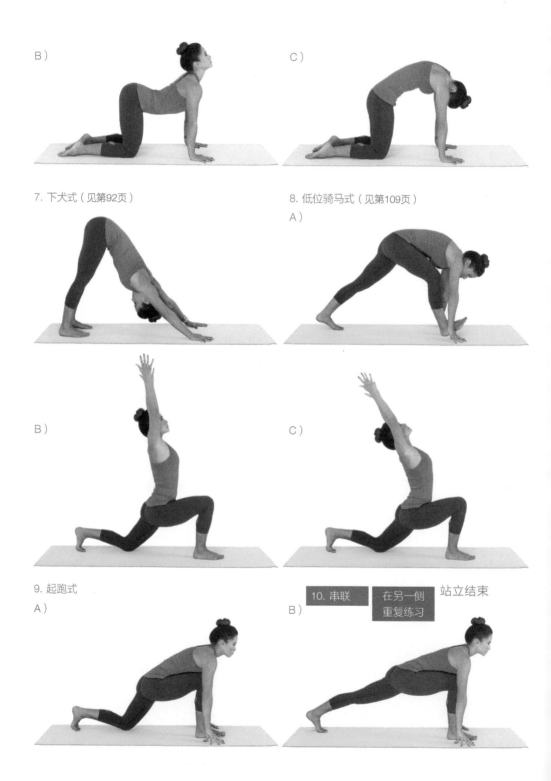

序列 2

1. 简易坐
（见第82页）

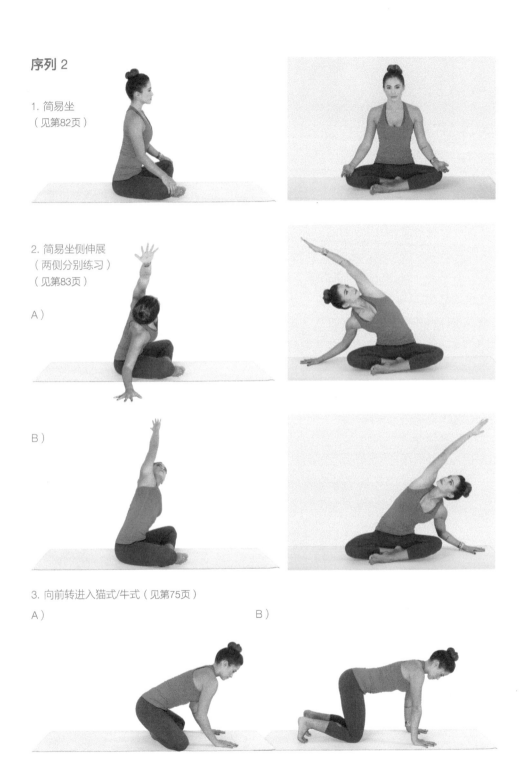

2. 简易坐侧伸展
（两侧分别练习）
（见第83页）

A）

B）

3. 向前转进入猫式/牛式（见第75页）

A）   B）

C）

D）

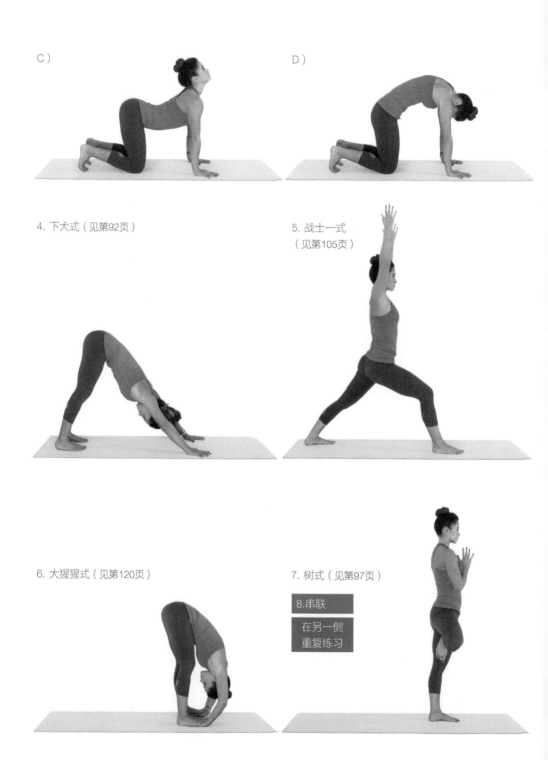

4. 下犬式（见第92页）

5. 战士一式
（见第105页）

6. 大猩猩式（见第120页）

7. 树式（见第97页）

8.串联

在另一侧
重复练习

9. 由下犬式（见第92页）进入坐姿

A）

B）

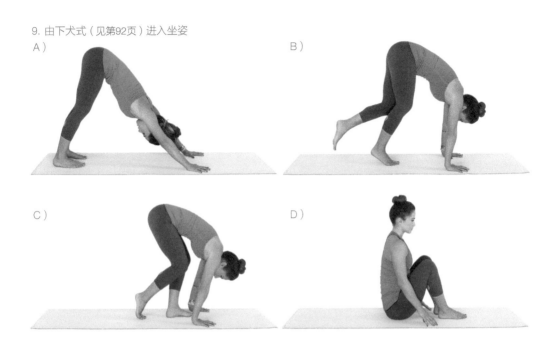

C）

D）

10. 桥式（见第124页）

11. 挺尸式（见第128页）

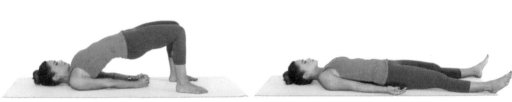

序列 3

1. 鞋匠式（见第80页）

2. 火棍式（见第79页）

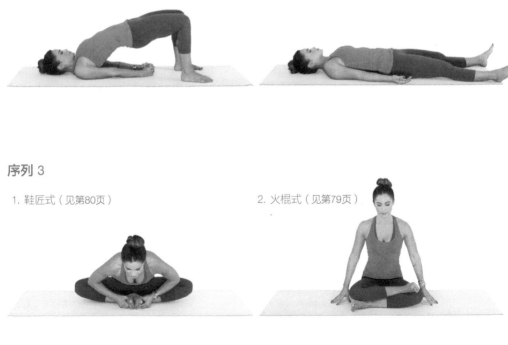

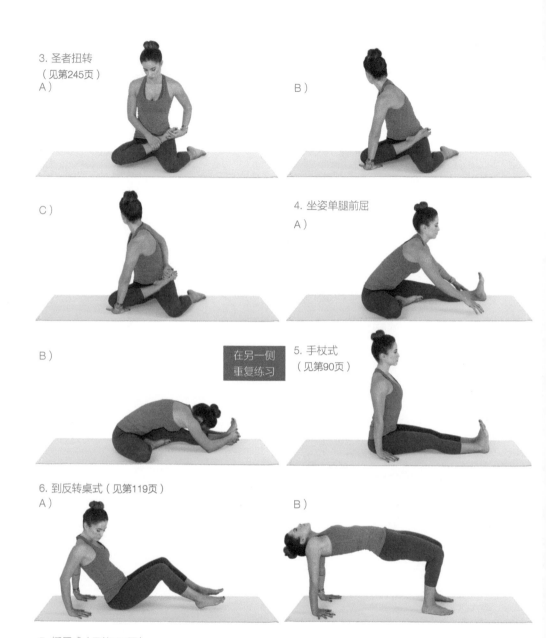

3. 圣者扭转
（见第245页）
A）

B）

C）

4. 坐姿单腿前屈
A）

B）

在另一侧
重复练习

5. 手杖式
（见第90页）

6. 到反转桌式（见第119页）
A）

B）

7. 挺尸式（见第128页）

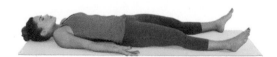

序列 4

1. 山式（见第98页）

2. 串联

3. 战士二式
（见第106页）

4. 反战士式
（见第108页）

5. 双角式 A（见第112页）

6. 双角式 B
（见第113页）

7.串联到
另一侧

8. 双角式 C
（见第114页）

9. 双角式 D
（见第115页）

10.串联

11. 仰卧束角式（见第127页）

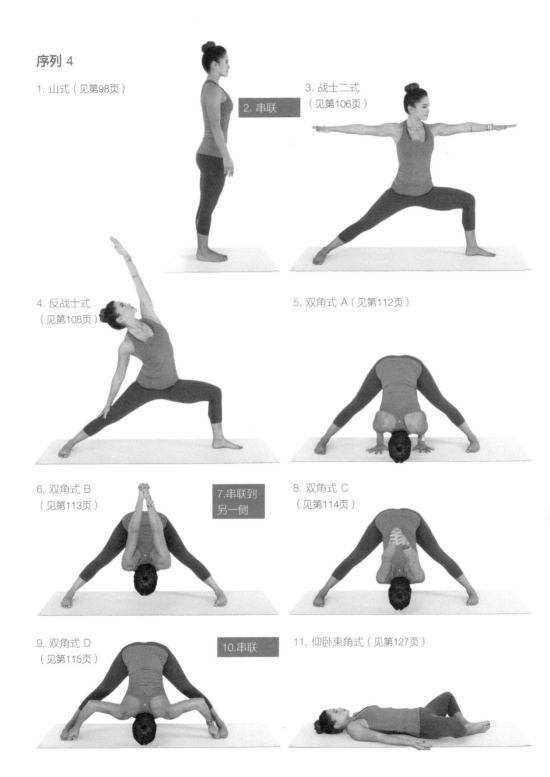

序列 5

1. 幻椅式（见第117页）

2. 幻椅式扭转（见第118页）
A）

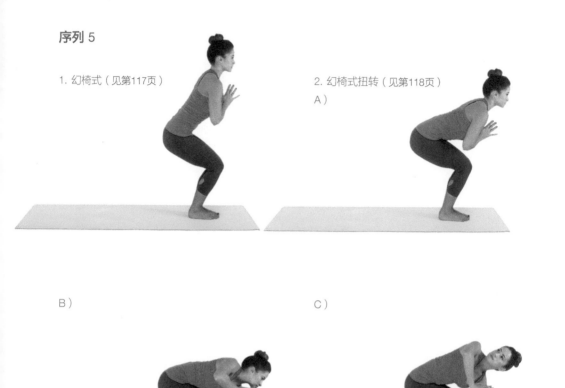

B）

C）

3. 迈步向后进入高位骑马式（见第104页）变式

4. 门闩式（见第76页）
A）

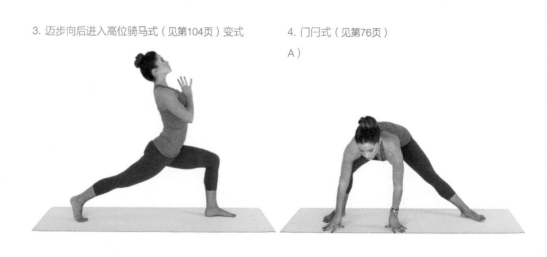

B)

C)

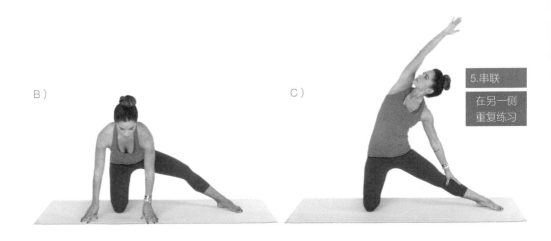

5.串联

在另一侧
重复练习

6. 下犬式（见第92页）

7. 婴儿式（见第85页）

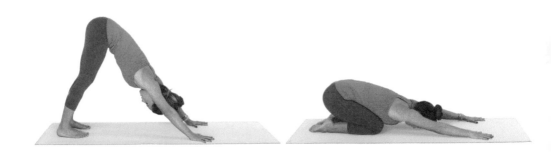

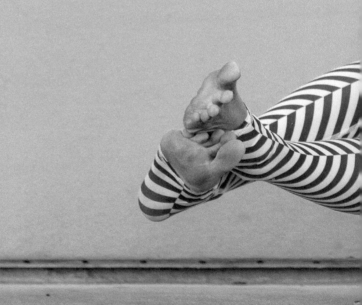

第 4 章

中级瑜伽

练习

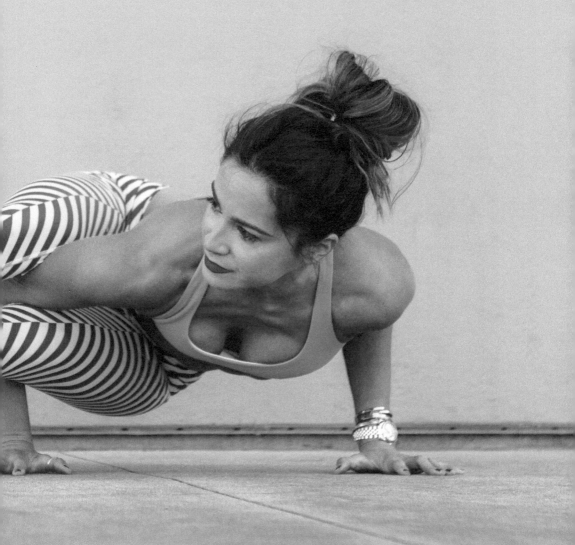

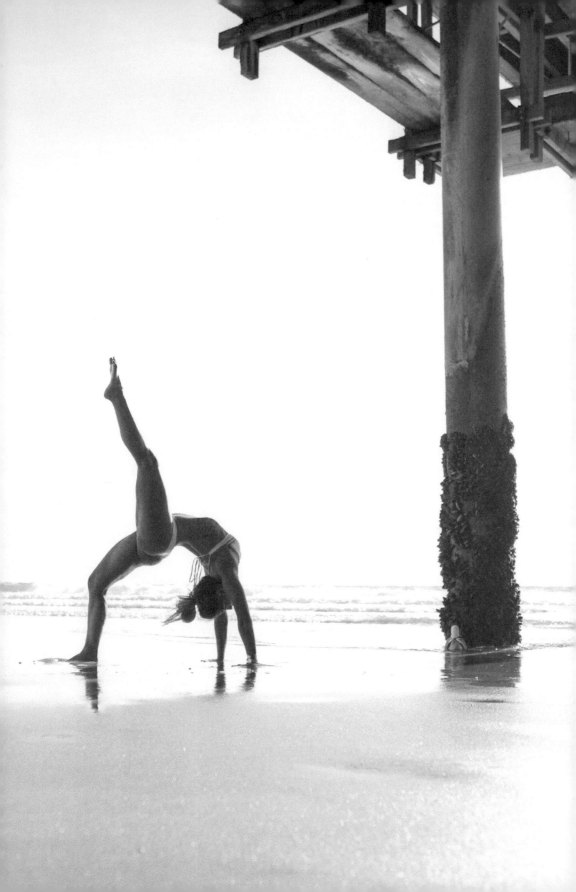

垫上生活
过渡时刻
2015年

我住在捷克的一间公寓里，那有一扇朝东的窗户，早晨的阳光透过窗子照射进来，整个卧室都沐浴在这片温暖之中。

我练习瑜伽已经十多年了。在过去的5年里，我每天都在练习瑜伽，我感觉这样很好。不，应该是感觉好极了。我的练习日益精进，而我学到的诀窍就是接纳。我已放下对自己的期望，也不再执着于我应该知道X、Y或Z体式该怎么做。

我知道瑜伽不是那样的，你也知道。让我们真实点吧，有时候能做到自己梦想的体式还是挺好的。

不管怎样，我正身处微妙的练习阶段。我不再是新手，但我也不是"老油条"。我处在二者之间，这也是我最喜欢的地方，因为我真的很喜欢其中的纠结。

说出来你可能不会相信，但让我来解释一下。

纠结是一切的开始。它是一部用血、汗和泪水铸成的杰作。它能增强我的力量，挑战我头脑中的消极想法，让它们停止作怪。

你或许会在某个正在解决的问题前退却，并且你认为没有方法可以解决这个问题。你甚至想尝试寻找一条可以取而代之的路线，但当你这样做的时候，你很快就会意识到没有捷径可走。你无法回避这场斗争，它就在那里。你必须选择继续奋斗，继续付出你所拥有的一切，释放多年来你一直承受着的东西。在一次又一次被击倒后，重新站起来。有一天你终会取胜，曾经付出的一切都是值得的。这才是真正的瑜伽练习，这才是生命的真谛。

我在练瑜伽时不停地出汗，我的手臂在身下颤抖，双腿上的股四头肌也在抖动。我的呼吸很急促，身体练习对我而言很困难。

精神层面呢？更困难。

我曾经历过家庭悲剧，它们让我面对自己的内心。我还曾患上过一种许多医生都搞不清楚的怪病，但通过服药和听从自己的直觉战胜了它，结果是我独自环游世界，完成了一项严格的瑜伽教师培训。当时每天都要进行15小时的训练。对于这个小小的头倒立动作，当初我无法做到，但我会刻苦努力练习，并坚信我能够做到，就像我生活中的其他一切事情一样。

我可以做任何我想要做的事。

当然，你也可以。

我的朋友，我们有无限的潜力。从自己原有的模式中走出来，我们可以做任何事。

在垫子上时，我呼吸并运动，完全不去想任何事，对自己能力的信心引导着我。无论今天多么糟糕，我还活着，并且在茁壮成长。这个一直存在的事实也激发着我。

现在我正在练习支撑头倒立。我的手臂就位了，头落在垫子上，卷起脚趾，抬起臀部，伸直双腿，吸气，感觉到双腿中轻微的僵紧正在逐步缓解。呼吸缓解了紧张的气氛，我向前走着，感受着臀部的伸展。在下一次吸气的时候，我以最轻盈的方式做好准备，张开脚趾，突然双脚就离地了。我用背部和核心力量下推前臂，慢慢向空中伸展双腿。我快要哭了，我为自己感到骄傲。我是如此敬畏和热爱从起始向完全体式过渡的珍贵时刻。

这些过渡的时刻就是我们的生命，它是我们出生和死去之间的时光，是墓碑上那两个年份之间的破折号。我们可以选择如何度过这些过程。每一刻我们都在前行，你可以决定全力以赴。所以，每一刻我都完全接纳，无论正在发生的是什么。完全没有期望，没有期限，没有概念，只是尽力慢慢地抬起双腿，享受每一次身体回应的颤抖和每一次呼吸。它们将我在这纯粹而又非凡的体验中点燃。

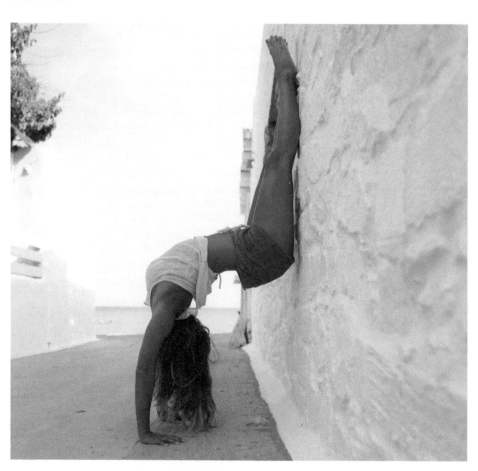

一方面，一名中级瑜伽练习者，就像大学二年级的学生一样。你对大学的东西还有点儿陌生，已经掌握了基本的知识，但还有很多东西要学。

　　另一方面，如果你开始悄无声息地走进消极小镇，那么你很可能会开始感到沮丧。你绝对不是新手了，但很可能也做不了手倒立。当你不断去加强力量，为更高级的体式做准备时，无数次地重复，但感受不到丝毫进展，对于从未经历过这些的人来说可能会有些沮丧。

　　我建议你记住这一点：在日复一日的练习中，我们意识不到每天的微小进步。所以，我鼓励你坚持下去，并以全面练习为目标。平衡你的练习，添加一些必要的阴瑜伽和复元瑜伽练习，从而完成那些疯狂的麻花式体式。要很敏感地意识到你想躲开的各类瑜伽练习不足的部分（例如调息或者冥想）。如果你能诚实地面对自己，知道自己在做什么，并且勇于改变，尝试着去体验整体瑜伽，那么你将会看到突破点。

船式

当你发展髋屈肌和核心力量时会产生乳酸，你将体验到晒伤一样的感觉。在你的练习中定期增加船式，你会惊讶地发现通过它获得了很多力量。

坐在垫子上，从双腿前伸开始，拉开坐骨下方的肌肉，使之稳固地坐在垫子上。然后屈膝，同时双脚并拢平放在垫子上。吸气时，伸展脊柱，锁骨向两侧打开，以便于胸部敞开。伸出手臂，使之平行于地板，保持它们和躯干的紧密连接。在这个基础上，缓慢倾斜背部，直到能在坐骨处达成平衡。然后抬起小腿，使之平行于地板。

如果你想更进一步，可将脚掌推出去以伸展腿部，保持两脚拇趾并拢，张开其余脚趾，保持呼吸。

调整变式

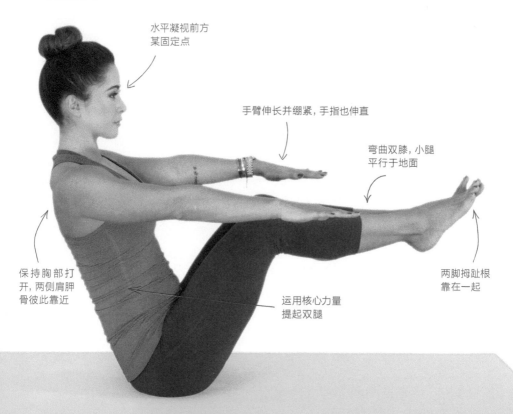

水平凝视前方某固定点

手臂伸长并绷紧，手指也伸直

弯曲双膝，小腿平行于地面

保持胸部打开，两侧肩胛骨彼此靠近

运用核心力量提起双腿

两脚拇趾根靠在一起

保持胸部上提，手臂伸直并绷紧，全然深入地呼吸。如果你想继续深入练习，则可以伴随呼吸的节奏交替用脚尖点地，或者从肚脐处开始扭转身体，至少保持体式3次呼吸。如果你愿意，也可以保持更多次呼吸，然后从体式中返回。

完全体式

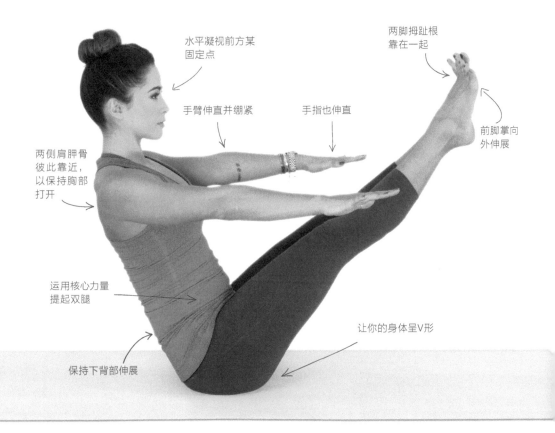

水平凝视前方某固定点

手臂伸直并绷紧

手指也伸直

两脚拇趾根靠在一起

前脚掌向外伸展

两侧肩胛骨彼此靠近，以保持胸部打开

运用核心力量提起双腿

让你的身体呈V形

保持下背部伸展

坐角式 A

这个坐角式在进入时可能会带来一点儿迷惑,因为我们觉得要尽可能分开双腿,就好像在练习分腿动作。这个姿势不是要完美地分开双腿,而是打开腿部大约90度。把手放在髋部,检查髋部在这个姿势当中是否充分打开。如果髋部能略微前旋并拉伸下背部,就说明你可以继续试着向两边打开腿部,直到你感觉到了自己的"边缘地带"。

如果你的髋部向后倾斜且下背部拱起来,则说明你很僵硬,可以坐在瑜伽砖或者折叠好的毯子边缘来进行调整。将手指放在身后的地板上,促进髋部前旋,确保双腿参与收紧,以保护膝关节和腘绳肌。

如果你不需要调整,则可以选择按下方式进行练习。首先将双手放在身体前方的地板上,轻推地板,使身体向前伸展,同时保持背部伸展,胸部打开。这是拉伸髋部的关键。

另一个选择是,如果你希望身体打开得更多一些,则可以把手放在脚上。如果你的食指和中指无法握住拇趾,则可以将瑜伽带分别绕在双脚上,然后尽可能靠近双脚抓着瑜伽带。你还可以握住小腿或任何让你感觉舒适的部位。

如果你准备完成完全体式(如下图所示),则可用双手的前3根手指分别握住两脚的拇趾,通过吸气伸展脊柱,然后呼气,用肱二头肌的力量将身体向前拉,下巴落在地板上。注意,保持双腿收紧以保护膝关节和腘绳肌,并且保持下背部伸展,胸部打开。

在这个姿势当中,充分并深入地呼吸。保持3~7次呼吸,然后返回。

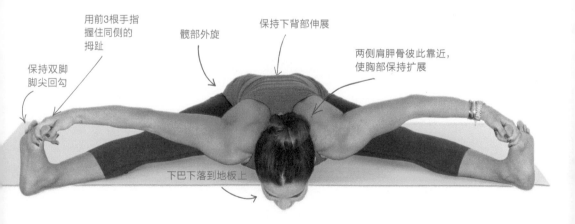

用前3根手指握住同侧的拇趾

髋部外旋

保持下背部伸展

两侧肩胛骨彼此靠近,使胸部保持扩展

保持双脚脚尖回勾

下巴下落到地板上

坐角式 B

这个坐角式有几分类似于船式的变式。

坐在垫子上，柔和地从坐骨下方拉开肌肉，让坐骨稳固地扎根在垫子上。屈膝并将背部向后倾，启动核心。向后下方绕肩，伸手握住同侧脚的外缘或者用前3根手指握住同侧的拇趾。缓慢提起双脚，脚掌外推，以伸展腿部。即使双腿不能完全伸直，也不要担心，始终保持脚掌外推来促进腘绳肌打开。注意始终保持背部伸展，胸部打开。保持3～7次呼吸，然后从体式中返回。

完全体式   调整变式

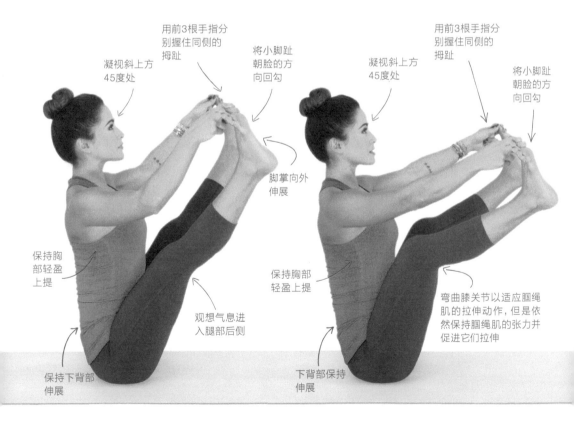

凝视斜上方 45度处

用前3根手指分别握住同侧的拇趾

将小脚趾朝脸的方向回勾

脚掌向外伸展

保持胸部轻盈上提

观想气息进入腿部后侧

保持下背部伸展

凝视斜上方 45度处

用前3根手指分别握住同侧的拇趾

将小脚趾朝脸的方向回勾

保持胸部轻盈上提

弯曲膝关节以适应腘绳肌的拉伸动作，但是依然保持腘绳肌的张力并促进它们拉伸

下背部保持伸展

单腿头到膝式

这是一个非常适合拉伸紧绷的腘绳肌的练习。很多人发现通过前弯来拉伸腘绳肌（如单腿头到膝式）还有助于缓解下背部的疼痛，如果你需要缓解下背部的疼痛，这就是你想要的练习。

坐在垫子上，向前伸展双腿，柔和地从坐骨下拉开肌肉，让坐骨稳固地扎根在垫子上。然后屈右腿，将右脚跟对着耻骨，右脚掌抵在左大腿内侧，上半身正对着左腿上方，左腿和左脚也积极参与进来。通过吸气伸展脊柱，然后呼气，身体前倾，保持背部伸展，胸腔打开。也可以用双手环抱左脚底部，即使做不到，也不用担心，可以抓着瑜伽带，让身体靠近腿部。保持这个姿势的整体感，伸展背部并打开锁骨，保持 3 ~ 7 次呼吸，然后换另外一侧进行练习。

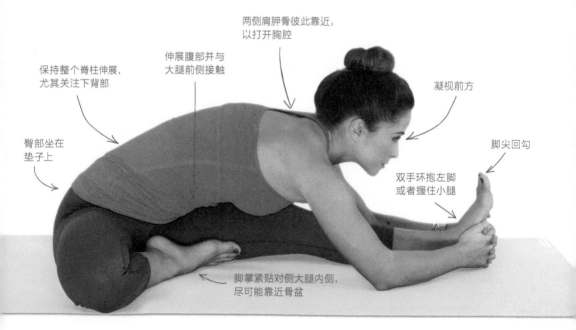

两侧肩胛骨彼此靠近，以打开胸腔

伸展腹部并与大腿前侧接触

保持整个脊柱伸展，尤其关注下背部

凝视前方

臀部坐在垫子上

脚尖回勾

双手环抱左脚或者握住小腿

脚掌紧贴对侧大腿内侧，尽可能靠近骨盆

三体碰膝前伸展

这个体式并没有听起来那么复杂。

坐在垫子上，向前伸展双腿，柔和地从坐骨下拉开肌肉，让坐骨稳固地扎根在垫子上。屈右腿，右脚和右髋对正，用右手将右侧小腿肌肉向右侧拉出，使大腿后侧能接触垫子。双膝分开，与髋同宽。在下一次吸气时，通过呼吸伸展背部，然后呼气，向前折叠身体，向大腿方向伸展腹部。身体向前倾时，保持下背部伸展。当你不能再向前伸展时，可用双手环抱在左脚底部或者握住左腿上任何你可以够到的地方。利用肱二头肌的力量主动使腹部靠近大腿，重点不是让头部接近膝关节。这样拉伸的是你的背部，但腹部靠近大腿时焦点则是髋部。左脚轻轻回勾，保持 3 ~ 7 次呼吸，然后起身换另外一侧进行练习。

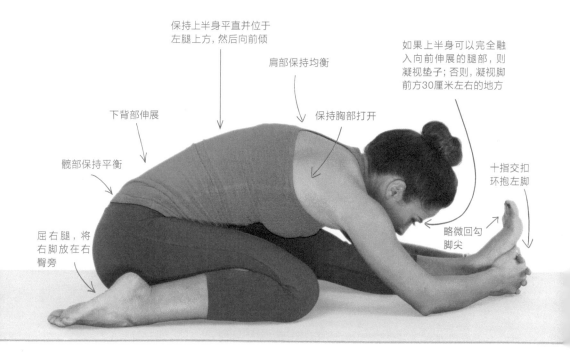

保持上半身平直并位于
左腿上方，然后向前倾

肩部保持均衡

如果上半身可以完全融
入向前伸展的腿部，则
凝视垫子；否则，凝视脚
前方30厘米左右的地方

保持胸部打开

下背部伸展

髋部保持平衡

十指交扣
环抱左脚

屈右腿，将
右脚放在右
臀旁

略微回勾
脚尖

美人鱼式（鸽王式变式）

这个姿势棒极了，并且真的令人惊叹。它对胸部、上背部、身体前侧、髋屈肌以及髋部的打开有相当高的要求，因此你可能需要一段时间去提升这些区域的柔韧性，但只要坚持练习，最终你一定能完成这个体式。

从鸽子式开始，左腿在前，右腿在后，髋部朝向前方。在吸气时，屈右腿，把右脚放在右臂肘关节处，右脚略微回勾，以保护踝关节。在下一次吸气时，左手臂伸到头顶上方，屈肘，使双手相扣。柔和地从肚脐处开始扭转，并向右看，在此保持 3 ~ 7 次呼吸，然后换另一侧进行练习。

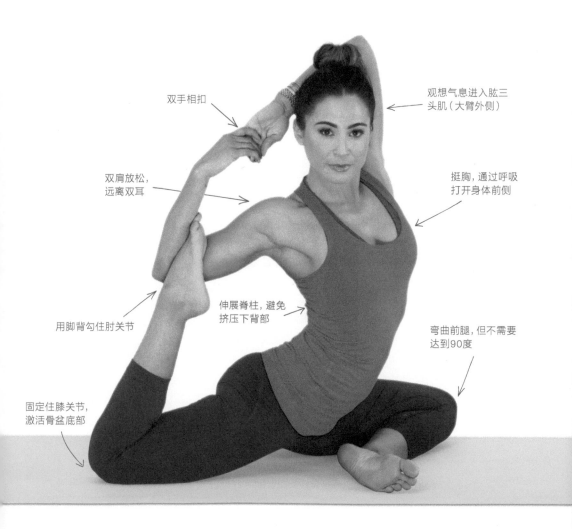

双手相扣

观想气息进入肱三头肌（大臂外侧）

双肩放松，远离双耳

挺胸，通过呼吸打开身体前侧

用脚背勾住肘关节

伸展脊柱，避免挤压下背部

弯曲前腿，但不需要达到90度

固定住膝关节，激活骨盆底部

兔式

这个体式对于大部分时间都坐着的人来说非常美妙，它真的可以打开下背部。

从婴儿式开始，两膝分开，与髋同宽。手掌呈杯状放在脚后跟处。在下一次吸气时，用头顶接触垫子，尽量靠近膝关节。然后抬高髋部，通过呼吸伸展整个背部。保持3～7次呼吸，然后放松返回。

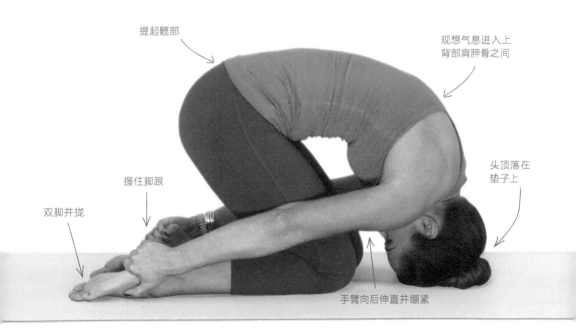

提起髋部

观想气息进入上背部肩胛骨之间

握住脚跟

头顶落在垫子上

双脚并拢

手臂向后伸直并绷紧

圣哲玛里奇式 A

　　说实话，在这个姿势中，我很长一段时间都没有任何感觉。当然我想向前伸展，但就是做不到，感觉就像被卡住了。我花了一段时间才认识到这个体式的练习目标是髋部深处，如果你做不到向前伸展，则意味着你的这个区域很僵紧。坚持练习，我保证假以时日，你将会发现自己的进展。

　　坐在垫子上，双腿向前伸展，双脚分开，与髋同宽。左脚尖略微回勾，屈右腿，右脚放在垫子上，并对准右侧股骨顶端，尽量使右脚靠近骨盆。这可能会感觉不那么顺当，不过别想得太多，就这样去做吧。有意识地保持右侧膝关节正对天空，而不是任由它向右倾斜。在下一次吸气时，通过呼吸拉伸整个脊柱并坐直。然后呼气，从髋部向前折叠，手臂平行于地面，手指伸开，拇指指向天空，然后把右臂放在右腿的内侧。当你的身体不能再向前折叠时，向下翻转拇指，让右手小指指向天空。然后弯曲右臂绕过右侧小腿向身后伸展。左臂也向身后伸展，直到双手相互扣住。如果不能扣住，则可使用瑜伽伸展带，同时保持双肩均衡。无论双手可以相互扣住或者借助伸展带，都引导你的头部朝着左腿的方向伸展。如果你发现即使很努力也没有向前伸展的空间，则说明你的髋部很僵紧。不管怎样，在这个姿势当中保持 3 ~ 7 次呼吸，然后放松，换另外一侧进行练习。

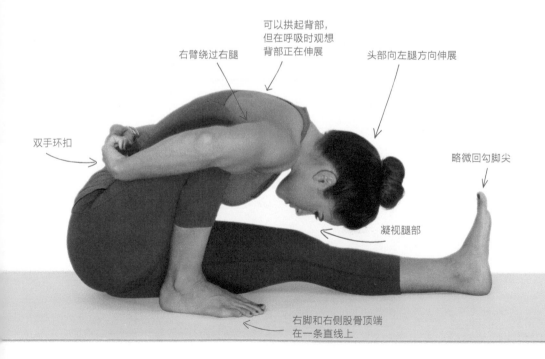

可以拱起背部，但在呼吸时观想背部正在伸展

右臂绕过右腿

头部向左腿方向伸展

双手环扣

略微回勾脚尖

凝视腿部

右脚和右侧股骨顶端在一条直线上

圣哲玛里奇式 C

　　这个扭转体式可以为你的身体注入能量，而且是打开髋部的好方法。坐在垫子上，向前伸展双腿，柔和地从坐骨下拉开肌肉，让坐骨稳固地扎根在垫子上。然后吸气，屈右腿，右脚放在垫子上，并正对着右侧股骨顶端，尽量使右脚靠近骨盆。在呼气时，柔和地水平向右扭转上半身，左臂从右侧膝关节外侧向后绕，右臂伸向身体后方，两手相扣。如果两手不能相扣，则可借助瑜伽伸展带。保持呼吸，通过呼吸伸展胸部，左眼从右肩上方向远方看。在这个姿势当中保持 3 ~ 7 次呼吸，然后换另外一侧进行练习。

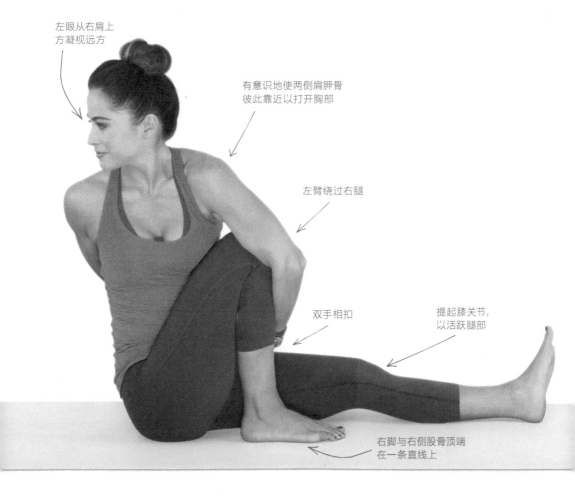

左眼从右肩上方凝视远方

有意识地使两侧肩胛骨彼此靠近以打开胸部

左臂绕过右腿

双手相扣

提起膝关节，以活跃腿部

右脚与右侧股骨顶端在一条直线上

半莲花前伸展

这是个非常好的开髋姿势，但是也牵扯多个方面，所以，如果它看起来令你不安，我也能理解。别担心，我来帮你。

如果这对你来说是个新姿势，则可以坐在垫子上，向前伸展双腿，柔和地从坐骨下拉开肌肉，让坐骨稳固地扎根在垫子上。然后屈左腿，将略微回勾的左脚放在右髋折叠处，即腿部和躯干连接的区域。保持左脚尖略微回勾，预防踝关节扭曲，然后将瑜伽伸展带环绕在左脚上，左手紧握带子。

在下一次吸气时，通过呼吸伸展背部。当你呼气时，向前折叠上半身，尝试让腹部靠近大腿（这将确定你感受到的是对腘绳肌的拉伸而不是拉伸背部）。向下时有意识地让肩部保持均衡（左肩趋于抬高），然后用右手的3根手指握住右脚的拇趾，如果你的右手握不到右脚的拇趾，则可使用另一条瑜伽伸展带。你应该通过右腿后侧、左髋后侧、左肩和胸腔来感受这个姿势。保持3～5次呼吸，然后换另外一侧进行练习。

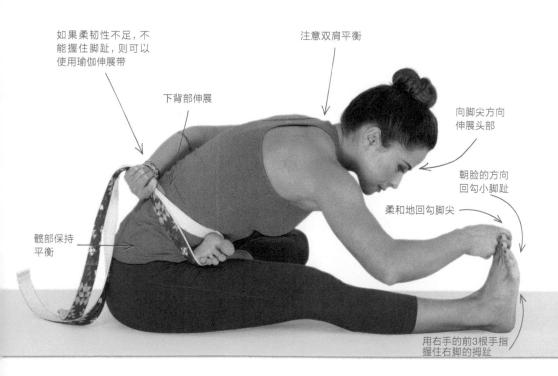

如果柔韧性不足，不能握住脚趾，则可以使用瑜伽伸展带

下背部伸展

注意双肩平衡

向脚尖方向伸展头部

朝脸的方向回勾小脚趾

柔和地回勾脚尖

髋部保持平衡

用右手的前3根手指握住右脚的拇趾

调整变式

如果你的柔韧性比较好，则可以不用伸展带。每一次呼吸时，有意识地使整个身体进一步伸展，同时保持双肩均衡，背部伸长。在这个姿势中保持 3 ～ 7 次呼吸，然后换另外一侧进行练习。

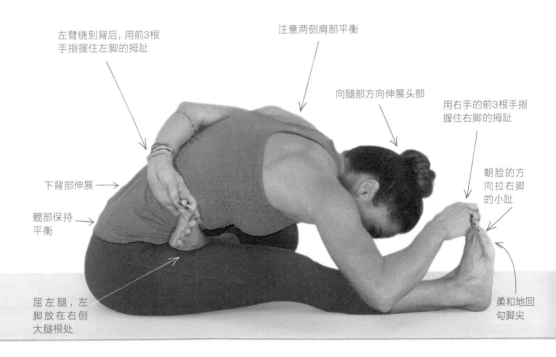

左臂绕到背后，用前3根手指握住左脚的拇趾

注意两侧肩部平衡

向腿部方向伸展头部

用右手的前3根手指握住右脚的拇趾

下背部伸展

朝脸的方向拉右脚的小趾

髋部保持平衡

屈左腿，左脚放在右侧大腿根处

柔和地回勾脚尖

牛面式

这个体式对于很多人来说是一个创新。想改善姿态吗？加上这个体式。想提升抓举力吗？加上这个体式。想提升跑步能力吗？加上这个体式。想要改善你的关系吗？哦，我可能帮不了你，但把这个体式加入到练习中不是个坏主意。

坐在垫子上，双腿伸到身体前侧。屈膝，然后右腿滑动到左侧，右侧膝关节的外侧接触身前的垫子，屈膝 45 度。然后左腿滑动到相反方向，将左膝重叠于右膝上方，屈膝 45 度。不要强迫把膝关节放到上述位置，即使它们不能完美地重叠在一起也不要担心，这只意味着你的髋部很僵紧，坚持练习一段时间后就能做到了。如果你的腿在这个位置上很舒适，不论你是用手还是用瑜伽带完成完全体式，都可以从髋部开始向前折叠，但只有在你的髋部和膝关节都没问题时才可以向前折叠。

将双腿放好，下面开始完成手臂动作。左臂伸到头部上方，然后屈肘，左手向下越过颈部底端。现在，将右臂放在身后，右手贴在脊柱上并向上伸展，直到两手相扣。

如果你的双手扣不住，则意味着你的肩部、肱三头肌、腋窝及胸部很僵紧，这时可以用瑜伽带进行调整。无论你是否借助瑜伽带连接双手，都在这个姿势上保持 3 ~ 7 次深呼吸，然后换另外一侧进行练习。

调整变式

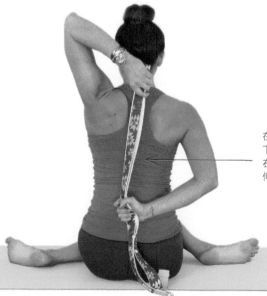

在保持整个体式的前提下，左手手指尽量向下，右手手指尽量向上握着伸展带。

完全体式

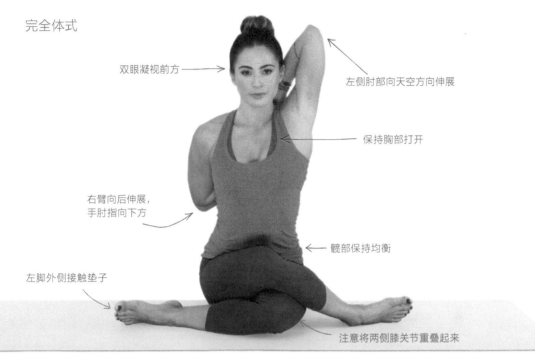

双眼凝视前方

左侧肘部向天空方向伸展

保持胸部打开

右臂向后伸展，
手肘指向下方

髋部保持均衡

左脚外侧接触垫子

注意将两侧膝关节重叠起来

背面

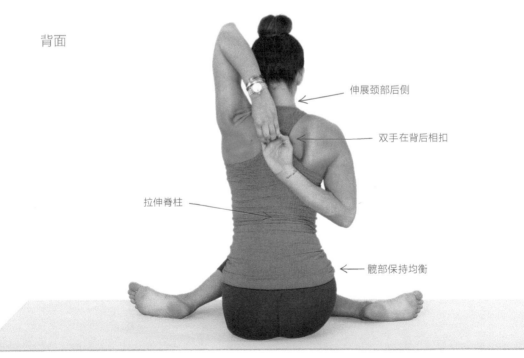

伸展颈部后侧

双手在背后相扣

拉伸脊柱

髋部保持均衡

半脊柱扭转

这个体式在课堂中总是很受欢迎。它可以作用于髋部后侧和胸部，为内脏器官提供轻柔的按摩。

坐在垫子上，双腿向前伸展，柔和地从坐骨下拉开肌肉，让坐骨稳固地扎根在垫子上。屈右腿，将右脚放在左侧大腿外侧的垫子上，然后屈左腿，让左脚和右髋对位，左侧膝关节位于身体前方。如果这会给膝关节带来太大的压力，也可以让左腿伸展开，通过深呼吸拉伸整个脊柱。呼气时，从肚脐处扭转，将右手手指放在身后的垫子上，和脊柱的底端保持对位。在下一次吸气时，向天空方向伸展左臂，想象身体左侧肋骨之间的空间。在呼气时，从肚脐处加深扭转，左侧肘部抵在右侧膝关节外侧。让两侧肩胛骨彼此靠近，以便胸部打开。吸气时伸展身体并坐直，呼气时进一步扭转，左眼越过右肩注视远方。在此保持充分且深入的呼吸，尝试在每次呼吸时都更深入地进行练习。每一次吸气时都伸展身体，每一次呼气时从肚脐处开始扭转上半身。

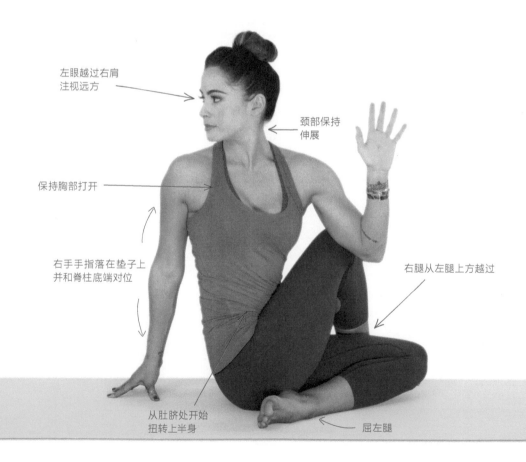

左眼越过右肩注视远方

颈部保持伸展

保持胸部打开

右手手指落在垫子上并和脊柱底端对位

右腿从左腿上方越过

从肚脐处开始扭转上半身

屈左腿

如果你想进行更深入的练习，则可以将左手从左腿下方穿过，右手也绕到背后，两手相扣。如果两手无法相扣，则可借助瑜伽带来练习。这种结合（双手的连接）将深入拉伸整个胸部。

充分并深入地呼吸3～5次，然后慢慢放松，换另外一侧以同样的方式进行练习。

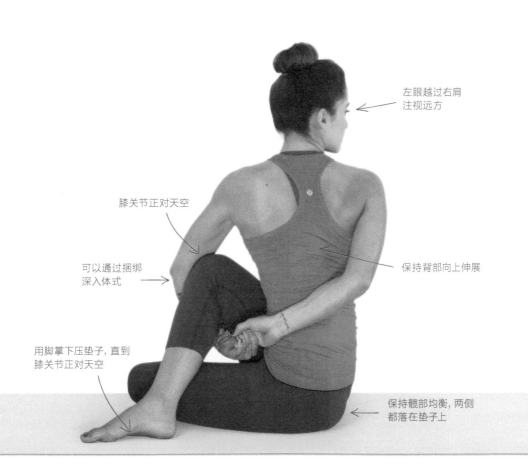

左眼越过右肩
注视远方

膝关节正对天空

可以通过捆绑
深入体式

保持背部向上伸展

用脚掌下压垫子，直到
膝关节正对天空

保持髋部均衡，两侧
都落在垫子上

苍鹭式

在为本书拍照片之前，我只做过这个体式几次。作为一个学生，我从未在课堂上学过这个体式，原因可能是对于膝关节来说它有点儿别扭。如果你正被膝关节的问题所困扰，请小心练习，或者跳过这个体式。

如果你的膝关节很健康，请依照以下方法进行练习。坐在瑜伽垫上，双腿向前伸直。接着，弯曲左腿，左脚放在左髋旁，脚背向下接触垫子。你可以将小腿肌肉向外侧拉出，为左侧大腿留出空间。完全坐在两侧坐骨上，弯曲右腿，右脚放在你面前的垫子上。双手十指交叉环抱脚底，然后吸气，拉伸脊柱和腘绳肌，坐直并伸展右腿。保持脚趾活跃，从而激活右腿肌肉。保持 3 ~ 7 次深呼吸，然后换另外一侧进行练习。

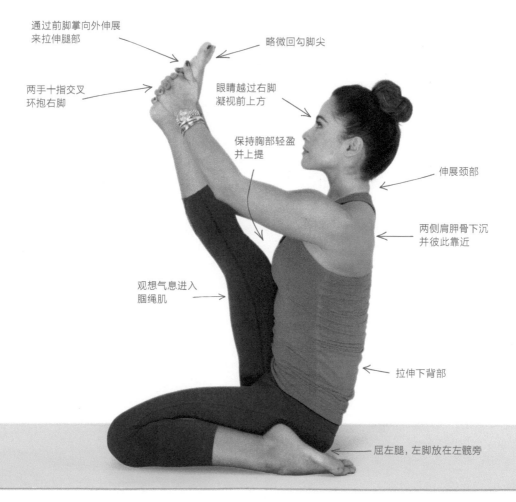

通过前脚掌向外伸展来拉伸腿部

略微回勾脚尖

两手十指交叉环抱右脚

眼睛越过右脚凝视前上方

保持胸部轻盈并上提

伸展颈部

两侧肩胛骨下沉并彼此靠近

观想气息进入腘绳肌

拉伸下背部

屈左腿，左脚放在左髋旁

三腿犬式

如果你参加了串联体式课程，就会屡次看到三腿犬式，它对于建立根基是个不错的方法。可通过以下两种方式练习这个体式。第一种是在吸气时打开上侧的髋部，这样能使腿抬得更高，同时还能伸展髋屈肌。这也是准备进入野兽式的方式。第二种方法是两侧髋部保持均衡。你的腿可能不需要抬得太高，但这样也很好，因为下面腿的腘绳肌会得到有力拉伸。如果你正专注于拉伸腘绳肌，则可以采用这种方法。两种变式都没有错误，而且我觉得两种都试试非常好，它们都有独特的益处。

从下犬式开始，在下一次吸气时，举起右腿并决定是否打开髋部。（照片中我的髋部是打开的。）不管髋部是否打开，都要张开脚趾。这能促进你的腿部肌肉被激活并提升灵活性。在体式中保持 3 ~ 7 次深呼吸，然后换另外一侧进行练习。

脚趾张开

对于上面的腿，可以选择不同的方式：一是当腿尽可能高地伸展开时，略微打开髋部（如图所示）；二是保持髋部放正，上面的脚趾指向垫子，这时的专注处是下面腿的腘绳肌

观想气息进入腘绳肌

伸展脊柱

拉伸颈部后侧

张开所有手指

将垫子向远离你的方向推

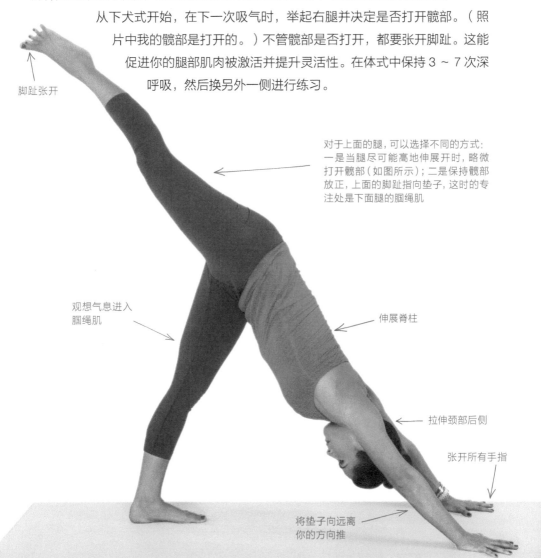

半月式

我曾经非常害怕练习半月式。每次练习完，我都会向后倒，而且没办法控制住自己，真的很害怕。所以，我很长时间都避免做这个体式。做自己不喜欢的体式，那可是最糟糕的事情，但人们总是说你避免做的那个体式恰恰就是你最需要做的。

左脚向前进入战士二式。当你吸气时，将躯干转向前，转动手臂，让左手指尖触碰到垫子，同时右臂伸直指向天空。保持右脚微屈，抬起右腿，并使右脚跟向外蹬出。诀窍是通过右脚来激活腿部肌肉和能量线。如下图所示，温和地注视垫子前面的地面。如果你想挑战自我，也可以向一侧凝视，或者直接向上看。

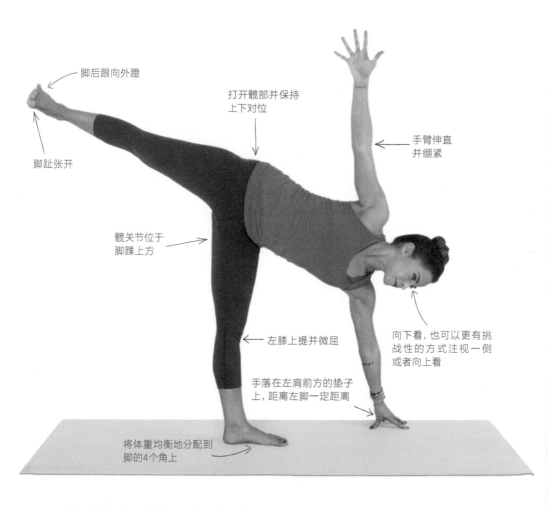

脚后跟向外蹬

脚趾张开

髋关节位于脚踝上方

左膝上提并微屈

将体重均衡地分配到脚的4个角上

打开髋部并保持上下对位

手臂伸直并绷紧

向下看，也可以更有挑战性的方式注视一侧或者向上看

手落在左肩前方的垫子上，距离左脚一定距离

调整变式

　　如果你的身体有点儿僵紧，难以做到这个体式，则可以进行调整，把一块瑜伽砖放在左肩下方的垫子上，手放在砖上。保持 3 ~ 7 次呼吸，然后换另外一侧进行练习。

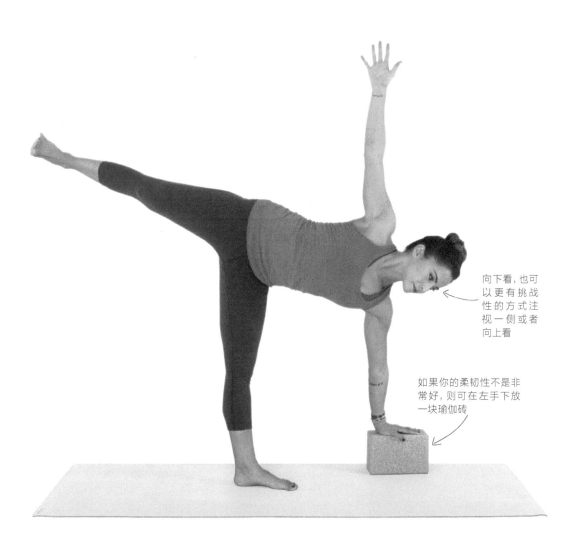

向下看,也可以更有挑战性的方式注视一侧或者向上看

如果你的柔韧性不是非常好,则可在左手下放一块瑜伽砖

甘蔗式（或奔月式）

奔月式，很酷的名字，是吧？这个名字真的是我第一次去练习并对它产生兴趣的原因。能稳定地保持半月式后，就可以进入这个体式了。

从半月式开始，然后弯曲上面那条腿并用手握住脚。注意保持脚趾张开、全身上提的感觉。保持 3 ~ 7 次深呼吸，然后换另外一侧进行练习。

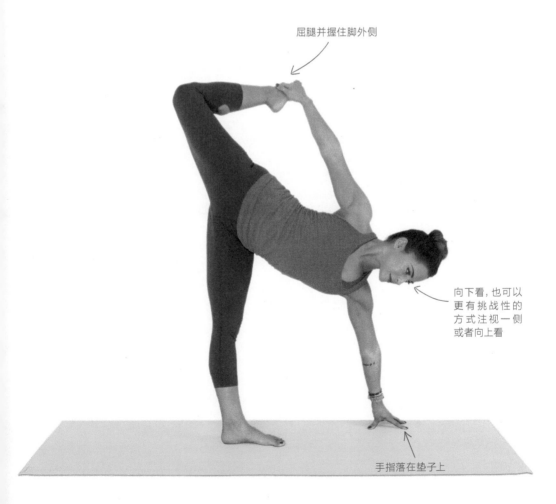

屈腿并握住脚外侧

向下看，也可以更有挑战性的方式注视一侧或者向上看

手指落在垫子上

舞者式

舞者式在很长的一段时间里都是我的最爱。对我来说，"它就像看起来那么美，因为它能打开身体的很多部位，如胸、髋屈肌、腘绳肌、背部和整个身体前侧等。

从山式开始，吸气，张开脚趾，然后放下，为这个平衡体式建立稳定的基础。然后抬起左臂，让它和你的左耳在一条直线上。右侧肘关节弯曲90度，前臂伸向右侧，掌心向上，大拇指指向你的后方。接下来把重心移到左脚，向后抬起右脚。用右手握住右脚足弓内侧很重要，所以再次检查确认这一点。在下一次吸气时，尽可能将腿抬高，同时胸部向前伸展。身体在空中有一定的摆动也很正常，但最好保持稳定，不要摔倒。为此，注意以下事项。

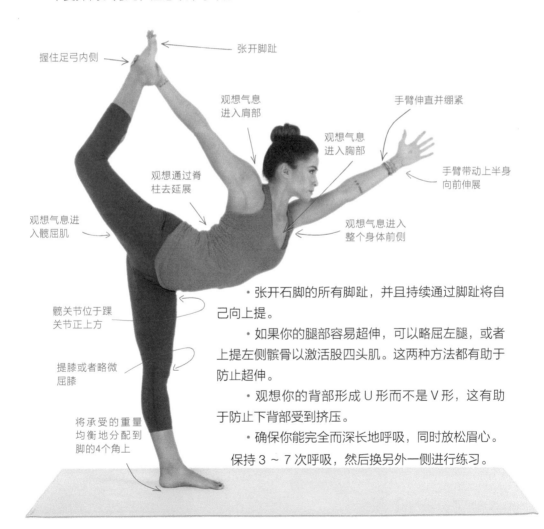

握住足弓内侧 ← 张开脚趾

观想气息进入肩部

手臂伸直并绷紧

观想气息进入胸部

观想通过脊柱去延展

手臂带动上半身向前伸展

观想气息进入髋屈肌

观想气息进入整个身体前侧

髋关节位于踝关节正上方

提膝或者略微屈膝

将承受的重量均衡地分配到脚的4个角上

· 张开右脚的所有脚趾，并且持续通过脚趾将自己向上提。

· 如果你的腿部容易超伸，可以略屈左腿，或者上提左侧髌骨以激活股四头肌。这两种方法都有助于防止超伸。

· 观想你的背部形成 U 形而不是 V 形，这有助于防止下背部受到挤压。

· 确保你能完全而深长地呼吸，同时放松眉心。

保持 3 ~ 7 次呼吸，然后换另外一侧进行练习。

战士一式变式

战士式很酷，从这个体式可以延伸到很多其他的体式。

双腿保持常规战士一式的姿势，髋部正对前方，左脚尖指向前方，右脚向外旋转45度并完全放地面上。前腿膝关节深度屈曲并位于脚跟正上方或略靠后的位置。

现在你完全自由了。你可以在身后十指交扣（为了好玩，可以用你感觉奇怪的方式去交叉十指），然后合掌。在此保持姿势或将躯干向前带，手臂上举，如下图所示。这会使胸部得到难以置信的伸展。

另一种选择是女神手臂姿势：两臂伸到身体两侧，弯曲大约90度，手指尽量张开。这是打开胸腔的好方法。注意躯干略微后弯，这样可以更好地打开身体前侧。

还有一个选择是手指交扣并环绕于脑后，同时身体向后靠，直至略微后弯。这会让整个身体前侧感觉很棒，也是打开上背部和胸部的好方法。

还想学更多变式吗？你还可以将双臂从耳边上举过头，或者采用牛面式、鹰式的手臂姿势。这就是瑜伽的奇妙之处，它没有既定规则。

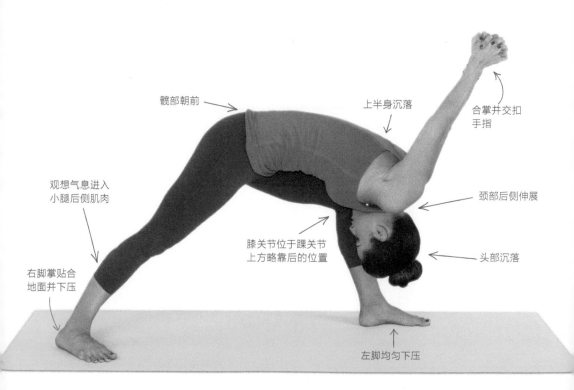

髋部朝前

上半身沉落

合掌并交扣手指

观想气息进入小腿后侧肌肉

颈部后侧伸展

膝关节位于踝关节上方略靠后的位置

头部沉落

右脚掌贴合地面并下压

左脚均匀下压

女神式

就像牛面式一样，我不知道女神式是如何得名的。我做这个体式的时候肯定觉得自己不是个女神，但它是一个提升腿部力量的强大体式，让我们开始练习吧。

从面对垫子的长边开始，深呼吸，双腿尽力打开，脚趾伸向垫子的短边。调整自己的姿势，使膝关节位于脚踝正上方或者略靠后的位置（但不是在它们的前面，否则很容易造成膝关节问题）。然后将髋部向下沉落，并在吸气时伸展整个脊柱。

像仙人掌一样伸出手臂，并弯曲 90 度，尽可能张开所有手指。放松双肩，使之远离双耳，并放松眉心。在此深呼吸 3 ~ 7 次或更长时间。

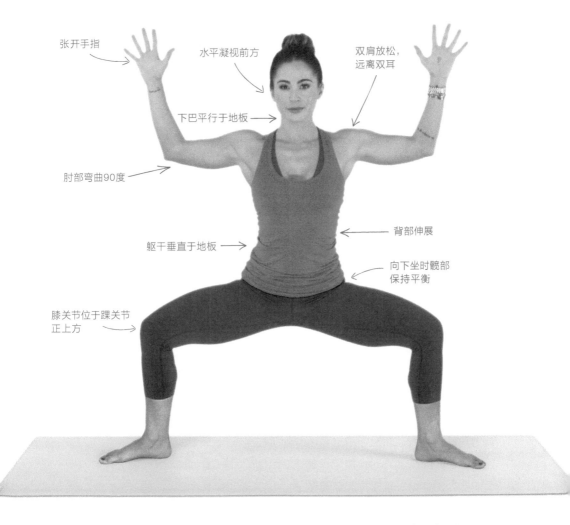

张开手指

水平凝视前方

双肩放松，
远离双耳

下巴平行于地板

肘部弯曲90度

背部伸展

躯干垂直于地板

向下坐时髋部
保持平衡

膝关节位于踝关节
正上方

花环式

对于运动员来说，这是一个绝佳的体式。无论是举重运动员还是滑雪运动员，几乎任何爱好运动的人都想把这个练习添加到必练项目中。它特别有助于缓解小腿和大腿内侧的紧张感，这对改善踝关节的灵活性很有效。

从山式开始，双脚打开，略宽于髋部。如果你的踝关节或小腿很僵紧，则可以采取下图中的变式，跖球着地进行练习。如果相关的区域都能打开，则可以将双脚平放在垫子上。

在下一次吸气时，伸展整个身体。呼气时，髋部下沉，使大腿后侧接触小腿肚。尝试激活腿部肌肉，使之参与练习，而不是只待在这个位置上休息，否则可能会造成膝关节紧张，长此以往可能会导致膝关节问题。双手呈祈祷状，两侧肘部分别抵在膝关节内侧。呼气时，通过肘部向外推，继续打开膝关节和大腿内侧。注意保持胸部敞开，并使两侧肩胛骨彼此靠近。保持 3 ～ 7 次呼吸，然后继续练习。

正视图

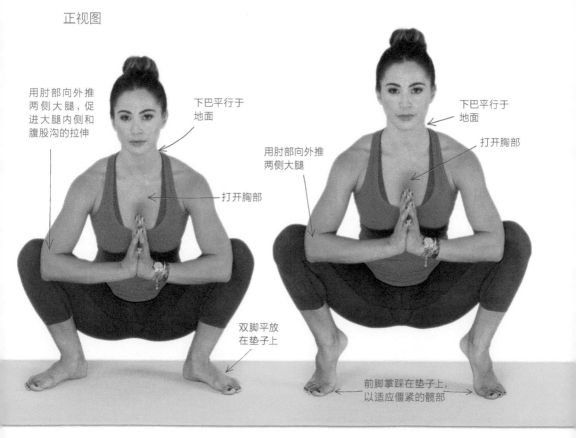

用肘部向外推两侧大腿，促进大腿内侧和腹股沟的拉伸

下巴平行于地面

打开胸部

下巴平行于地面

打开胸部

用肘部向外推两侧大腿

双脚平放在垫子上

前脚掌踩在垫子上，以适应僵紧的髋部

侧视图

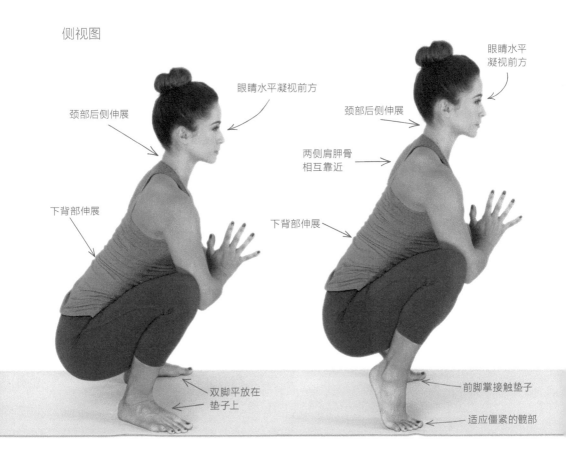

眼睛水平凝视前方

颈部后侧伸展

下背部伸展

双脚平放在垫子上

眼睛水平凝视前方

颈部后侧伸展

两侧肩胛骨相互靠近

下背部伸展

前脚掌接触垫子

适应僵紧的髋部

束手花环式

如果你想更深入一步，则可以做束手花环式。双手从祈祷状的姿势松开，右手放在垫子上，同时用手臂支撑并保持右腿打开，然后举左臂并绕到背后。右臂绕过右腿，直到够到左手。如果双手不能相互扣住，则可以用瑜伽带连接它们。如果可以做到，那么双手相扣并保持呼吸，有意识地保持背部伸展，胸部打开，右眼越过左肩注视远方。保持 3 ~ 7 次呼吸，再换另一侧进行练习。

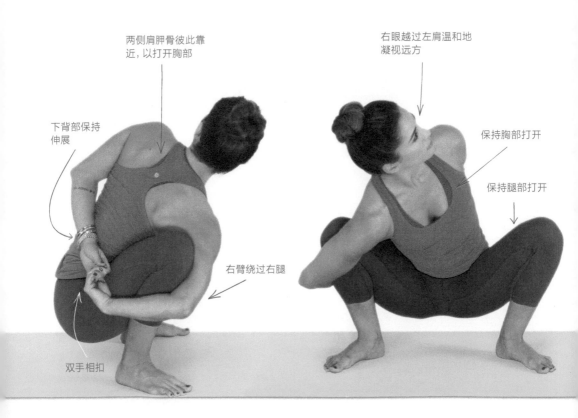

两侧肩胛骨彼此靠近，以打开胸部

右眼越过左肩温和地凝视远方

下背部保持伸展

保持胸部打开

保持腿部打开

右臂绕过右腿

双手相扣

三角伸展式

　　三角伸展式在课堂上总是很受欢迎，我想这是因为它触及了很多（身体上）普遍僵紧的地方。在此过程中，你肯定能感受到身体侧面、大腿内侧和髋关节外侧的拉伸。

　　从战士二式开始，左腿在前。吸气，伸直左腿。确认双脚脚跟对位，右脚尖对着瑜伽垫的长边。在下一次吸气时，让你的躯干向左脚趾方向移动。当不能再往前的时候，呼气并旋转手臂，右臂指向天空，左手触碰垫子，或者用左手的前3根手指握住左脚的拇趾。如果你的身体很僵紧，左手放在垫子上很有挑战，则可以在任何一边垫一块瑜伽砖，只要能让你感觉舒适即可。观想气息进入整个身体，有意识地保持上半身和下半身对位。你可以选择向下看地板或者向上看天空，如下图所示。在放松前至少保持3次呼吸。

完全体式

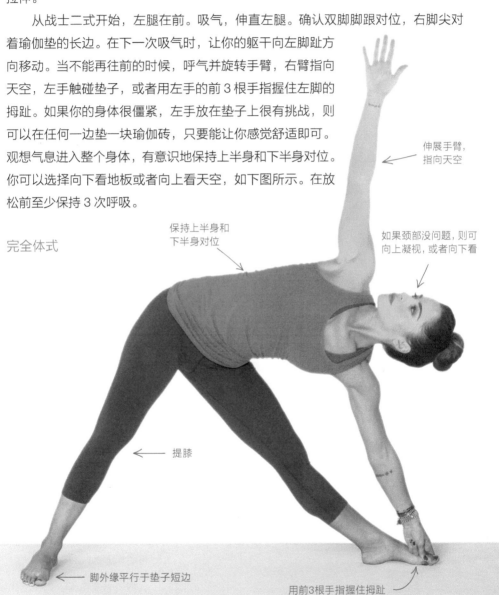

伸展手臂，指向天空

保持上半身和下半身对位

如果颈部没问题，则可向上凝视，或者向下看

提膝

脚外缘平行于垫子短边

用前3根手指握住拇趾

扣手深入三角式

　　如果你想深入三角伸展式进行练习，则可以采用扣手方式。屈左腿，同时将左臂绕到左膝后，然后将右臂绕到背后，双手伸向对侧，直到相互扣住。如果双手够不到彼此，则可以用瑜伽带辅助。一旦双手相互扣住或拉住瑜伽带，你就可以开始伸直前腿。保持 3 ~ 7 次呼吸，然后换另一侧进行练习。

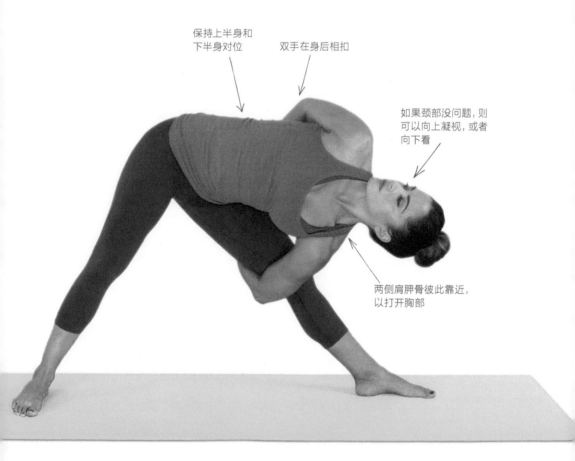

保持上半身和
下半身对位

双手在身后相扣

如果颈部没问题，则
可以向上凝视，或者
向下看

两侧肩胛骨彼此靠近，
以打开胸部

侧角伸展式

这个体式对于体侧力量练习来说特别好，如果加上扣手动作，它还能帮助打开胸部。

从战士二式开始，吸气，从髋部折叠身体，让你的上半身尽可能向远处伸展并保持在舒适范围内。当你不能再向前伸展时，呼气，将双手臂分别转到 12 点和 6 点方向。接着伴随呼吸，进一步转动上面的手臂到 2 点方向，如下图所示。在决定是否深入做下一步的扣手动作前，保持 3 ~ 7 次呼吸。

放下右臂并向背部屈肘，左手从左侧大腿下方向后绕接触右手，双手相扣（或者握住一条瑜伽带的两端）并呼吸。有意识地保持上半身轻盈，记着通过双腿下推展开体式，这样就可以用双腿肌肉和核心力量保持躯干上提。如果你的颈部感觉舒适，可让你的左眼越过右肩注视远方（如最下方的图所示），或者向下看地板。在这个体式中保持 3 ~ 7 次呼吸，再换另一侧进行练习。

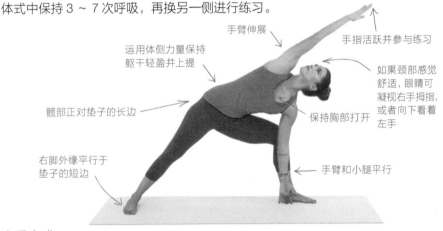

手臂伸展

手指活跃并参与练习

运用体侧力量保持躯干轻盈并上提

如果颈部感觉舒适，眼睛可凝视右手拇指，或者向下看着左手

髋部正对垫子的长边

保持胸部打开

右脚外缘平行于垫子的短边

手臂和小腿平行

束手变式

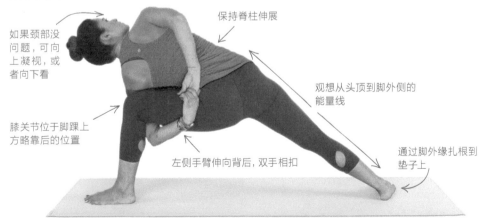

保持脊柱伸展

如果颈部没问题，可向上凝视，或者向下看

观想从头顶到脚外侧的能量线

膝关节位于脚踝上方略靠后的位置

左侧手臂伸向背后，双手相扣

通过脚外缘扎根到垫子上

站立手到拇趾式 A 和 B

这个体式对于打开僵紧的臀部来说非常有效，但是它需要腘绳肌有很好的柔韧性。如果你觉得这对自己来说很有挑战，则可以通过将瑜伽带绕在脚心处或者向上提膝关节来完成。

从山式开始，在这个平衡体式中，抬起并张开脚趾，然后将其放回地面站稳。双眼水平凝视前方的一个固定点。吸气时将重心转移到左脚，以核心部位和髋屈肌

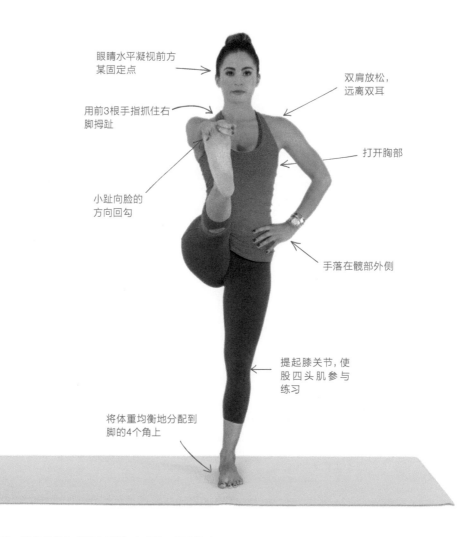

眼睛水平凝视前方
某固定点

双肩放松，
远离双耳

用前3根手指抓住右
脚拇趾

打开胸部

小趾向脸的
方向回勾

手落在髋部外侧

提起膝关节，使
股四头肌参与
练习

将体重均衡地分配到
脚的4个角上

的力量抬起右腿。从腰部开始弯曲，柔和地用右手的前3根手指握住右脚拇趾，同时保持右脚尖回勾。接着左手落在左髋下。身体不要后仰，而是运用核心力量来保持直立。通过向脊柱方向内收肚脐并向心脏方向上提来激活核心区域。展开锁骨，放松双肩，使之远离双耳。

在体式A中保持3～7次呼吸，然后向右打开右腿进入体式B。当你打开腿部时，缓慢转换注视处，双腿越过左肩望向远处。毫无疑问，这是在测试你的平衡能力！如果你摇摆不定或者倒下，可尝试重新练习。在体式B中保持3～7次呼吸，然后吸气，将腿收回到身体前方，然后慢慢松开，接着换另一侧进行练习。

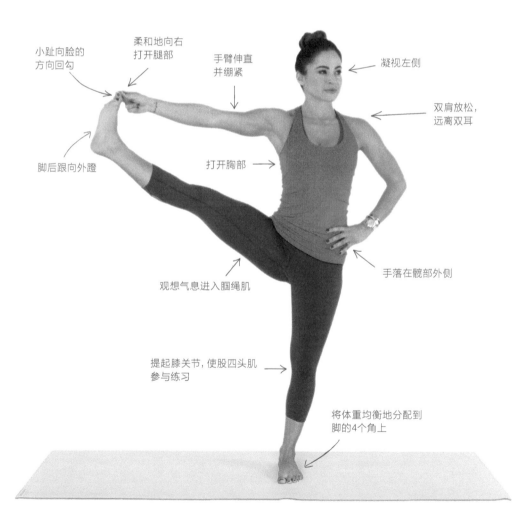

小趾向脸的方向回勾

柔和地向右打开腿部

手臂伸直并绷紧

凝视左侧

双肩放松，远离双耳

脚后跟向外蹬

打开胸部

手落在髋部外侧

观想气息进入腘绳肌

提起膝关节，使股四头肌参与练习

将体重均衡地分配到脚的4个角上

小蚱蜢式

我非常喜欢教授这个体式，因为它并没有看上去那么复杂。当我演示它的时候，人们通常会咕哝着并斜着眼睛对视，好像在说："她疯了吗？我可做不到！"我常常偷笑，因为我知道只用 10 秒，他们就会因为能做到这个体式而惊讶。所以，如果你也在怀疑能否完成这个体式，并因为焦虑而心跳加速，请别担心，我正要为你分解练习动作。

做小蚱蜢式的关键是不要想得太多。想得太多通常来说是一切的终结，放手去做才是新生的颂歌。

正确的打开方式是：坐在垫子上，双腿伸到体前，然后屈右腿，将右脚放在左侧大腿的外侧，脚趾向外指向 45 度方向。从肚脐处开始向左扭转，使你面对瑜伽垫的长边。用右手抓住左脚足弓或小腿，这取决于你的柔韧性。接着，将左手放在左髋旁边，手指转向外，将左手向左滑动到左肩外侧。在此，推左手和右脚并前后摇动以提起整个身体。一旦你离开地面就屈左肘，整个髋部和胸部保持上提。保持 3 ~ 7 次呼吸后，换另一侧进行练习。

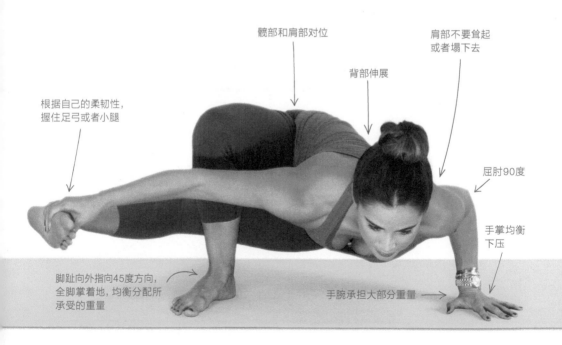

髋部和肩部对位

背部伸展

肩部不要耸起或者塌下去

根据自己的柔韧性，握住足弓或者小腿

屈肘90度

手掌均衡下压

脚趾向外指向45度方向，全脚掌着地，均衡分配所承受的重量

手腕承担大部分重量

蜥蜴式

我在课堂上教授这个体式的时候，往往会带出很多情绪。人们要么非常喜欢它，要么非常讨厌它。我的意思是，在教授这个体式的过程中经过一些人的身边时，我常听到他们喘着气咒骂我。我明白了，这不是一个让很多人尤其是髋部很僵紧的人感觉舒适的体式。但正如你知道的，那些你讨厌的体式正是你需要经常练习的，所以，打开瑜伽垫，让我们开始吧。

从起跑式开始，左腿在后，右脚踩在垫子上。然后右脚向右侧移动2.5～5厘米，以便更好地打开髋部。将双手放在前面的垫子上，慢慢尝试使前臂落地。如果做起来很有难度，可将一块瑜伽砖横放在垫子上，然后将前臂放在瑜伽砖上。

当前臂下落时，检查顺位。保持两侧肩部水平，上背部不要过于拱起，以便尽可能打开胸部。另一个诀窍是保持你的眼睛能看到前方1米的地板。这个凝视点能帮助你维持背部的伸展和胸部的打开。观想气息进入髋部，想象你的呼吸正在梳理你腿上的任何僵紧部位。如果你能感觉到这些，则可以把你的手臂再往远处放一些。有些人能把手臂伸向前方并把头放在垫子上休息。不管这对你来说是否够酷，只需要保持完全顺位。保持3～7次呼吸，然后换另一侧进行练习。

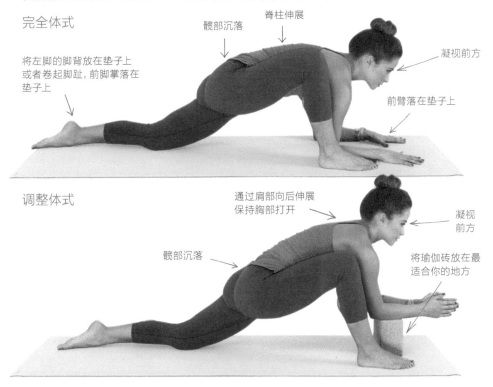

完全体式

髋部沉落　脊柱伸展

凝视前方

将左脚的脚背放在垫子上或者卷起脚趾，前脚掌落在垫子上

前臂落在垫子上

调整体式

通过肩部向后伸展保持胸部打开

凝视前方

髋部沉落

将瑜伽砖放在最适合你的地方

侧板式

侧板式可以很好地加强核心力量。稳固的核心可以减轻背部疼痛和改善体态，让我们开始吧。

从常规平板式开始，吸气时，将左手放在垫子中间，然后扭转身体，使体侧垂直于地面。双脚叠放，眼睛凝视身前1米处的某固定点，以帮助达成平衡。左手下推，髋部上提。在正确姿势下，左手不是在左肩正下方（这会刺激肩周），而应在略靠前的位置。当你呼吸时，想象空气从左手掌心进入，然后伴随着呼吸穿过胸部向上到达右手指尖。这个观想有助于保持身体上提的感觉，而不是让体重压在手腕上。髋部下沉是常见的错误。

有意识地保持身体轻盈和上提，保持胸部和髋部对位。深入地呼吸3～7次，再换另一侧进行练习。

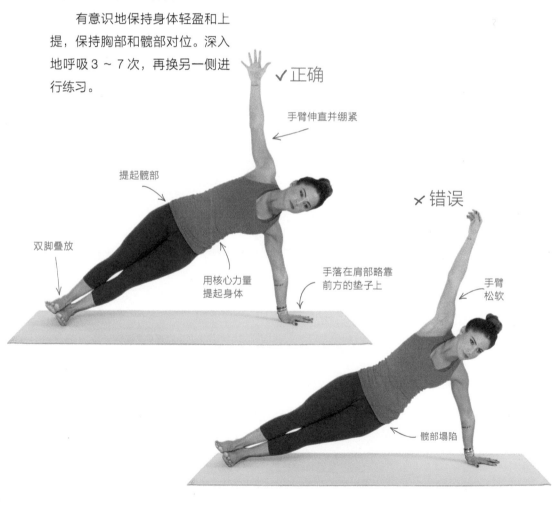

✓正确

手臂伸直并绷紧

提起髋部

✕错误

双脚叠放

用核心力量提起身体

手落在肩部略靠前方的垫子上

手臂松软

髋部塌陷

调整变式

如果你感觉还没有完全做好准备完成侧板式，那么可以使左膝落地，左侧小腿和膝关节顺位放好（如下图所示），右脚下推垫子，以增加稳定性。向上提髋，保持呼吸。

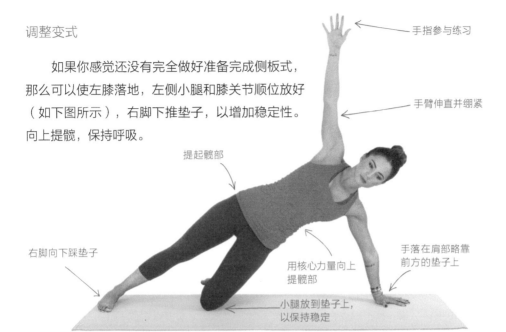

手指参与练习

手臂伸直并绷紧

提起髋部

右脚向下踩垫子

用核心力量向上提髋部

手落在肩部略靠前方的垫子上

小腿放到垫子上，以保持稳定

深入练习

如果你想尝试这个体式的高级版本，则可进入侧板式并抬起右腿，保持右脚脚趾活跃。右脚尖略微回勾，这将使腿部肌肉保持收紧。

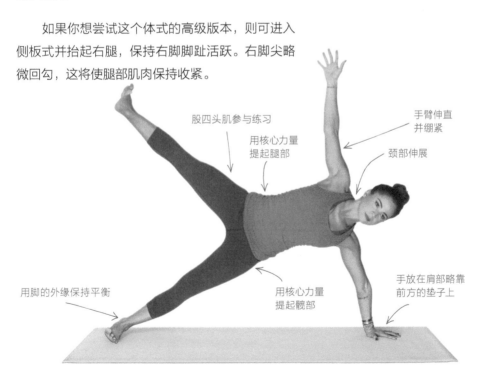

股四头肌参与练习

用核心力量提起腿部

手臂伸直并绷紧

颈部伸展

用脚的外缘保持平衡

用核心力量提起髋部

手放在肩部略靠前方的垫子上

战士三式

这个姿势看起来没什么，但是它能调动整个身体，没有哪个姿势可以与它媲美。如果你想加强腿部和身体后链，这是很合适的练习。

站在垫子的一端，从山式开始，右脚向前迈一大步。双手放在身体两侧，在下一次吸气时，抬起左腿，同时带动躯干向前，直到你的身体形成 T 形。你可以伸手去摸两侧髋部，以确保它们保持水平，因为左髋可能会上提。有一个小技巧可以确保左髋保持在适当位置：将左侧大腿内侧转向天空方向，左脚尖向下指向垫子。为了防止超伸，微屈右腿，或者提起右膝以收紧右腿肌肉。为了保持平衡，眼睛凝视垫子前方约 1 米处。

你在做此体式时，有以下几个选择。

· 保持当前状态。

· 双手呈反向祈祷状：双手在背后合十，指尖指向你的臀部，然后保持手掌合十，翻转手掌，使指尖指向下背部。接着向上挪动，使指尖指向头部方向。

· 手指在背后交叉，手掌合拢，想象有人用绳子绑住了你的双手，并轻轻向后拉。这对胸部是很好的拉伸。

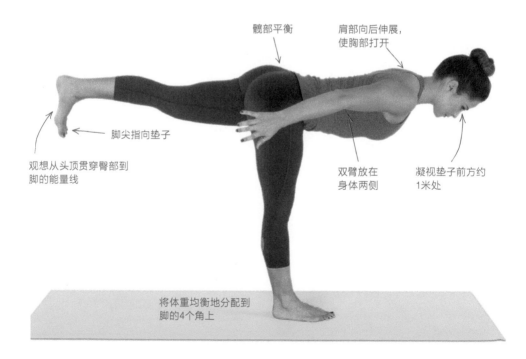

髋部平衡

肩部向后伸展，使胸部打开

脚尖指向垫子

观想从头顶贯穿臀部到脚的能量线

双臂放在身体两侧

凝视垫子前方约1米处

将体重均衡地分配到脚的4个角上

变式 1

双手呈反向祈祷状

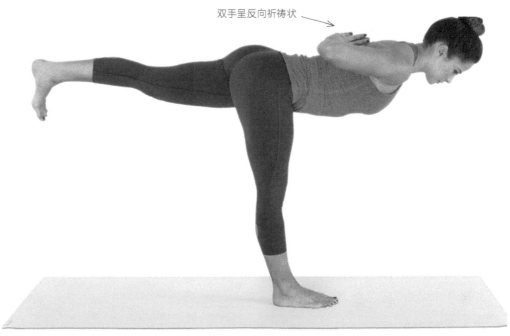

变式 2

双手合掌，十指相扣

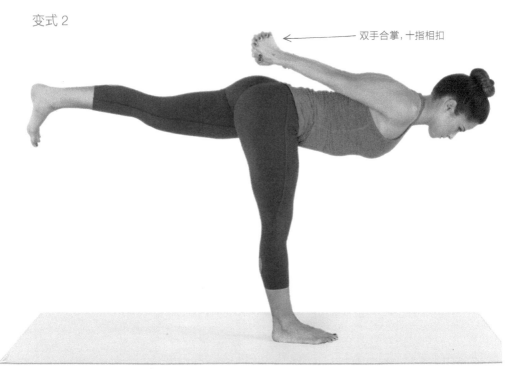

站立分腿变式

所有腘绳肌僵紧的人都向往能舒舒服服地做这个体式。如果你的腘绳肌也很僵紧，这个体式可能不会令你感到愉悦，但只有继续坚持，因为柔韧性的发展除了需要时间和耐心之外就没别的了。

右腿在前，从高位骑马式开始练习。吸气时，带动躯干向前，并将双手放到垫子上，用背部力量抬起左腿。这里请注意，左髋容易在此翻转上提，所以应使左脚尖指向地面，并将左侧大腿内侧向天空方向翻转。你也可以将左手伸到髋部后侧检查两侧髋部是否水平。

接下来检查你的顺位情况，确定右侧髋关节正好在右侧脚踝上方。如果你容易超伸，则略微屈膝以保护腘绳肌；否则，就收紧股四头肌。然后用前臂抱住右侧小腿，在左腿抬起时，双手握紧右侧小腿以保持稳定，直到你觉得右腿腘绳肌已得到充分拉伸。有意识地保持背部伸展，胸部打开。在换另一侧进行练习之前，保持 3 ~ 7 次呼吸。

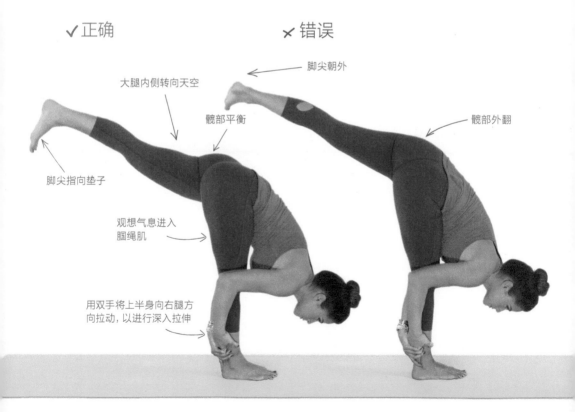

✓ 正确   ✗ 错误

脚尖朝外

大腿内侧转向天空

髋部平衡

髋部外翻

脚尖指向垫子

观想气息进入腘绳肌

用双手将上半身向右腿方向拉动，以进行深入拉伸

海豚式

海豚式也是让我抱怨的体式之一，它很有挑战性，但随着不断练习，我的力量得到增强后，这个体式可是我张开双臂热烈欢迎的。

如果你想增强上半身力量，那么就一定要练习这个体式。除了帮你增强力量之外，它可以通过肩部和胸部来提升灵活性。

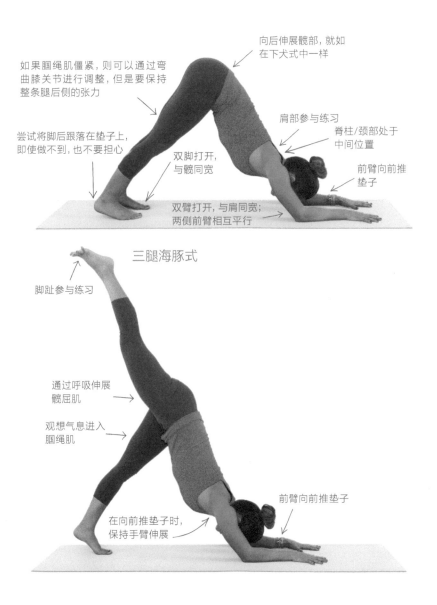

如果腘绳肌僵紧，则可以通过弯曲膝关节进行调整，但是要保持整条腿后侧的张力

尝试将脚后跟落在垫子上，即使做不到，也不要担心

向后伸展髋部，就如在下犬式中一样

肩部参与练习

脊柱/颈部处于中间位置

前臂向前推垫子

双脚打开，与髋同宽

双臂打开，与肩同宽；两侧前臂相互平行

三腿海豚式

脚趾参与练习

通过呼吸伸展髋屈肌

观想气息进入腘绳肌

在向前推垫子时，保持手臂伸展

前臂向前推垫子

上犬式

这是我很心仪的体式，因为它让我看到自己在垫上和垫下的进展。当我在泰国接受瑜伽师培训时，也正在处理大关节问题。我的手腕问题多多，以至于不能舒服地做这个体式。我那时正在学习阿斯汤加瑜伽，它具有严谨的动态风格，因此，你可以想象这对我来说该是多么困难。

现在，我的关节问题和所有的莱姆病麻烦都过去了，我很感激有能力去完整地练习这个体式。

上犬式是难度较大的体式，对力量的要求较高。俯卧于垫子上，将双手放在双肩下面，肘关节指向身后。从这里将双手向后挪 10 ~ 12 厘米，使中指正对腋窝。接着双手和双脚脚背下压，从而将身体上提。你的身上唯一应该接触垫子的部位是双手和双脚脚背。

现在检查你的顺位。你的重量应均匀分布在两手之间，双肩略向后向下远离双耳，微屈双肘，以避免肘部超伸。胸部保持舒适并打开，如果从镜子里看自己，你的身体侧面应该呈 J 形，而不是 L 形。通过呼吸伸展脊柱以及整个身体前侧，然后返回、放松。

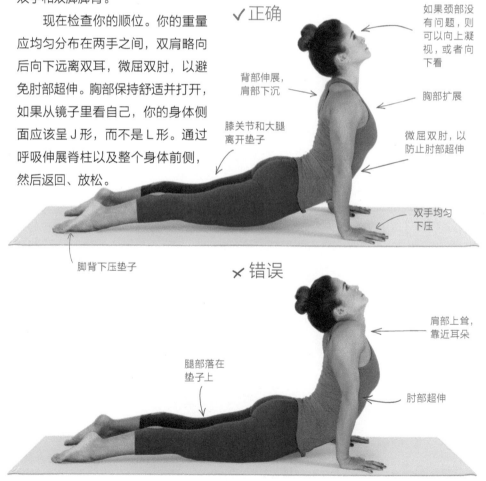

✓ 正确

如果颈部没有问题，则可以向上凝视，或者向下看

背部伸展，肩部下沉

胸部扩展

膝关节和大腿离开垫子

微屈双肘，以防止肘部超伸

双手均匀下压

脚背下压垫子

✗ 错误

肩部上耸，靠近耳朵

腿部落在垫子上

肘部超伸

半莲花树式

半莲花树式是瑜伽中最基本的平衡姿势之一，是树式很好的变体。它增加了一点儿开髋动作，是练习半锁莲站立体前屈的基础。

首先左腿以树式站立，慢慢地向下伸手抓住你的右脚。张开脚趾以激活足部，这将有助于防止脚踝扭曲。将右脚安顿在左髋折叠处（腿和躯干连接的地方），右手放到胸部中央。你可以用左手轻握右脚，使之就位，或者增加难度，双手呈祈祷状，看看右脚能否保持在原位。

通过柔和地引导右膝和左腿对位使髋部进一步打开，你会发现这和坐位半莲花式中腿的位置相同。保持适当的时长，同时充分地深呼吸。当你准备返回时，如果双手呈祈祷状，则可以用左手轻轻地握住右脚，帮助它放下，返回站立姿势。记得在另一侧进行练习。

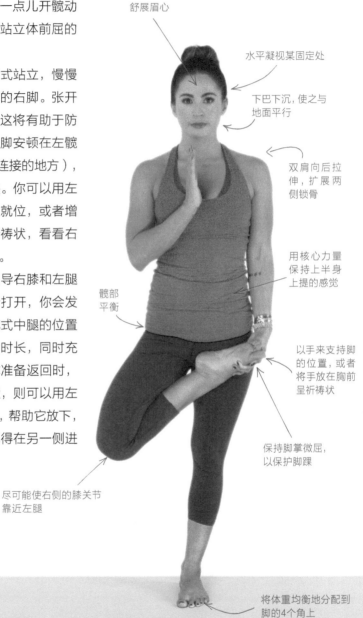

舒展眉心

水平凝视某固定处

下巴下沉，使之与地面平行

双肩向后拉伸，扩展两侧锁骨

用核心力量保持上半身上提的感觉

髋部平衡

以手来支持脚的位置，或者将手放在胸前呈祈祷状

保持脚掌微屈，以保护脚踝

尽可能使右侧的膝关节靠近左腿

将体重均衡地分配到脚的4个角上

半束莲站立体前屈

　　对髋部和背部来说这是个美妙的体式，它对柔韧性的要求较高，如果你暂时做不到位，那么只要坚持练习，最终你就能达成这个体式。

　　从山式站立开始，抬起你的脚趾并伸展开，然后放下，形成一个稳定的站立根基。双眼平视前方的一个固定点，同时将身体的重心移到左腿，然后抬起右脚并将其放在左髋折叠处（大腿和躯干连接处）。柔和地回勾右脚尖，避免踝关节受伤。接下来一边吸气一边微屈左腿，同时从髋部向前折叠，就像做前屈式一样。在放低上半身的同时，可以慢慢地将凝视点移到身前约 1 米的地面上。保持身体前屈，右手绕到背后，直到能握到右脚拇趾。如果够不到，那么可以用瑜伽带辅助。接着将左手放在垫子上，指尖与左脚尖平齐，右膝与左膝对位。尝试保持下背部伸展，眼睛注视左脚踝旁边的地面，头部靠近左腿。保持该体式 3 ~ 7 次呼吸，然后换另一侧进行练习。

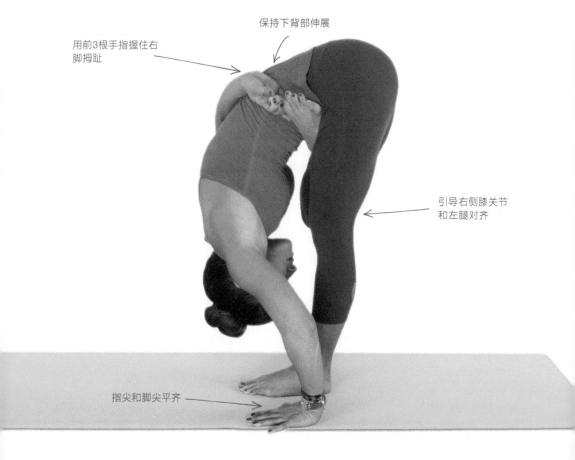

保持下背部伸展

用前3根手指握住右脚拇趾

引导右侧膝关节和左腿对齐

指尖和脚尖平齐

站立鸽子式（幻椅式变式）

　　我喜爱瑜伽是由于这个理念：体式是身体姿态，对于同一个姿态，可以采取不同的着地方式，达到全新的练习高度。以本体式为例，在练习中你的关注点是单脚平衡，但如果你仰卧在垫子上做同样的体式，则又能有效地打开髋部。同样，你还可以用双手支撑来练习这个体式，这就成为一个炫酷的开髋手臂平衡练习。在你的练习之路上总有各种可能性，因此在体式练习过程中，心里要想着你还可以换其他方式练习这些体式。

　　从山式站立开始，双眼平视前方的一个固定点。将注意力集中在凝视点上，同时翘起你的脚趾并张开，然后放下，形成一个稳定的站立根基。将身体的重心移到右脚，接着抬起左腿，将左脚踝关节放在右侧大腿上，髋部下沉，双手在胸前呈祈祷状。检查脊柱，确保尾骨略微内收，以免背部向后凸。双手互推以展开锁骨，同时，两侧肩胛骨相互靠近。将体重均衡地分配到右脚的 4 个角上。全然地深呼吸 3 ~ 7 次，然后换另一侧进行练习。

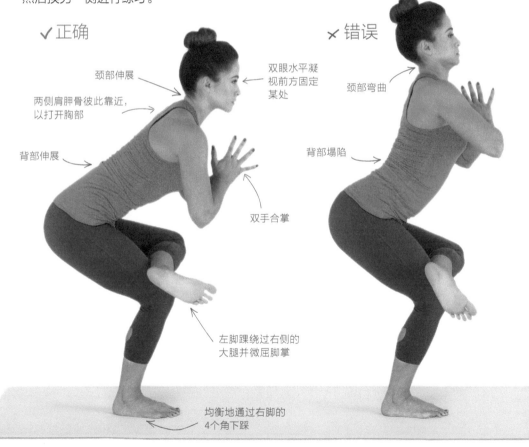

✔ 正确

颈部伸展

两侧肩胛骨彼此靠近，以打开胸部

背部伸展

双眼水平凝视前方固定某处

双手合掌

左脚踝绕过右侧的大腿并微屈脚掌

均衡地通过右脚的 4 个角下踩

✘ 错误

颈部弯曲

背部塌陷

站立单腿花环式

这个体式可以测试你的平衡能力，而且能很好地展现髋部打开的程度。请记住，如果目前你无法扣住双手，则可以使用瑜伽带连接双手。

从山式站立开始，双眼平视前方的一个固定点。将注意力集中在凝视点上，同时翘起脚趾并张开，然后放下，形成一个稳定的站立根基。将身体的重心移到左脚上，接着调动核心力量和髋屈肌力量，慢慢抬起右腿，右膝向右侧腋窝方向抬起。注意，你可以微屈左膝，或者上提左膝，收紧左腿，以免腘绳肌超伸。将右臂带到身体前方外侧，同时右手拇指指尖向下。然后略微躬身，保持右手拇指指尖向下，右臂绕过右腿外侧。尽量调动核心力量和髋屈肌力量来保持右腿抬起，而不是右臂过分用力支撑右腿。从这里将你的左臂绕到背后，直到双手相扣。如果你的双手无法自然相扣，则可以用瑜伽带将它们连接在一起。在这个姿势中保持直立伸展，眉心放松。全然而深长地呼吸 3 ~ 7 次，将你的肺部张开到最大容量，然后换另外一侧进行练习。

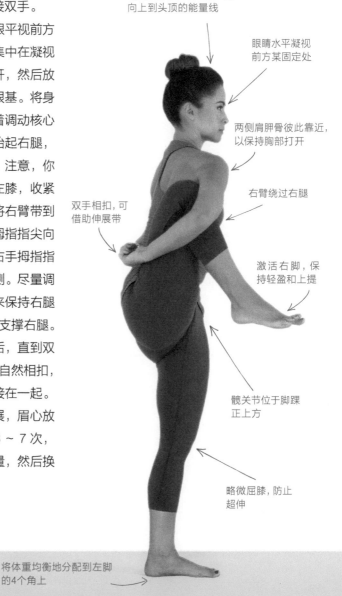

站直，观想从站立腿一路向上到头顶的能量线

眼睛水平凝视前方某固定处

两侧肩胛骨彼此靠近，以保持胸部打开

右臂绕过右腿

双手相扣，可借助伸展带

激活右脚，保持轻盈和上提

髋关节位于脚踝正上方

略微屈膝，防止超伸

将体重均衡地分配到左脚的4个角上

扭转侧角式

这个体式可能看起来不难，但它其实很有挑战性。当你看到图中我的表情时，你可能会想："哦，她看上去多么平静。"我告诉你，我可是个好演员，至少在瑜伽练习中是这样。离开垫子，我是百分之百的表情包。但一旦开始练习体式，不管当时的过程多么折磨人，我总能保持呼吸，我会默念我的曼陀罗"不管啥姿势，我都能坚持 10 秒"。好啦，既然我们确定这个体式很难，那我们就分解它吧。

先进入战士一式，将双手放在胸前呈祈祷状。吸气，躯干前倾，从肚脐处开始向右扭转，然后把你的左手放在右脚的外侧，指尖与脚尖平齐。你可以把膝盖当作杠杆。接着将你的右臂举起，使之与右耳平行，掌心朝下。如果你的颈部感觉放松，则可以扭头注视右手拇指。现在很有可能你会感到左侧的小腿肚酸困不已，并心生抱怨"这是什么鬼"，请试着保持觉知。如果你正感到强烈的拉伸，那么依然保持呼吸去完成动作。如果你觉得腓肠肌快被撕成两半，则可以调整姿势，抬起左侧脚后跟。保持 3 ～ 7 次呼吸，然后换另外一侧进行练习。

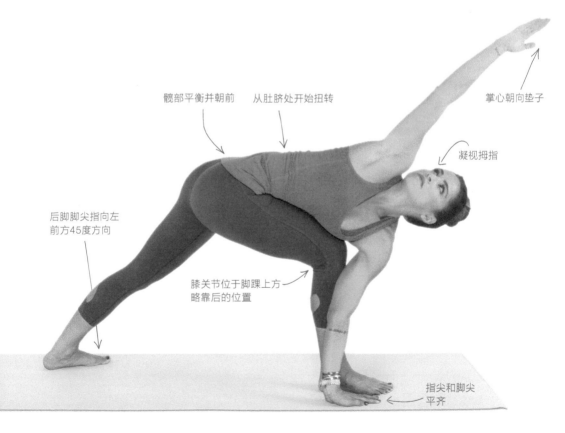

髋部平衡并朝前

从肚脐处开始扭转

掌心朝向垫子

凝视拇指

后脚脚尖指向左前方45度方向

膝关节位于脚踝上方略靠后的位置

指尖和脚尖平齐

鹰式

如果平衡能力是你的短板，那么你一定愿意熟悉一下鹰式。我也向跑者和举重练习者推荐过它，因为它既有助于强化踝关节，又能提升踝关节的灵活性。它对马拉松和短跑运动员来说都很理想，对练习深蹲的人们也是如此。

从山式站立开始，翘起你的脚趾并张开，然后放下，为这个平衡体式建立稳定的站立根基。注视眼睛前方的某个固定点，将注意力集中在凝视点上，同时将身体重心移到左脚上。提起右腿，将右侧大腿交叉放在左侧大腿上。深屈膝，仿佛你正要坐在身后的椅子上。如果你能做到，则可以同时用右脚从后边勾住左侧的小腿肚。向两侧充分伸展双臂，好像要去拥抱，然后手臂向前收回，右臂滑过左臂，右手翻转勾住左手。如果你的胸部很大或者上半身僵紧，则可能很难完成这个体式。在这种情况下，你可以将双肘弯曲 90 度，两侧小臂并拢。

无论你的双臂姿势如何，都要放低重心向下坐并保持呼吸。尾骨略微内收，通过脚跟下压保持脊柱平直伸展。保持身体向上伸展，双臂下沉时后背仍然平直伸展。肩胛骨下沉，放松双肩，使之远离双耳。充分地深呼吸 3 ～ 7 次，然后换另一侧进行练习。

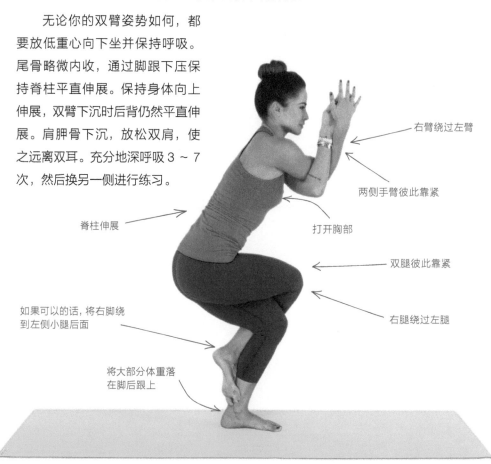

右臂绕过左臂

两侧手臂彼此靠紧

脊柱伸展

打开胸部

双腿彼此靠紧

如果可以的话，将右脚绕到左侧小腿后面

右腿绕过左腿

将大部分体重落在脚后跟上

扭转三角式

这个体式对于髋部和腘绳肌僵紧的人来说几乎不可能完成。开始时双脚并拢站在垫子的后端，然后左脚向前迈一大步，右脚向外旋转大约 45 度，双腿伸直。伴随呼吸，双脚脚掌上提，同时上提髋骨，双腿肌肉收紧，尽可能使躯干拉长伸直。呼气时，右臂向前伸出，与地面平行，左手背放在下背部。深吸气，拉长身体。呼气时，上身向前弯，并从肚脐处开始向左扭转。右手落地，指尖与左脚尖在一条直线上。如果手接触不到地面，则可以用一块瑜伽砖来辅助完成。左肩慢慢向外转动，转向天空方向。如果感觉很紧张，就停在那儿；如果感觉很好，则可以向上伸直左臂。充分、深入地呼吸，想象将气息带到任何你感觉紧张的地方。如果腿部感觉尤为紧张，则需要调整体式，可以使前腿微屈，但要尽力觉知腘绳肌的拉伸，好像要努力伸直腿的感觉一样。保持 3 ~ 7 次呼吸，然后换另一侧进行练习。

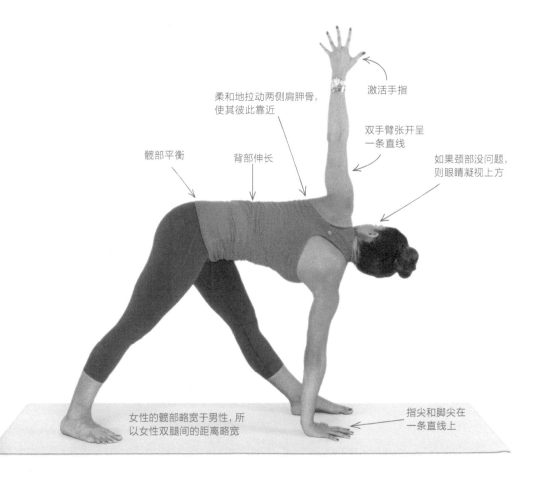

激活手指

柔和地拉动两侧肩胛骨，使其彼此靠近

双手臂张开呈一条直线

髋部平衡

背部伸长

如果颈部没问题，则眼睛凝视上方

女性的髋部略宽于男性，所以女性双腿间的距离略宽

指尖和脚尖在一条直线上

加强侧伸展

人们不会无缘无故地称这个体式为"加强侧伸展"，用理查·左依的话来说，这个体式是腘绳肌的"甜品"。我的建议是深呼吸，然后协调整个身体的感觉。如果需要的话，可以后退一步，练习下文提供的变式。

站在垫子后端，吸气时，右脚向前迈一大步，髋部向前，左脚掌着地，脚尖向外旋转45度。右脚向右挪动5厘米，建立稳定的根基。吸气时，伸长脊柱并上举双臂，双手呈祈祷状；呼气时，身体从髋部向前弯，使腹部靠近右侧大腿，这有助于预防脊柱拱起。头部也靠近右腿，如果可以的话，可用双手外侧接触垫子。

进入这个体式后，检查身体顺位情况，确保右膝髌骨上提，以防止腘绳肌超伸。如果腘绳肌过紧而无法将腿伸直，则可略微屈膝。然后检查髋部，同样要保持水平。还可以将左手放在背部来检查左侧髋部是否比右侧高，如果是这样的话，向后拉右髋，这样会强烈拉伸左腿腘绳肌，因此也要留意。如果感觉太强烈，则可以深屈右腿，以减轻紧张感。充分深呼吸3～7次后，抬起上半身，屈前腿，退回垫子后端，然后换另外一侧进行练习。

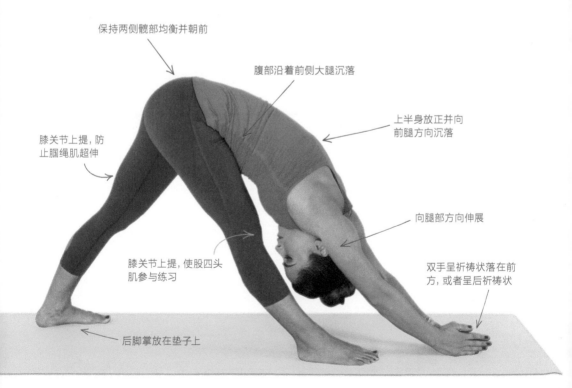

保持两侧髋部均衡并朝前

腹部沿着前侧大腿沉落

上半身放正并向前腿方向沉落

膝关节上提，防止腘绳肌超伸

向腿部方向伸展

膝关节上提，使股四头肌参与练习

双手呈祈祷状落在前方，或者呈后祈祷状

后脚掌放在垫子上

扭转半月式

这个体式也是很全面的练习,可以增强力量,拉伸身体,提升平衡能力。

从高位骑马式开始,左腿在前,右腿在后,手臂上举。吸气时右臂向前伸,左臂向后伸。掌心向下,手臂与地面平行,以肚脐为轴向左看并扭转身体。拉动两侧肩胛骨,使其彼此靠近,胸部保持打开。下一次吸气时,身体向前伸,直到不能继续向前时,转动手臂,使右手指落向地面,左臂向天空方向伸展。当你将手指慢慢地向前挪动时,用身体后部的力量提起右腿。专注于手臂在一条直线上伸展开,观想随着每次呼吸,通过右手掌心吸气。

柔和地回勾右脚尖,右侧大腿内侧转向天空方向,右脚尖朝向垫子,两侧髋部保持水平。这里通常出现的错误是右侧髋部提起,要注意这一点。右脚掌外推,使右腿肌肉收紧,然后检查左腿,确定微屈膝或收紧股四头肌,以保护腘绳肌。保持3～7次呼吸,然后换另一侧进行练习。

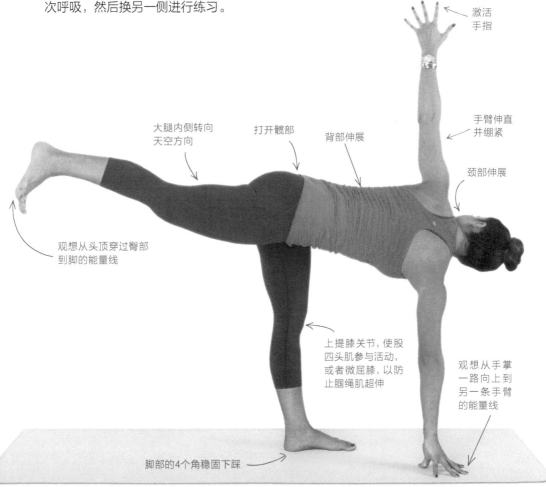

激活手指

大腿内侧转向天空方向

打开髋部

背部伸展

手臂伸直并绷紧

颈部伸展

观想从头顶穿过臀部到脚的能量线

上提膝关节,使股四头肌参与活动,或者微屈膝,以防止腘绳肌超伸

观想从手掌一路向上到另一条手臂的能量线

脚部的4个角稳固下踩

野兽式

　　野兽式可以打开整个身体前侧，挑战平衡性，增强肩部力量，是调动全身的体式。

　　以三腿犬式开始，举起左腿，然后屈左腿，激活脚趾，同时持续下推垫子。当向垫子方向伸展左脚趾时，慢慢转动右脚跖球，使右脚尖指向左侧。左臂上举伸向头顶，左脚趾落地向下压，从左手指尖到左脚尖尽量拉长整个身体。如果颈部感觉可以的话，则使头部自然下垂。右手继续推垫子，确保右肩在右手后方，右肩在右手腕上方将有损于右肩胛的整体性。通过呼吸伸展整个身体前侧。当准备好返回体式时，再次旋转右脚，脚尖朝向前方，回到三腿犬式。

1.

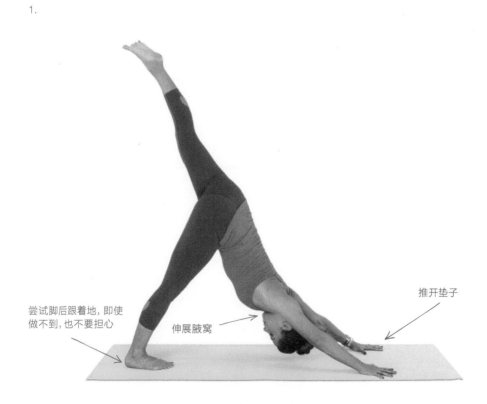

推开垫子

尝试脚后跟着地，即使
做不到，也不要担心

伸展腋窝

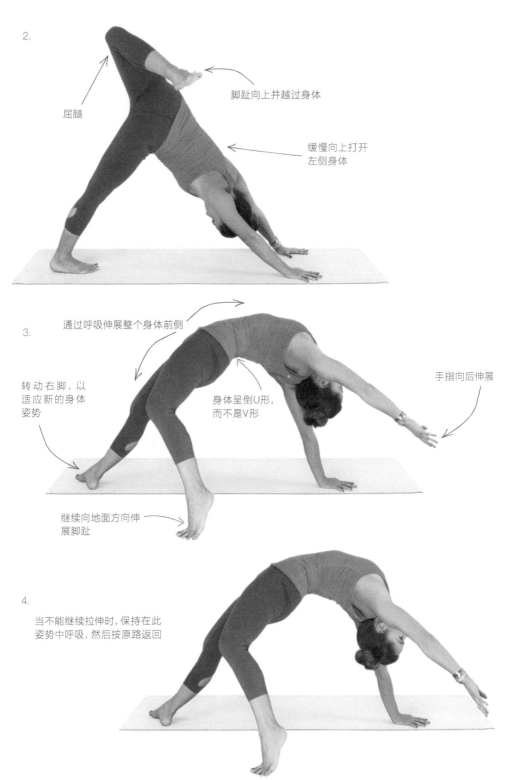

2.

屈腿

脚趾向上并越过身体

缓慢向上打开
左侧身体

3.

通过呼吸伸展整个身体前侧

转动右脚，以
适应新的身体
姿势

身体呈倒U形，
而不是V形

手指向后伸展

继续向地面方向伸
展脚趾

4.

当不能继续拉伸时，保持在此
姿势中呼吸，然后按原路返回

站立分腿式

站立分腿式听上去好像只是分开腿以单腿站立保持平衡而已，但是它绝对没有那么简单。如果你愿意迎接挑战，对于拉伸腘绳肌和髋屈肌，它将是非常有效的方式。

站在垫子后端，右脚向前迈一大步。双手指尖分别落在双脚两旁，运用身体后侧的力量尽可能高地提起左腿。张开脚趾并向天空方向伸展。即使你不能完成完美的对位，又有谁在乎呢？看看我吧，我也没有形成一条直线。这不丢脸！

每次呼气时，看看你能否使腹部更靠近右侧大腿；每次吸气时，左腿多上提一点。观想右侧髋关节在右脚踝正上方。全然深入地呼吸 3 ~ 7 次，准备好后柔和地按原路返回，然后换另外一侧进行练习。

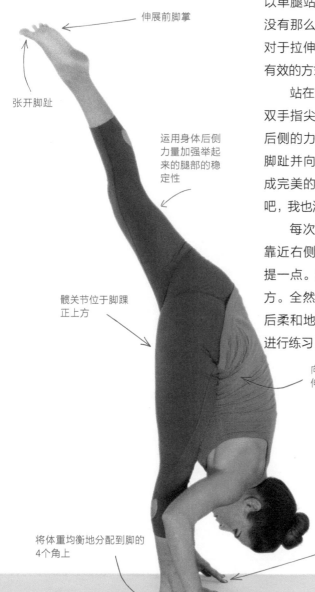

伸展前脚掌

张开脚趾

运用身体后侧力量加强举起来的腿部的稳定性

髋关节位于脚踝正上方

向大腿方向伸展腹部

将体重均衡地分配到脚的4个角上

指尖和脚尖在一条直线上，或者用手臂抱着小腿以增加挑战

单腿站立头碰膝式

这个体式的关键是将注意力集中在固定的凝视点上，还要留意让自己站立的腿完全参与进来。

从山式开始，提起脚趾并张开，然后放下，建立起这个平衡体式的根基。在前方找到与一个双眼等高的固定点，当你将身体重心转移到左脚上时，凝视这个点。在提起右腿时去感觉将体重均衡地分配在左脚的 4 个角上。十指相扣并环绕在右脚中间，柔和地回勾右脚尖，从脚底向外蹬，以伸展右腿。如果你很容易超伸，则微屈双膝。如果没有这种现象，可提起两侧髋骨，使股四头肌参与练习。呼气时，在腹部接近右侧大腿的同时依然保持下背部伸长，有意识地保持胸腔打开。全然深入地呼吸，然后按原路返回，换另一侧进行练习。

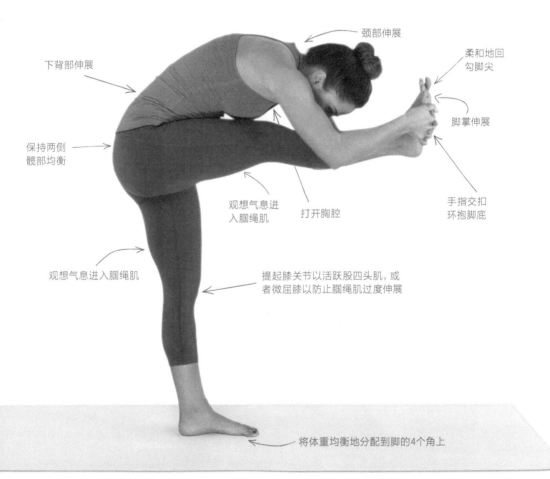

颈部伸展

柔和地回勾脚尖

下背部伸展

脚掌伸展

保持两侧髋部均衡

观想气息进入腘绳肌

打开胸腔

手指交扣环抱脚底

观想气息进入腘绳肌

提起膝关节以活跃股四头肌，或者微屈膝以防止腘绳肌过度伸展

将体重均衡地分配到脚的4个角上

青蛙式

青蛙式有很多变式，下面介绍我的课堂上常练习的一种。我发现人们对这个体式和蜥蜴式的感觉一样强烈，他们要么极其喜爱这个体式，要么唯恐避之不及！我最好的建议是，无论你的体验如何，在练习过程中保持呼吸，然后问问自己感觉到的确实是疼痛还只是紧张感，它们可不一样。如果只是紧张，则继续通过呼吸进入体式。如果是疼痛，就从体式中返回。

跪立在小腿上，双膝和脚踝并拢，准备练习。四肢着地，然后慢慢打开双膝，始终保持脚踝和膝关节在一条直线上。常规的瑜伽垫对膝关节来说有些硬，可以在每侧膝关节下垫上折叠好的毯子。然后将前臂落到地上，双手并拢。全然而深入地呼吸，看看能不能感觉到在每次呼气时重力将髋部向下拉一点儿。在此保持 1 分钟。当你准备返回时，将两脚拇趾并拢，然后并拢双膝，回到起始姿势。

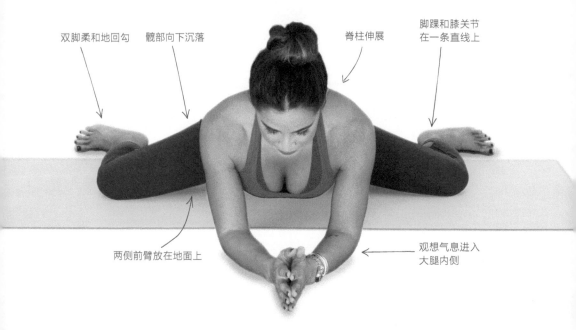

双脚柔和地回勾　　髋部向下沉落　　　　　　　　　　脊柱伸展　　　　脚踝和膝关节在一条直线上

两侧前臂放在地面上　　　　　　　　　　　　　　　观想气息进入大腿内侧

仰卧脊柱扭转式

仰卧脊柱扭转式是我最喜欢的体式之一。它令人放松，因为做起来只需要一点儿努力，但总是让我有着非凡的体验。

仰卧在垫子上，屈左腿，掌心向下，手臂向两侧伸展，使之垂直于躯干。从肚脐处开始向右侧扭转，左腿越过身体右侧。右手放在左侧大腿上并向下轻压，右眼越过左肩向远处看。为了深入拉伸胸部，你可以将左臂弯曲 90 度，或者让它垂直于身体。每次呼气时，感受重力将左肩和左腿进一步拉向地面，并观想它们从中轴"拧出来"。保持 3 ～ 10 次呼吸，然后返回中立姿势，换另一侧进行练习。

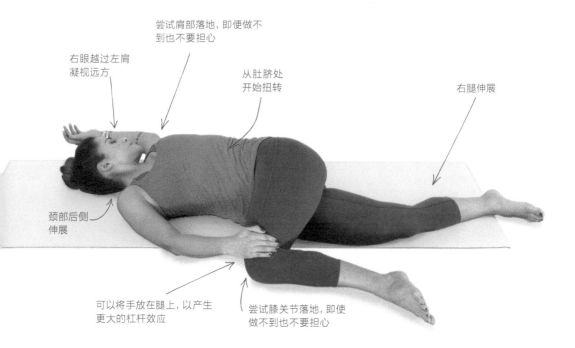

右眼越过左肩
凝视远方

尝试肩部落地，即便做不到也不要担心

从肚脐处开始扭转

右腿伸展

颈部后侧
伸展

可以将手放在腿上，以产生更大的杠杆效应

尝试膝关节落地，即使做不到也不要担心

反板式

在接受瑜伽师培训时，我们需要记住一些体式的梵文名字。一天我在准备最后的考试，试着记住需要记住的名字。当我结结巴巴地念这个体式的梵文名字"purvottanasana"时，突然笑场了。这个词听起来好像是"perver"（坠落），感觉好像把头向后坠而骨盆被提起到空中。这就是我记住这个名字的故事，我很确定你听完后现在也能记住了。

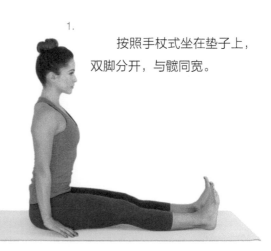

1.

按照手杖式坐在垫子上，双脚分开，与髋同宽。

在下一次呼气时，上半身向后靠。双手在身后张开，两手相距约 20 厘米，指尖指向身体。吸气，用双手和脚后跟下推，提起髋部离开垫子。

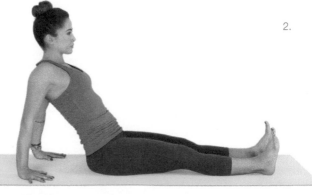

2.

脚掌向前伸，使髋部进一步上提。如果感觉颈部没问题，则可以向后放松。持续均衡地下推双手，观想气息进入肩部前侧。在此保持 3 ~ 7 次呼吸，然后按原路返回。

如果颈部没问题，可使头部向后仰

观想气息进入肩部前侧和整个胸部

提起髋部

将体重均衡地分配到双手上

脚掌下压垫子

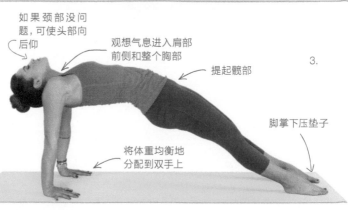

3.

蝗虫式 A

后链（身体后侧的肌肉）常被忽视。为什么进行后链练习？因为强壮的腘绳肌、臀部和背部肌肉在日常生活中能帮我们支撑身体，并防止损伤。蝗虫式有助于加强身体后链，下面介绍这个体式。

俯卧在垫子上，将手臂放在身体两侧，双脚分开，与臀同宽。深吸气，然后在呼气时提起胸部，手臂和双腿离开垫子。凝视前方某固定点，将胸部提到最高处并保持尽可能长的时间。观想通过脊柱伸展身体，将会帮助你避免挤压到下背部。在此保持多次呼吸，然后放松，返回垫子。

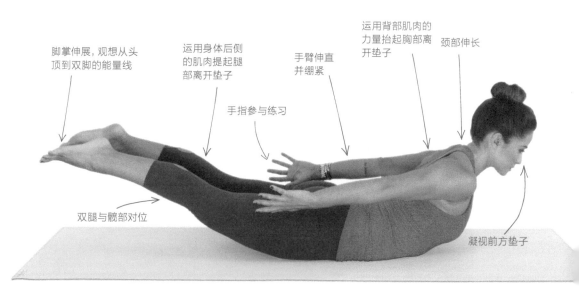

脚掌伸展，观想从头顶到双脚的能量线

运用身体后侧的肌肉提起腿部离开垫子

手指参与练习

手臂伸直并绷紧

运用背部肌肉的力量抬起胸部离开垫子

颈部伸长

双腿与髋部对位

凝视前方垫子

鱼式

鱼式是打开胸部的很好练习，我在开胸和后弯课程中总会加上这个练习。窍门是观想将一根绳子绕在胸部，想象在练习时你被这根绳子向上拉起。这种观想的方式会带给你柔和上提的感觉，它会造成幅度很小但至关重要的上背部后弯。这里的变式是我的双腿上提 45 度。这是我在接受瑜伽师培训时学到的方法，简单的做方法是双腿彻底落在垫子上，如果提起双腿对你来说有些挣扎的话。

仰卧在垫子上。如果你扎着头发，则先松开你的马尾辫或者发髻，因为后脑勺要落在垫上。运用想象力想象绕在胸部的绳子并被它上提。运用核心力量保持自己轻盈和上提。将头部的后侧放在垫子上（你扎着马尾辫的地方），最大程度地减轻头部承受的重量，以避免对颈部的压力。在吸气时，手臂上举，使之平行于双腿。两手十指交扣。呼气时，松开食指。在此保持 3 ~ 7 次呼吸，然后返回。

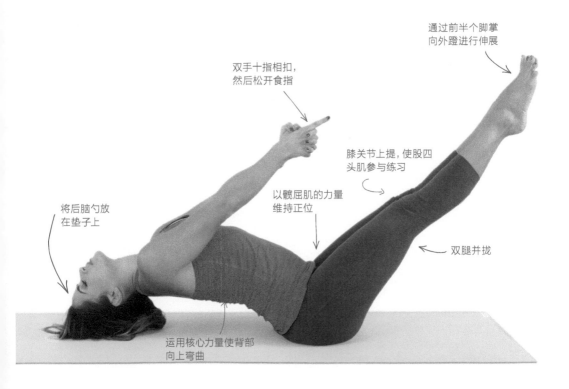

通过前半个脚掌
向外蹬进行伸展

双手十指相扣，
然后松开食指

膝关节上提，使股四
头肌参与练习

以髋屈肌的力量
维持正位

双腿并拢

将后脑勺放
在垫子上

运用核心力量使背部
向上弯曲

仰卧英雄式

很多跑者都想掌握这个体式，因为它对于打开股四头肌来说无可替代。当然，如果你的膝关节有问题，请不要练习。所有练习者对每个体式都应该缓慢且有意识地进入，对于这个体式尤其如此，因为它将把膝关节带入某种易于受伤的状态。

从英雄式开始，双手放在身后的垫子上，然后慢慢放松上背部，直至接触垫子。缓慢而小心地始终保持胸部上提，由此通过整个身体后侧和前侧进行伸展。将上背部落在垫子上，同时带动双臂落在垫子上。颈部后侧应该位于垫子上，保持 3 ~ 7 次呼吸。当你准备好返回时，将手臂收回到身体两侧，前臂下推，提起背部离开垫子，然后返回英雄式。

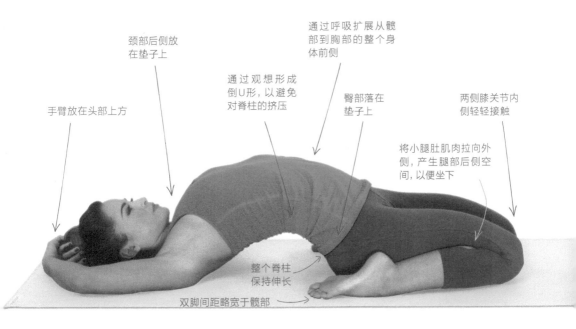

颈部后侧放在垫子上

通过呼吸扩展从髋部到胸部的整个身体前侧

通过观想形成倒U形，以避免对脊柱的挤压

臀部落在垫子上

两侧膝关节内侧轻轻接触

手臂放在头部上方

将小腿肚肌肉拉向外侧，产生腿部后侧空间，以便坐下

整个脊柱保持伸长

双脚间距略宽于髋部

支撑肩倒立式

这个美妙的支撑小倒立对于身心既有充电又有复原作用，所以当你感觉情绪低沉时，我建议你小小休息一下，进入这个体式几分钟。

有时候人们会为自己的颈部在这个体式中的姿态感到恐慌。"恐慌"其实是我最不想用来形容我们颈部感觉的一个词，如果你有这种感觉，则可以把一块折叠好的毯子放到背部下方，毯子边缘和肩部顶端对齐。如果颈部没问题，则可以不用毯子。

仰卧在垫子上，屈膝屈肘，用双手支撑下背部，提起腿部，然后肘关节内收，以此支撑自己。两侧肘关节相互靠拢，确保它们不会滑向两侧。"靠拢吸引"用于形容一种感觉，就是肘部彼此靠近，而并不是实质性的挪动。保持这种想象，两侧肘关节之间由此而产生的张力将使你的根基更加稳定。双腿上举，双眼凝视肚脐，两脚拇趾内侧靠拢，张开所有脚趾。双腿并拢，当你呼吸时通过双脚跖球向上伸展。在这个体式中不要转动头部，以避免对颈部的挤压。在此保持 5 分钟，全然深入地呼吸。

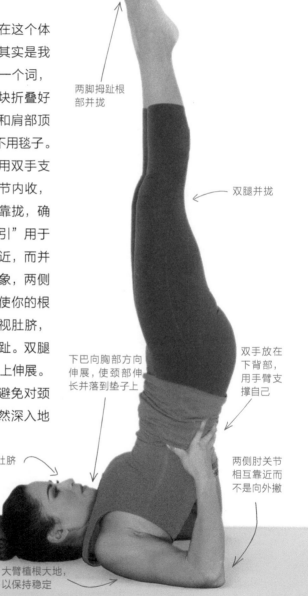

前脚掌伸展

两脚拇趾根部并拢

双腿并拢

下巴向胸部方向伸展，使颈部伸长并落到垫子上

双手放在下背部，用手臂支撑自己

两侧肘关节相互靠近而不是向外撇

凝视肚脐

在进入体式后不要转动头部，以避免对颈部的挤压

大臂植根大地，以保持稳定

莲花肩倒立式

如果你已将肩倒立练到炉火纯青的地步并准备好去深入，则可以将莲花式腿部姿势加进来。

从支撑肩倒立式开始，缓慢屈腿，将右脚带到左侧腹股沟处，然后将左脚带到右侧腹股沟处，通过呼吸来伸展脊柱。在此处可以静态保持，或者摆动双膝靠近和远离脸部。保持呼吸，在体式中保持 2 分钟，然后交换双腿进行练习。

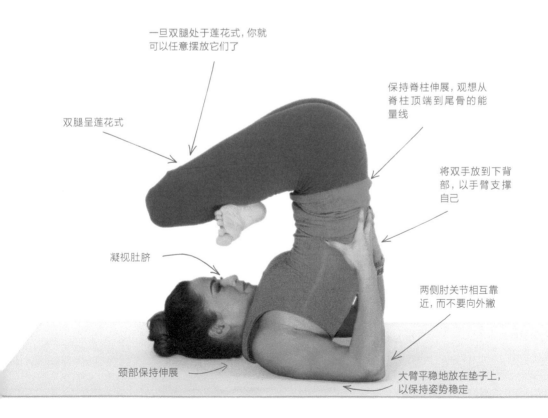

一旦双腿处于莲花式，你就可以任意摆放它们了

保持脊柱伸展，观想从脊柱顶端到尾骨的能量线

双腿呈莲花式

将双手放到下背部，以手臂支撑自己

凝视肚脐

两侧肘关节相互靠近，而不要向外撇

颈部保持伸展

大臂平稳地放在垫子上，以保持姿势稳定

仰卧手抓拇趾式 A 和 B

这个仰卧体式对腿部僵紧的人来说很棒，即便是腿部特别僵紧的人也能轻松通过调整进行练习。

仰卧在垫子上，伸展双腿，略微后旋骨盆，使下背部贴在垫子上。下一次吸气时，提起右腿。如果你的腿部特别僵紧，想练习变式，则可以将瑜伽带套在右脚足弓处，然后在尽量靠接近脚的地方握住瑜伽带。也可以不用瑜伽带，用右手的前3根手指握住右脚拇趾。左手放在左侧大腿上端并下压，防止左腿上提。在下次吸气时，头部和上背部上抬离开垫子，将头部拉向腿部。在呼气时，运用肱二头肌的力量柔和地向头部方向拉动腿部。在此保持 3 ~ 7 次呼吸，然后向右侧打开右腿进入 B 式。

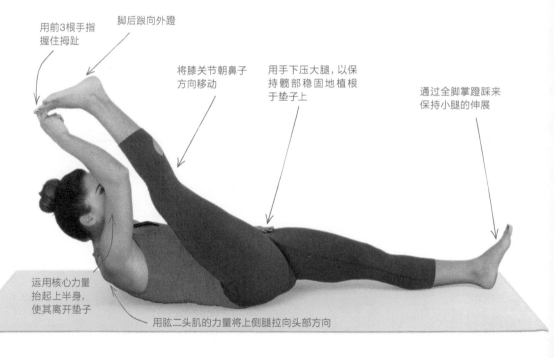

用前3根手指握住拇趾

脚后跟向外蹬

将膝关节朝鼻子方向移动

用手下压大腿，以保持髋部稳固地植根于垫子上

通过全脚掌蹬踩来保持小腿的伸展

运用核心力量抬起上半身，使其离开垫子

用肱二头肌的力量将上侧腿拉向头部方向

在此左手要起到一定的作用。通常向右转动会使左髋抬起来，通过用左手下压左髋，使左髋保持在垫子上。柔和地回勾右脚尖，使腿部肌肉积极参与运动，同时眼睛越过左肩温和地凝视远方。全然深入地呼吸 3 ~ 7 次，然后使右腿返回中间位置，换另外一侧进行练习。

用手下压大腿上
端，使髋部不要
离开垫子

前脚掌向外伸展，
保持脚部活跃

通过全脚掌蹬踩来
保持小腿的伸展

眼睛越过左
侧肩部凝视
远方

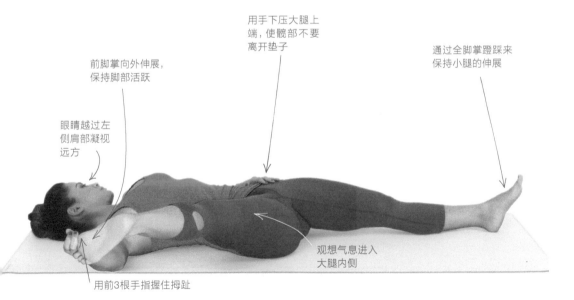

观想气息进入
大腿内侧

用前3根手指握住拇趾

乌鸦式

乌鸦式是我在中级课程里教授的第一个手臂平衡姿势，因为它比较容易上手，而且我认为它是大部分手臂平衡练习的基础。

从下蹲开始，双手分开，与肩同宽。常见的错误是双手太靠近，所以要确定双手确实与肩同宽。然后抬起髋部，双脚向前移动，尽量接近手的位置。将双膝尽可能高地靠在手臂上，如果膝关节不能放到肘关节上，那就意味着你的髋部太僵紧，应该多进行开髋练习。当你将膝关节靠在手臂高处后，开始凝视前方约 1 米处。这一点非常重要，如果你向下看，则很容易跌倒。我的瑜伽老师就因此摔伤鼻子，所以切记我的提醒！

凝视前方，两侧肘关节相互靠近。想象两侧肘关节之间有一种张力，好像有人尝试向外推开你的双肘，但它们仍纹丝不动。这种吸引力的想象有助于保护你的手腕。肘部向外打开是常见错误，你的体重会落到手腕外侧，这会导致疼痛，也是受伤的原因所在。

✓ 正确

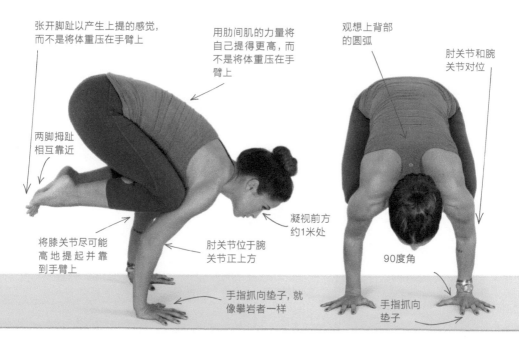

张开脚趾以产生上提的感觉，而不是将体重压在手臂上

用肋间肌的力量将自己提得更高，而不是将体重压在手臂上

观想上背部的圆弧

肘关节和腕关节对位

两脚拇趾相互靠近

将膝关节尽可能高地提起并靠到手臂上

凝视前方约1米处

肘关节位于腕关节正上方

90度角

手指抓向垫子，就像攀岩者一样

手指抓向垫子

下一步是上提身体，重点是不要跳起来！我再重复一次，不要跳起来！应该先抬起一只脚。你可能有点儿失落，因为自己只能提起一只脚，但这很酷啊！这时调整你的双手，以适应正在发生的状况。坚持尝试，不要害怕。

然后，小心缓慢地提起另一只脚。当双脚都提起来后，双手将更加用力地下推垫子，想象你的上背部开始形成弧形。这段圆弧意味着你运用了肋间肌、上背部肌肉和核心部位的力量上提，而不是把体重压到手臂上。

张开脚趾，这将帮助你建立正在上提的感觉。双手更有力地抓向垫子，就好像攀岩者在建立更好的稳定性。温和地凝视前方，想象有人在你的躯干上套了一根绳子并把你拉起来。全然深入地呼吸，以自己感觉舒服的方式长长地呼吸，然后缓慢返回。

✕ 错误

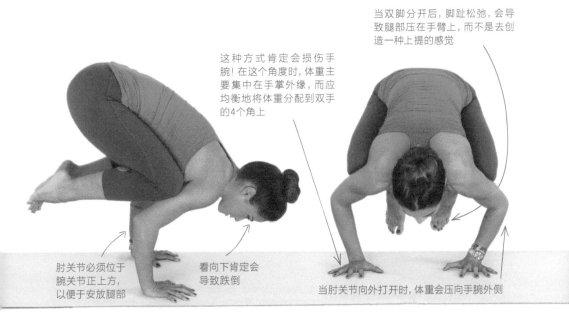

这种方式肯定会损伤手腕！在这个角度时，体重主要集中在手掌外缘，而应均衡地将体重分配到双手的4个角上

当双脚分开后，脚趾松弛，会导致腿部压在手臂上，而不是去创造一种上提的感觉

肘关节必须位于腕关节正上方，以便于安放腿部

看向下肯定会导致跌倒

当肘关节向外打开时，体重会压向手腕外侧

侧乌鸦式

侧乌鸦式真的是一个有意思的体式，它还是练习其他好玩的手臂平衡动作的过渡体式。它对整个躯干和髋部的敞开程度以及柔韧性有一定的要求，所以练习时要多加注意。如果你想直接进入这个体式，则往往不会成功，而需要针对这些区域的柔韧性进行练习。我通常会教授这个体式的两个版本，其中一种是改良版，但是除非你的髋部能很好地打开，否则它就很危险。另一个版本是完全体式，它对上半身的力量有很高的要求，但对髋部打开程度的要求不太高。我想说的是，有人发现实际上所谓的改良版比传统练习（也就是完全体式）更难。所以，我建议你把两种都试试，看看哪种更适合自己。

改良版

从下蹲开始，双膝双脚并拢，然后抬起脚跟。保持双脚位置不变，将膝关节摆到右侧。然后将双手放到垫子上，两手间距与肩同宽。我看到的常见错误就是双手靠得太近。张开手指抓向垫子，就像攀岩者那样，通过指尖找到平衡。在下一次吸气时，提起髋部，将并拢的双膝尽可能向上靠近右侧手臂，髋部则尽可能高地接近左侧手臂。当你确实想以上半身和核心力量将自己提起来时，你就能真的在这个姿势当中被托起。双臂内收有助于建立稳定的根基，你也可以将体重落在手臂上。

慢慢前倾，直到单脚离地，另外一只脚也紧跟上来。凝视前方约 1 米处，持续用指尖维持平衡。保持 3 ～ 7 次呼吸，然后换另一侧进行练习。

正视图　　　　　　　　　　　　　　　　　侧视图

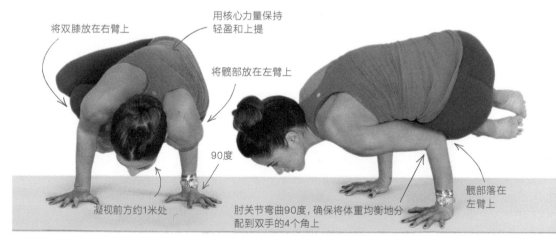

将双膝放在右臂上

用核心力量保持轻盈和上提

将髋部放在左臂上

90度

凝视前方约1米处

肘关节弯曲90度，确保将体重均衡地分配到双手的4个角上

髋部落在左臂上

最终版

从下蹲开始，双脚和双膝并拢，抬起脚后跟。保持双脚位置不变，将双膝摆到右侧。双手放在垫子上，两手间距与肩同宽。我看到的常见错误是双手间的距离太近。张开所有手指并抓向垫子，就像攀岩者一样，用指尖寻找平衡。在下一次吸气时，提起髋部，将并拢的双膝尽可能高地放在右臂上。然后凝视前方地板，缓慢前倾，先提起一只脚，然后提起另外一只脚。保持双肘内收，彼此靠近，就好像你能看到它们之间的张力。这将有助于防止肘关节向外撇，否则意味着你将体重压到了手掌外侧，这会对手腕造成伤害。

完全体式选择 1

双膝落在右臂上，但不要将体重压在那里，而是尝试用核心力量将身体往上提

用肋间肌和核心区域的力量上提，双眼凝视前方约1米处

双脚拇趾并拢

90度角

90度角

将体重均衡地分配到双手的4个角上，并用手指抓向垫子

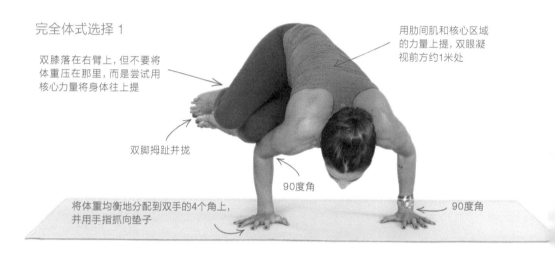

完全体式选择 2

通过脚掌向外蹬伸展双腿

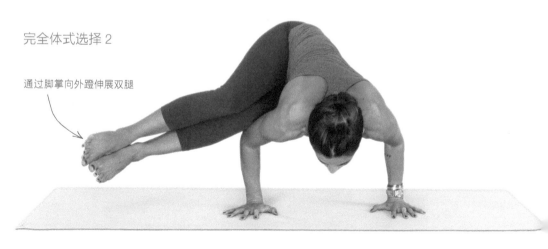

八角式

这是我最喜欢教授的体式之一，因为它总是让人们以最棒的方式摔倒。我在演示时通常都会招致白眼并听到"我可做不到"的唠叨声，但是接下来总会有不可思议的事情发生。人们试过之后发现做起来远比看上去容易！八角式对髋部的柔韧性确实有所要求，所以，如果你有点儿纠结的话，可以先去练习开髋（如下犬式），持续对上半身进行力量练习。

坐在垫子上，屈左腿，左侧膝关节落在垫子上，然后屈右腿，右脚掌接触垫子。提起右腿并将膝关节后侧尽量靠上放到手臂上。右腿绕在右臂上并靠紧，使其保持在这个位置上。双臂打开，比双肩宽 15 厘米左右，然后将左脚绕到右脚上。将两只手掌放到垫子上，尽可能张开所有手指并"插入"到垫子里，使其承受的重量得到均衡分配，尤其是两手拇指和食指。两手向下推，身体前倾，直到髋部上提。继续向下带动胸部，髋部上提。双腿彼此夹紧，同时通过脚掌向外蹬来伸展腿部。观想两侧肩部均衡，不要让左肩拱起。在此保持 3 ~ 7 次呼吸，然后换另一侧进行练习。

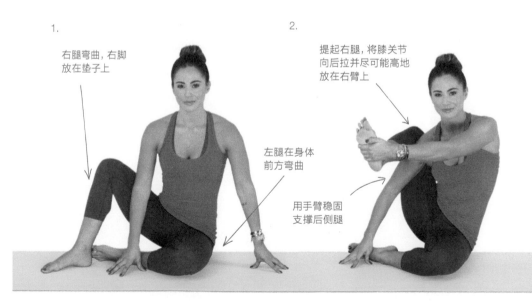

1.

右腿弯曲，右脚
放在垫子上

左腿在身体
前方弯曲

2.

提起右腿，将膝关节
向后拉并尽可能高地
放在右臂上

用手臂稳固
支撑后侧腿

3.

运用腿部力量
下压右臂

4.

保持腿部对手臂的
有力夹持

左脚踝绕过
右脚踝

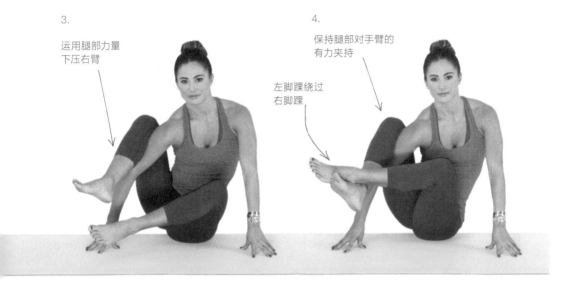

5.

身体向前靠

用肋间肌的力量将
重心转移到双手上

通过双脚脚掌向
外蹬伸展双腿

6.

双腿用力夹
住彼此

用核心力量
提起身体

两侧肩胛骨
彼此靠近

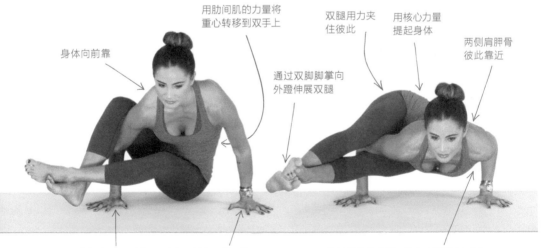

双手放在垫子上, 其间距略宽于髋部; 尽可能
张开手指, 通过推垫子将身体上提

肘关节彼此靠近, 防止它们撇向两侧

小鸽飞行式（飞鸽式变式）

这个体式需要运用上半身的力量和核心力量，还要求髋部具有一定的柔韧性。

从站立鸽子式开始，将左脚放在右侧大腿上，从髋部向前折叠，双手与肩同宽。我看到的常见错误是双手靠得太近。尽可能张开双手。当提起右脚时，凝视前约1米处。上半身向前倾，直到左侧小腿落在手臂上。尽可能高地将小腿放在手臂上，并张开所有脚趾。脚趾张开可以促使下半身积极参与到练习中。通过右脚脚趾将身体向前送，直到双肩越过手腕，手肘位于手腕正上方。上背部拱起，想象有人用一根绳子绕着你的躯干将你提起。这种观想将鼓励你运用核心力量提起身体，而不是使体重压在手臂上。运用指尖寻找平衡，全然呼吸 3 ~ 7 次，然后换另一侧进行练习。

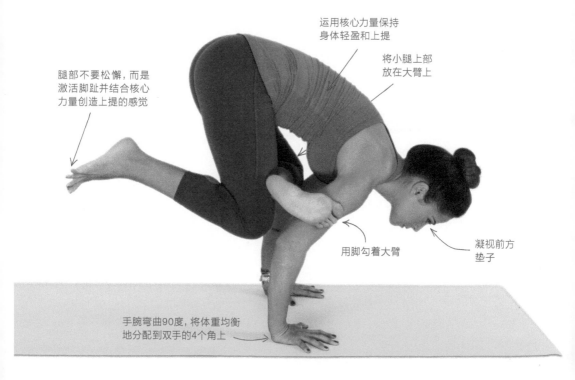

运用核心力量保持
身体轻盈和上提

将小腿上部
放在大臂上

腿部不要松懈，而是
激活脚趾并结合核心
力量创造上提的感觉

用脚勾着大臂

凝视前方
垫子

手腕弯曲90度，将体重均衡
地分配到双手的4个角上

支撑头倒立式

头倒立是指从乌鸦式中倒立起来，而乌鸦式是我教授的第一个手臂平衡动作。这两个体式我都很喜欢，因为它们能将你带到瑜伽练习的很多地方。

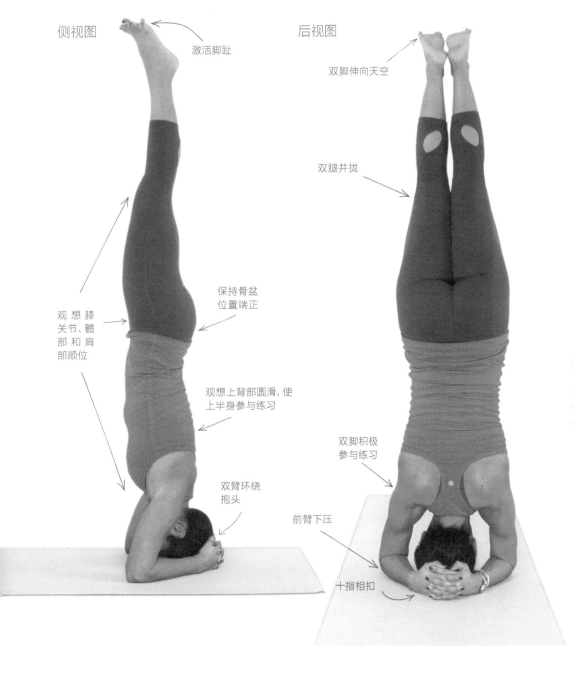

侧视图

激活脚趾

观想膝关节、髋部和肩部顺位

保持骨盆位置端正

观想上背部圆滑，使上半身参与练习

双臂环绕抱头

后视图

双脚伸向天空

双腿并拢

双脚积极参与练习

前臂下压

十指相扣

在开始练习前，需要找到头部放在垫子上的位置。将掌根放在眉心，掌心落在前额上，中指位于头顶。中指指尖所在区域，就是头要落在垫子上的位置。

正视图

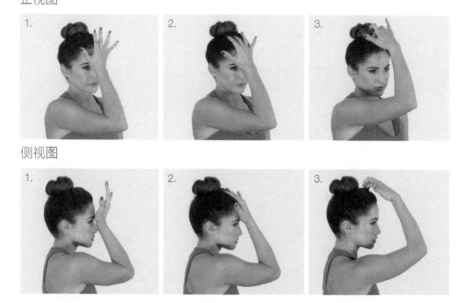

侧视图

跪坐在小腿上，然后将两条前臂落在垫子上，用手握住对侧的肱二头肌，而不是肘关节。最常见的错误就是两臂打开的幅度太大。握住肱二头肌可以确保手臂的对位良好。保持手肘的位置，松开肱二头肌，双手向前打开，十指相扣，用小指外侧下推垫子。当你下推前臂时，注意上背部的自然曲线。这将促使肩围和身体上端参与进来，可以更好地支撑体重，而不是用头部支撑体重（这是你想要避免的）。

然后伸直双腿，并将双脚向前移动，尽可能接近身体。这要求腘绳肌的柔韧性良好，因此，如果你感觉困难，则应在日常进行腘绳肌展开练习。当你感觉骨盆在头部正上方时，提起一条腿。两侧前臂持续下压，张开脚趾，运用腘绳肌的力量将另一条腿提起离开垫子。不要向上弹跳，而应该缓慢进行，并运用核心力量进入体式。我总是要求刚开始练习头倒立的人双腿呈 V 形，也就是两腿分开，从侧面看你的身体形成 Y 形。在这个姿势中，双腿姿态好像跷跷板一样，用它们来找到平衡。当你找到平衡后，可以将双腿并拢。

大部分体重应该落在两条前臂上，所以要始终将垫子推离你。全然深入地呼吸，并尽可能在你感觉不错时保持长久。当你准备好返回时，轻轻回到婴儿式。避免动作太快，否则血液会快速涌到头部，导致头晕。

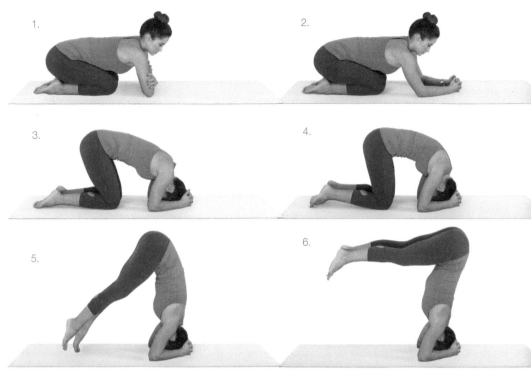

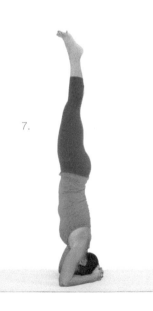

1. 用手握住对侧的肱二头肌而不是肘部（这是常见错误），这样你就可以将肘部放在肩部下方，以便全力支撑你的体重。

2. 当用手握住对侧的肱二头肌时，保持肘关节位置不动，然后向前伸展双手，十指相扣。

3. 将之前讲到的头顶部位落到垫子上，两侧前臂下压，使双肩参与运动，并在上背部保持正常的弧线。

4. 继续拱起并开始提起髋部。

5. 伸直双腿，双脚向前移动，直到髋部位于头部正上方。

6. 慢慢地将体重转移到手臂上，运用核心和背部力量提起双腿，避免向上弹跳。弹跳没有控制过程，这会带来危险，如果你过于用力，就会跌倒。因此，应有意识且有控制地运动。

7. 双腿向上伸展并并拢，观想头部、髋部和脚踝在一条直线上。

三脚架头倒立式

你想知道一个秘密吗？很多年来我都无法做到三脚架头倒立式！事实上，也就是一年前我才能做到。由于某些原因，支撑头倒立式对我来说要比这个体式容易得多，但奇怪的是我的很多朋友的感觉正好和我相反！如果你完成不了支撑头倒立式，那这个体式你也许能行。

对每个体式来说，正确的准备工作都很重要，而对这个体式来说尤为重要。我喜欢观想在垫子上画一个大三角形。事实上，在教授这个体式时，我会让学生用手指去画三角形。双臂做打蜡的动作，然后将双手放到垫子上。你的双手应分别放到三角形底边的两个顶点上，头部（支撑头倒立式里讲过的中指指尖所对应的部位）放到另一个顶点上。

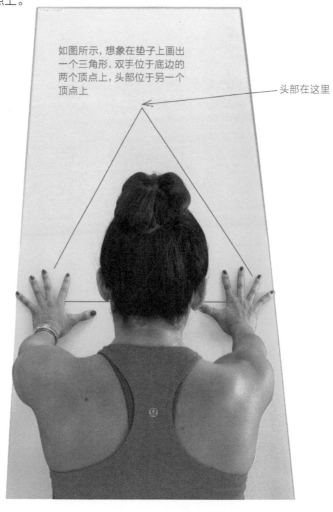

如图所示，想象在垫子上画出一个三角形，双手位于底边的两个顶点上，头部位于另一个顶点上

头部在这里

当头部落下时，检查你的手臂，确保它们仍然处于打蜡的姿势。肘关节不要向两侧打开。张开所有手指并抓向垫子，从这里你可以选择不同的方式进入体式。以下是我首选的三种。

· 提起髋部并伸展双腿，然后双脚向前移动，尽可能接近头部。当你感觉骨盆到了头部正上方时，提起一条腿，张开脚趾。运用身体后侧的力量提起另外一条腿，然后慢慢将两腿并拢。

· 将两侧膝关节分别落在同侧手臂上并下压，直到你感觉骨盆位于头部上方。从这里开始，慢慢用肋间肌和上背部力量提起双脚。

· 提起髋部并伸展双腿，然后双脚向前移动，尽量接近头部。脚趾下踩，直到你感觉骨盆位于头部上方。从这里开始，用腘绳肌的力量同时提起双腿并向上伸到空中。

无论选择哪种方式，总是应该缓慢进入体式并将主要的体重落在手臂上。保持手臂的打蜡姿势，全然深入地呼吸。当准备好返回时，缓慢地将双腿落到地面上进入婴儿式。头倒立后，应避免抬头过快，否则会导致头晕。

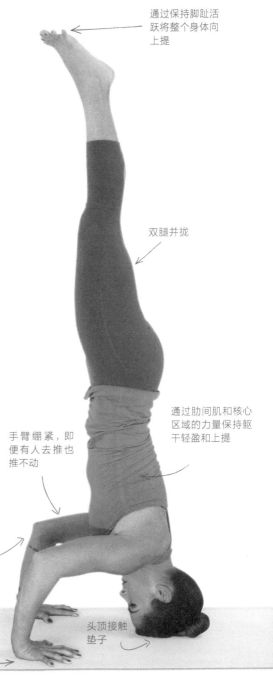

通过保持脚趾活跃将整个身体向上提

双腿并拢

通过肋间肌和核心区域的力量保持躯干轻盈和上提

手臂绷紧，即便有人去推也推不动

两侧手肘相互靠近，以便维持一个稳固的根基

头顶接触垫子

手指张开并抓向垫子

堕落天使式

我不想说谎，这个体式对我来说总是很可怕。它看上去对你的颈部非常危险，是吗？我敢肯定它就是我的终结者。我相信做到一半时我的脖子就得折断，但是当我逐渐去接近我所担心的各种事物时，事实上我之前的恐惧都是多余的。

双腿并拢，下蹲，脚趾卷地。观想垫子上有一个大三角形，就像三脚架头倒立式中的那样。双手扎根于垫子，两手间距略宽于双肩，并分别放到三角形底边的两个顶点上。然后以双脚跖球为轴，将双膝摆动到右侧，使左侧太阳穴落在三角形的另一个顶点上，双膝落在右臂上，使它们尽可能靠近手臂上方。大部分体重应该落在双手上。你还可以前后调整双手位置，找到平衡的感觉。当准备好以后，将太阳穴放回到垫子上，用核心和下半身的力量提起髋部，右腿伸向空中，张开脚趾，然后提起左脚。全然深入地呼吸3～7次，然后按原路缓慢返回，换另一侧重复整个过程。

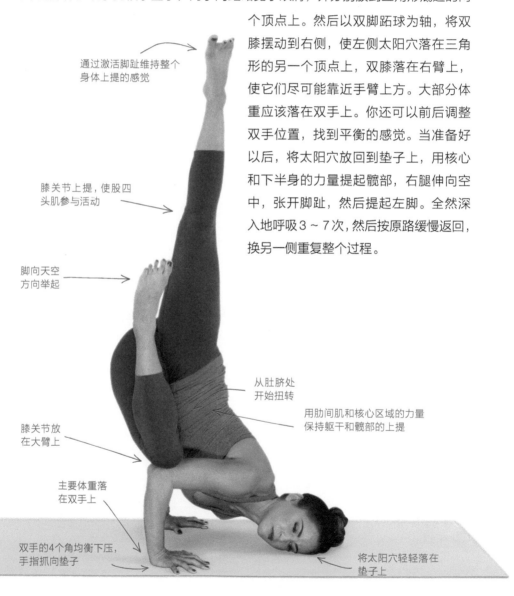

通过激活脚趾维持整个身体上提的感觉

膝关节上提，使股四头肌参与活动

脚向天空方向举起

从肚脐处开始扭转

用肋间肌和核心区域的力量保持躯干和髋部的上提

膝关节放在大臂上

主要体重落在双手上

双手的4个角均衡下压，手指抓向垫子

将太阳穴轻轻落在垫子上

犁式

这个体式对我的背部来说简直妙不可言，它是我忙碌一天后最喜欢做的倒立体式。

从支撑肩倒立开始，伸展手臂（或者十指相扣，前臂下压垫子），并将双腿落到头部后方，双脚跖球踩着身后的垫子。保持双腿活跃，看看能否通过髋部后侧和腘绳肌感觉到良好的力量感。在呼吸时，观想在后侧肋腔创造的空间。在此保持3～7次呼吸。当你做好返回的准备时，通过双脚跖球逐节下推脊柱下端。在下落过程中，用手臂进行控制，应缓慢进行，而不是突然放下来。

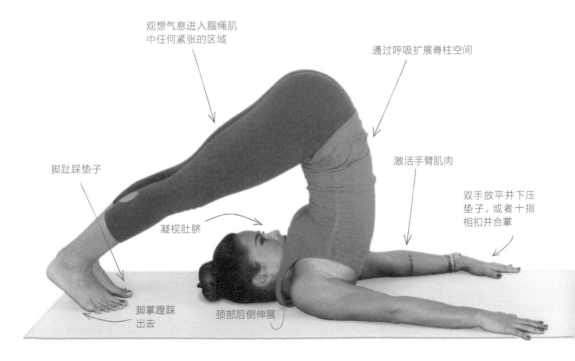

观想气息进入腘绳肌中任何紧张的区域

通过呼吸扩展脊柱空间

脚趾踩垫子

激活手臂肌肉

双手放平并下压垫子，或者十指相扣并合掌

凝视肚脐

脚掌蹬踩出去

颈部后侧伸展

轮式

很久以来我都喜欢轮式，因为它让我想起小时候的体育课。这个体式的关键是身体前侧展开相当大的程度，尤其是髋屈肌、腋窝和胸部。如果你对这个体式有些纠结，那么可以针对这些区域进行锻炼。当柔韧性达到以后，完全体式就能完成。

从仰卧开始，当你吸气时，屈膝，双脚尽可能靠近骨盆。双脚分开，与髋同宽，脚尖向前。脚趾不要向外打开，否则将对膝关节产生不必要的压力并导致受伤。如果你对此有些纠结，可以在大腿下端夹一块瑜伽砖来完成整个练习。大腿的夹持力有助于防止脚趾向外撇，从而保护膝关节。

从这里开始，屈臂，使肘关节正对天空。两只手掌分别放在两侧耳朵旁，指尖朝向身体。如果你做不到肘关节正对天空，那么说明你的肱三头肌僵紧，需求进行展开肩部、胸部、腋窝和肱三头肌的练习。

当你准备好以后，深吸气，双脚双手下推，从垫子上提起整个身体。如果你感觉颈部没问题，则凝视两手大拇指之间的垫子，感觉双膝正对前方而不是向两侧打开。从膝关节到腋窝，通过整个身体前侧呼吸。从侧面看，你的身体应该呈倒 U 形而不是 V 形。通过呼吸伸展脊柱，避免挤压下背部。在这个体式中保持 3 ～ 7 次呼吸。当你准备好返回时，慢慢将身体放到垫子上。

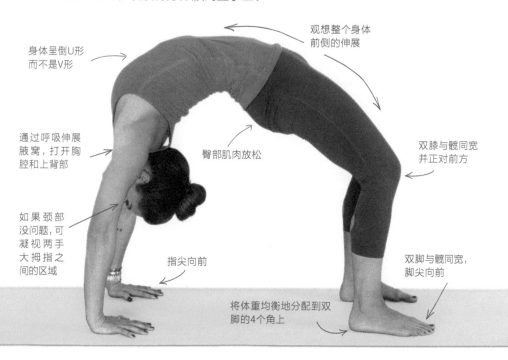

观想整个身体前侧的伸展

身体呈倒U形而不是V形

通过呼吸伸展腋窝，打开胸腔和上背部

臀部肌肉放松

双膝与髋同宽并正对前方

如果颈部没问题，可凝视两手大拇指之间的区域

指尖向前

双脚与髋同宽，脚尖向前

将体重均衡地分配到双脚的4个角上

膝到耳式

这个体式要求整个脊柱具有良好的柔韧性，但在犁式和支撑肩倒立式之间去练习一下很有意思。

从支撑肩倒立式开始，缓慢屈膝，朝着双耳方向放下它们。保持凝视肚脐，以保护颈部；保持双脚轻盈并上提，使整个身体都参与进来。双臂下压，如下图所示，双手放平，或者十指相扣，用手掌外缘下压垫子。在呼吸时，想象你在脊柱的椎骨间创造了空间。保持 3 ~ 7 次呼吸，然后继续下面的练习。

保持双脚上提

通过呼吸伸展脊柱

膝关节伸展到双耳处

双臂下压垫子，双手放平，或者十指交扣，用手掌外缘下压垫子

凝视肚脐

颈部伸展

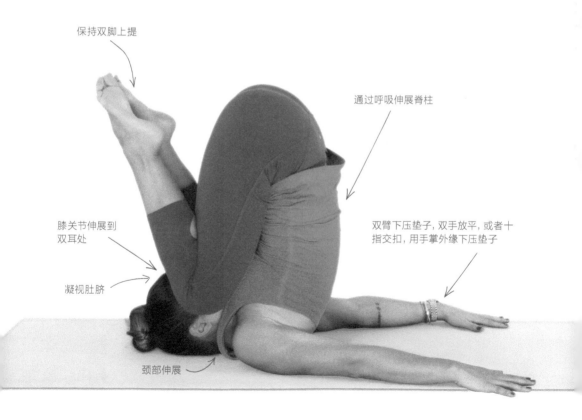

中级练习序列

序列 1

1. 花环式
（见第168页）

2. 乌鸦式
（见第208页）

3. 向后跳到低位平板式
（见第102页）

4.串联

5. 战士三式（见第180页）

6. 站立鸽子式
（见第187页）

7. 小鸽飞行式（见第214页）
A）

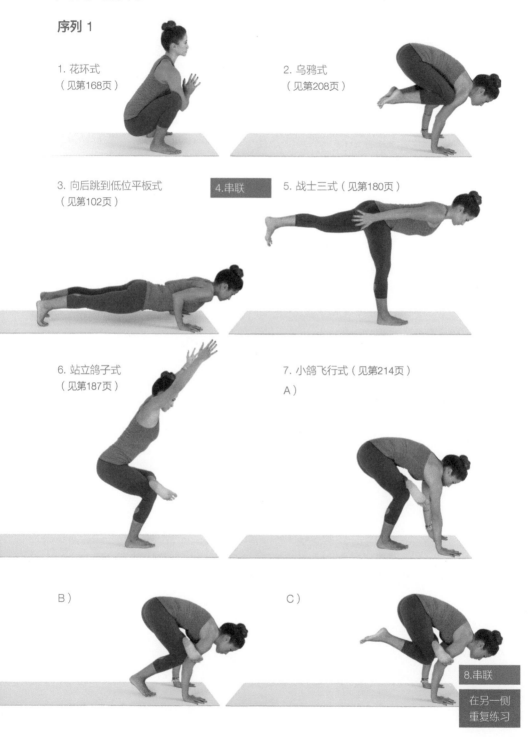

B）

C）

8.串联

在另一侧
重复练习

序列2

1. 侧乌鸦式
（见第210页）

A）

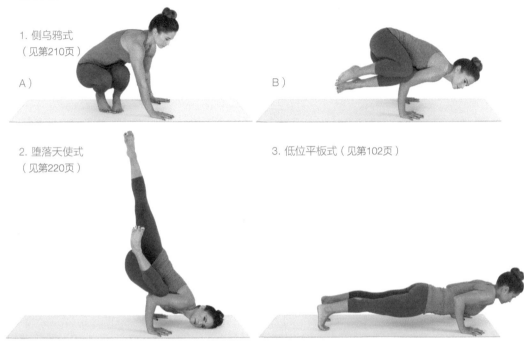

B）

2. 堕落天使式
（见第220页）

3. 低位平板式（见第102页）

4. 侧板式（提起单腿）
（见第178页）

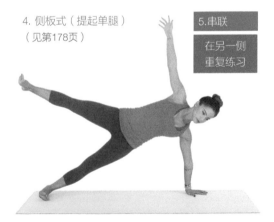

5. 串联

在另一侧
重复练习

序列 3

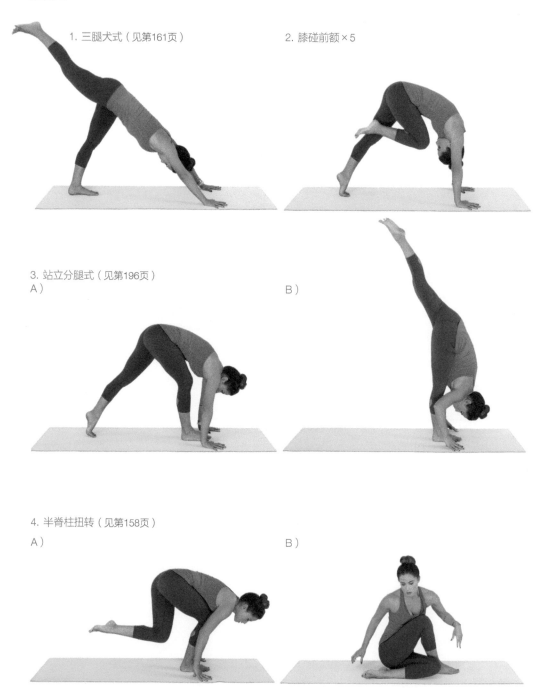

1. 三腿犬式（见第161页）

2. 膝碰前额×5

3. 站立分腿式（见第196页）
A）

B）

4. 半脊柱扭转（见第158页）
A）

B）

C ）

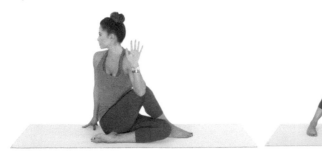

5. 双角式 （见第112页）

B ）

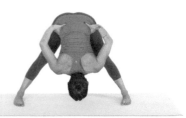

A ）

6.串联

在另一侧
重复练习

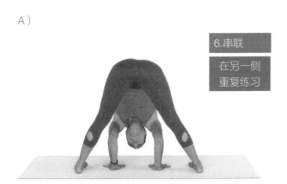

序列 4

1. 三脚架头倒立式
（见第218页）
A）

B）

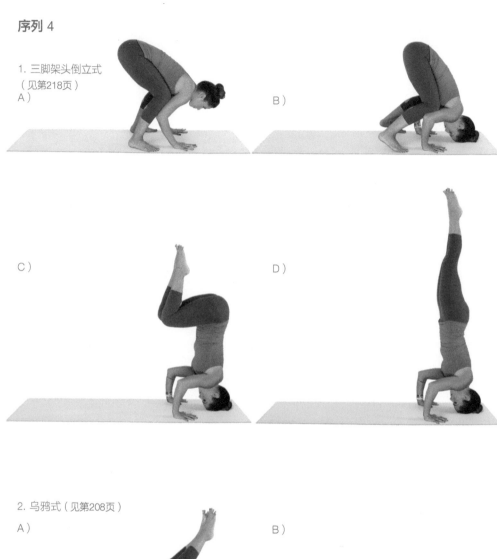

C）

D）

2. 乌鸦式（见第208页）

A）

B）

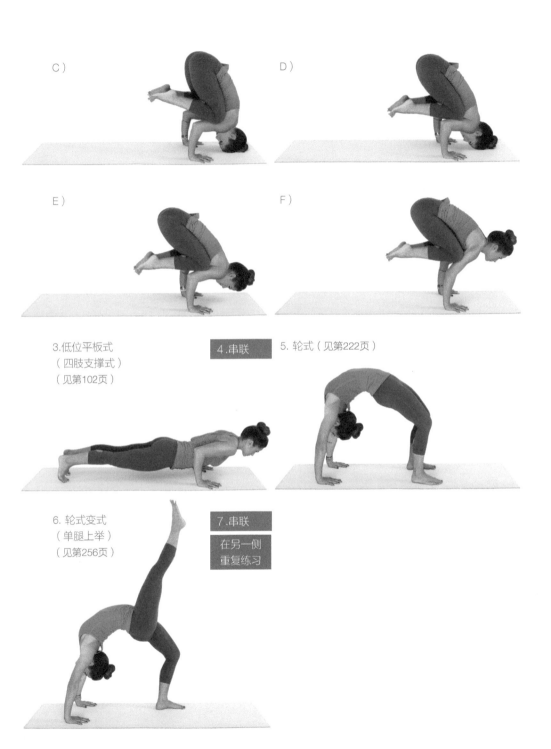

C)

D)

E)

F)

3.低位平板式
（四肢支撑式）
（见第102页）

4.串联

5. 轮式（见第222页）

6. 轮式变式
（单腿上举）
（见第256页）

7.串联

在另一侧
重复练习

序列 5

1. 鹰式
（见第190页）

2. 战士一式
（见第105页）

3.串联

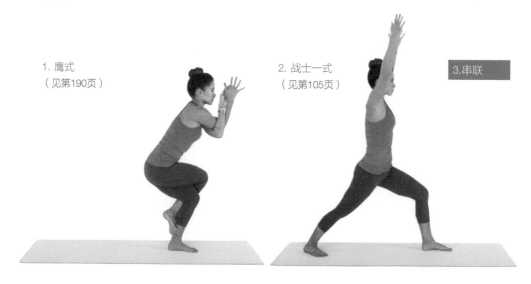

4. 半鸽式
（见第88页）

5. 美人鱼式
（见第150页）

6.串联

在另一侧
重复练习

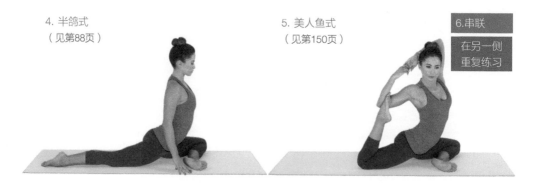

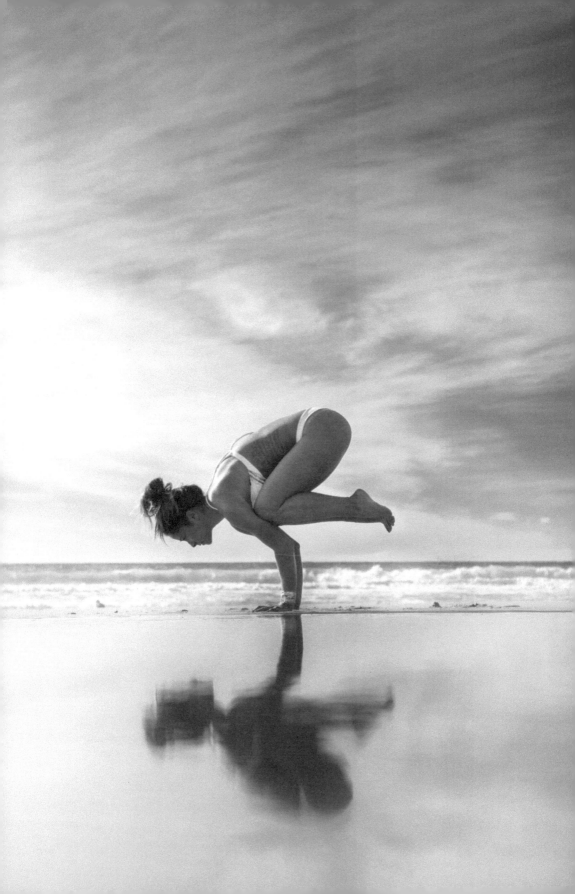

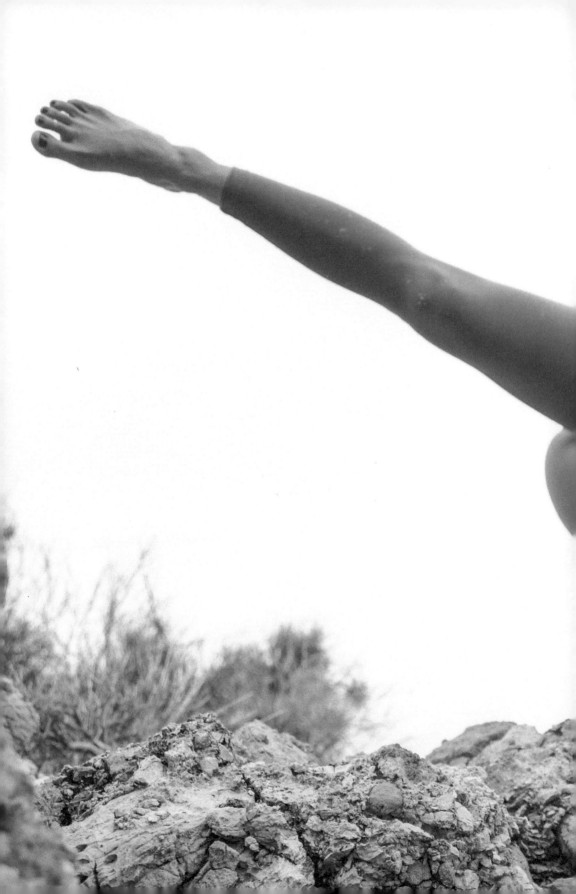

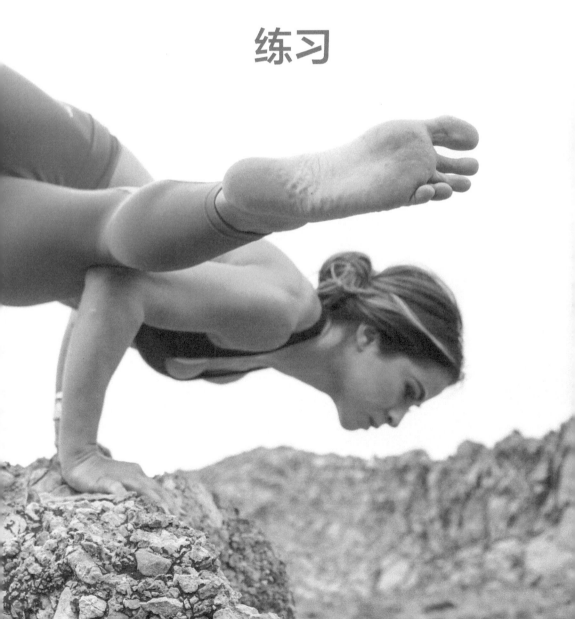

第 5 章

高级瑜伽
练习

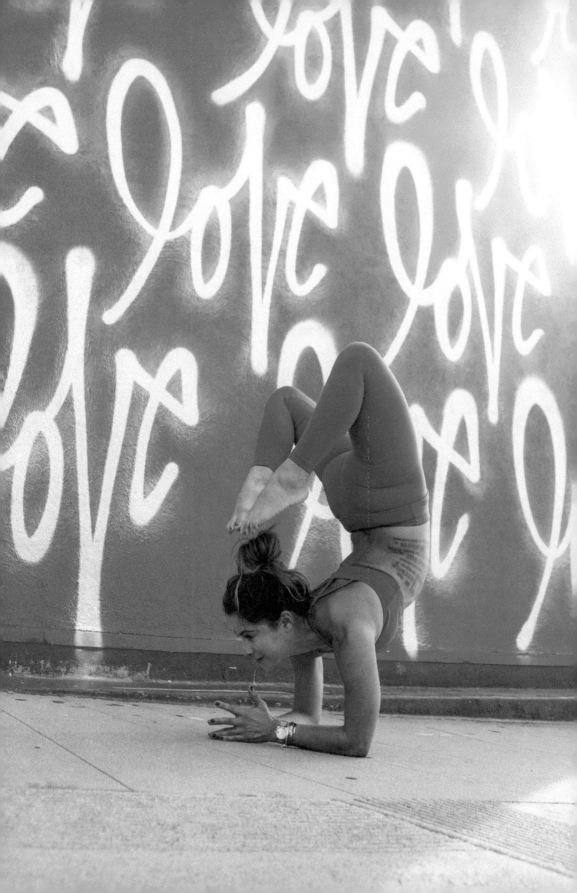

构建力量
2014年2月

在一个寒冷的早上，我坐在起居室中的书桌前打开笔记本电脑。我对待自己的博客就像工作一样，那时是早上7：59，我已经遛完狗，准备处理电子邮件。我登录后看到一名叫索菲亚的女士发来的消息，她是一位居住在希腊的巴黎人，那儿也正是我和盖瑞决定几星期后要去度假的地方。她很乐意我们能见面，她说如果能一起工作，那就太棒了。

她为我在巴瓦纳安排课程，那是雅典著名的瑜伽工作室。我既兴奋又紧张，那也意味着我应该去认真做这件事。

那玛斯里戒律7：
成为乐观的人

我们的航班从柏林出发，早上6：00到达雅典。在睡眠不足时，我就会生气，并且不好惹，另外胃也不舒服。我感觉晕乎乎，我敢保证最严重的宿醉也要比这个感觉舒服些。我把自己塞进瑞安航空公司航班的窄小座位里，背靠着座椅，闭上双眼，专注于呼吸。

我后排的女人也很躁动，她可能喝醉了。那个女人至少有50岁了，她还脱了鞋，头发散乱着，看上去好像刚穿过地沟。她大声唱着德语歌，一个人占了一整排座位躺着，还把脚伸到我座位的靠背上，用脚打着拍子。

我出声示意不满，想转过去瞪她一眼。我从妈妈那里学会了这一招，她可是白眼女王。实际上我敢肯定所有的妈妈都对此很擅长，你肯定知道我说的是什么。作为孩子，只消一眼，你就知道你必须马上停止做这个或那个。

但我没白她，我很担心会导致对抗。

盖瑞觉得整个状况很搞笑，他让我放松，但这根本无济于事，只能让我更生气。没有什么比让一个不能放松的人去放松更不起作用的办法了。

飞机落地后，我们赶着去见索菲亚为我们安排的司机。我学着用希腊语说"你好"和"谢谢"，这让他好一阵乐呵。他带我们经过无比华丽的古代雕塑和令人叹为观止的大理石建筑，这让我觉得我上学时应该好好学习历史。

"这太神奇了。"我们一路开过去时，盖瑞嘴里念叨着。在等信号灯时，他转过来问我："课后我们和索菲亚一起出去吗？"

"是的。"我说，"她在邮件里告诉我说她辞了巴黎压力很大的工作，卖了所有的东西，然后搬到希腊。她想开始组织一些瑜伽静修。如果她请我跟她一起工作，你觉得在希腊做瑜伽静修是不是很疯狂呢？"

"是啊，那挺不错的。你从哪儿认识她的？从博客上吗？"

"其实不能说我认识她，她只是从博客里提交消息的地方给我写了封邮件。"

"这真令人难以置信，她主动找你，

还为你安排了工作室中所有的事。"

绿灯亮了，我们驶向租好的民宿，一间能看到雅典卫城的舒适小公寓。

我迅速换上瑜伽服，这时索菲亚已经开始敲门了。

她又高又瘦，长着一头蜜色的头发，皮肤是美丽的黝黑色，还有一双明亮的棕色眼睛，笑声富有感染力。她拥有法国女人骨子里散发出来的特别之美。

"Bonjour（你好）！"她以法语问候并行贴面礼，"旅途愉快吗？司机准时去接你们了吗？都好吧？嗨，你就是盖瑞吧！"

"是的，司机太棒了，感谢你安排他来接我们。"我说。

"太好啦，我也很高兴。我们现在去工作室吗？"她问道。

我们一起走到巴瓦纳，我一直尝试摆酷，以便显得一切正常，对于去这家著名的瑜伽工作室授课并不紧张。我从没去过那里，但它的名字早已如雷贯耳，在社交媒体中许多有名的瑜伽师都是这里的客座老师。我还是不敢相信他们竟然请我授课。我有种冒充大牌的感觉。

我曾尝试去美国和其他一些国家各种不同的工作室授课，通常都会收到以下类似的回复：

感谢你有兴趣来我们的工作室开设课程，但是我们必须为学生们提供高品质的老师，我们不允许外面的老师来授课。致以最美好的祝福。Namaste！

我很快就意识到外面的大部分工作室都在宣讲包容的重要性，但他们自己并不会这样做。所以，能到巴瓦纳授课对我来说可是件大事。

索菲亚点了支烟并挥手驱散烟雾，她说："对不起，我很可怕！我知道在练瑜伽前抽烟不是很好，但是……"她耸耸肩，我也笑了，马上对她的这种抱歉方式有所好感。

我心里想，我应该能从她这里学到一些东西。

我们走进巴瓦纳，前台工作人员热情拥抱了我，好像她在这里已等了我好几年。她给我端来茶水并带我到工作室。房间里洋溢着早晨的光芒，还燃着香。她给我看麦克风，还问我需不需要帮我连接电脑和设置播放列表，然后就让我自己做准备工作了。

学生们来了，他们在外面的空房间里聊天。我深呼吸一下，看看四周围，感觉到巨大的感激和自豪之情。这不只是我自己获得某种体验和接触他人的机会，还是对我健康的认可。在忍受了长期医学治疗后，我兑现了自己的诺言，去泰国接受瑜伽师培训，处理停药后的后续健康问题（我曾因为莱姆病长期服药），还开始食疗之路。这还是对我博客发展状况的认可，索菲亚就是从那里找到我的。这是我被无数次打回原形后再次开始的证明。"是的，我可以！"

我怀着如此沉重的感激之情，必须一再深呼吸，才不至于在课程开始前哭出来。

当学生们进来后，我打开电脑，转身坐在我的垫子上。我的心怦怦乱跳，我都能听见。我微笑着面对大家。

他们坐着，满怀期望地看着我。我闭上双眼，再次深呼吸，感觉紧张席卷了我。

瑜伽的高级练习就好像成为一个冒险家，你已经去过很多地方旅行，也做了很多疯狂的事，旅途中你还遇到了很多有意思的人。这并不容易。有时你会感到挫败、沮丧、筋疲力尽和浑身酸痛。决定再开始时，你可能会问自己是不是还健全。但是回头看看，你还是会一如既往。而最美妙之处就是你还想继续去做更多的事情。

环游世界的人和高级瑜伽习练者一样知道很多事，他们可以用中国普通话点茶，也会用法语问卫生间在哪里。他们还知道周一哪些博物馆免费，而周二是乘飞机出行的最好时间。但他们也知道自己不是什么都知道，我们不可能什么都知道。

那玛斯里戒律3：
持续学习

同样，高级瑜伽练习者知道手倒立的窍门是让所有手指参与到练习中，而在小鸽飞行式中提起后腿的关键是运用身体后侧的肌肉链。高级练习者知道一些调息练习，并且明白在疲劳时最高级的瑜伽练习就是一个长时间的挺尸式。他们知道持续学习很重要，还有坚韧不拔的意志。

如果你正在练习一个高级体式，但处于成长平台期的我强烈建议你报一个大师课或者高级练习课程，坚持参加本地的工作室课程，时常去尝试不同导师的课程，尝试不同风格的瑜伽。不断成长，保持初心，记得每次踏上瑜伽垫都是一次从中学习的机会。

骆驼式

我承认，这个体式曾令我无比恼火。如果你熟悉贝可拉姆瑜伽（高温瑜伽），就会知道这个体式是其中的结束部分。你练习到最后的感觉是特别虚弱，而且大汗淋漓，好像刚被从水里捞出来，接着又被迫去跑个马拉松。进入深度后弯，当你返回后，如果不觉得头晕眼花和哪里酸痛，那么，我的朋友，在我的眼里你可是英雄啊！

坐在垫子上，小腿着地，双膝分开，与髋同宽，双脚和双膝对位。然后提起髋部，使上半身垂直于地面。双手放在髋部后侧，当你向后倾并提起胸部时向前推髋部。提起胸部的感觉很重要，这样就不会压迫下背部。

继续后倾，如果你已经准备好进入完全体式，则将双手放到双脚上。用手掌握着脚跟。如果感觉颈部没问题，则向后仰头。从双膝到颈部，通过整个身体前侧呼吸，有意识地使肺部达到最大容量。继续上提胸部，想象你的身体正在形成一个大写字母D。保持 3 ~ 7 次呼吸，然后返回。

我建议从骆驼式返回时要快。如果慢慢完成，血液就容易涌入头部，可能会带来你不想要的感觉。我还建议返回后直接进入婴儿式而不是保持坐立姿势。将头部直接落到垫子上，会真正带来平静并帮助你避免那种"哦，天哪！终于结束了"的感觉。

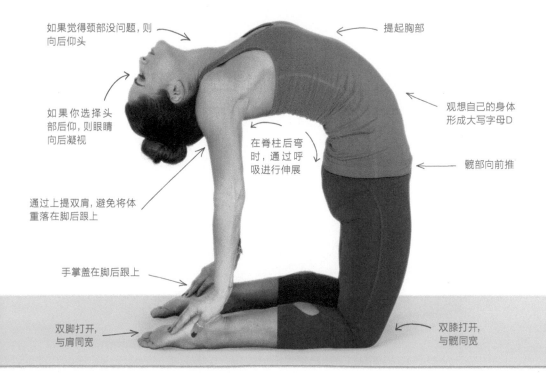

如果觉得颈部没问题，则向后仰头

提起胸部

如果你选择头部后仰，则眼睛向后凝视

观想自己的身体形成大写字母D

在脊柱后弯时，通过呼吸进行伸展

髋部向前推

通过上提双肩，避免将体重落在脚后跟上

手掌盖在脚后跟上

双脚打开，与肩同宽

双膝打开，与髋同宽

束莲式

这个很棒的坐姿会给我们带来非凡的体验,当然它对胸部和髋部打开的程度也有很高的要求。如果做起来有困难,则可以借助瑜伽伸展带做半束莲式。

坐在垫子上,向前伸展双腿,屈右腿,右脚朝向身体左侧。将右侧膝关节放到右侧肘弯里,右脚放到左侧肘弯里,右侧脚踝和膝关节等高。右脚尖慢慢回勾并张开脚趾,以防止脚踝扭曲。然后慢慢将右脚放到左髋折叠处(腿和躯干连接的部位)。当你屈左腿将左侧膝关节放到左侧肘弯里,左脚放到右侧肘弯里时,保持右脚尖回勾,使左侧脚踝和膝关节等高,然后慢慢将左脚放到右髋折叠处。伸展坐直,并保持呼吸。

在下一次吸气时,伸展脊柱,然后在呼气时向后绕左臂,直到左手的前3根手指够到左脚拇趾。深吸气,呼气时再将右臂向后绕,直至用右手的前3根手指够到右脚拇趾。然后交换双腿位置进行练习。

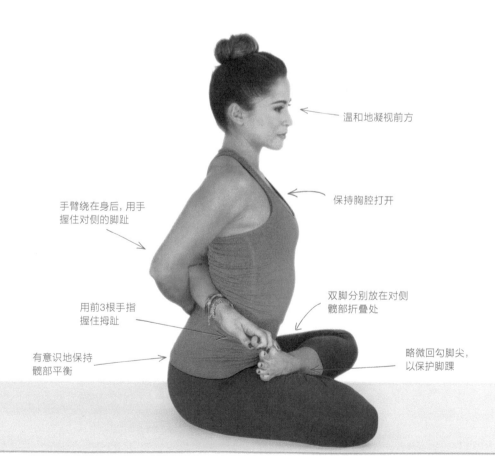

温和地凝视前方

保持胸腔打开

手臂绕在身后,用手握住对侧的脚趾

用前3根手指握住拇趾

双脚分别放在对侧髋部折叠处

有意识地保持髋部平衡

略微回勾脚尖,以保护脚踝

神猴哈奴曼式

　　分腿练习出现在很多人想逃避的清单里。我不知道这是为什么，可能是因为他们感到害怕。我们可以在努力练习打开腘绳肌和髋屈肌后再进行分腿练习。如果你刚开始练习分腿，而且身体比较僵紧，那么我建议你借助瑜伽砖进行练习。

　　以起跑式右腿在前开始，然后逐渐伸直右腿，保持脚趾参与练习（这样会促进腿部其他部分参与练习，防止过度伸展）。左腿缓慢向后伸展，保持脚趾卷曲踩地。卷脚趾可以在很大程度上让你能更好地防止髋屈肌受损，如果直接分腿滑开，就有可能发生这种状况。推着瑜伽砖，控制你进入这个体式的进度。呼吸并在这里保持尽可能长的时间，然后向下推砖并运用核心力量收回双腿。然后尝试另外一条腿在前进行练习，以保持平衡。

调整变式

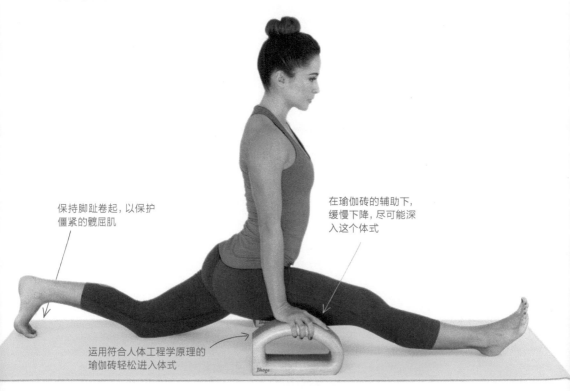

保持脚趾卷起，以保护僵紧的髋屈肌

在瑜伽砖的辅助下，缓慢下降，尽可能深入这个体式

运用符合人体工程学原理的瑜伽砖轻松进入体式

如果你准备不用瑜伽砖进行练习，则可以同样的方式开始。以起跑式做好准备，然后向前滑动右腿，向后伸左腿，并保持脚趾卷起。当你全然落下后，可以伸展开脚趾，左脚以脚背接触垫子。

有意识地调整髋部，便之正对前方，全然而深入地呼吸，在自己感觉舒适的范围内保持尽可能长的时间，然后换另一侧进行练习。当你准备好返回时，双手均衡下推，运用核心力量回到站立姿势。

完全体式

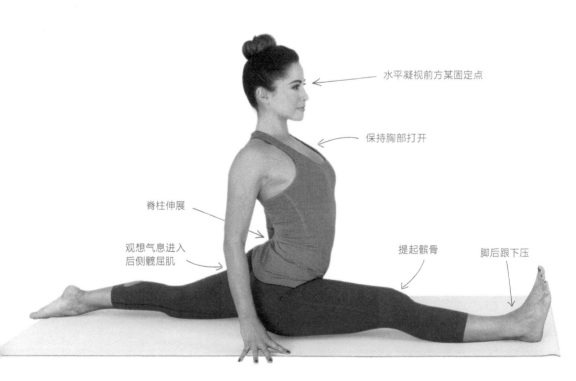

水平凝视前方某固定点

保持胸部打开

脊柱伸展

观想气息进入
后侧髋屈肌

提起髌骨

脚后跟下压

神猴哈奴曼式变式

　　如果你想进一步加强分腿练习，则可以向后看并提起后腿，用同侧的手握住脚。然后可以选择美人鱼手臂姿势（在美人鱼式中，双手相扣）或者如舞蹈式中那样握着脚，这完全由你自己决定。呼吸时保持舒适的长度，然后换另一侧进行练习。

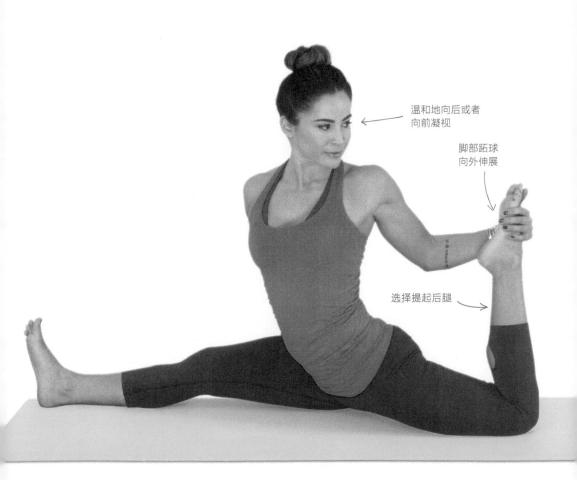

温和地向后或者
向前凝视

脚部跖球
向外伸展

选择提起后腿

鸽王式

鸽王式是美人鱼式接下来的一步，因为它只需要胸部进一步打开一点儿。

从鸽子式开始，左腿在前，右腿在后，髋部朝前。在吸气时，屈右腿，用右手握住右脚。转动握着右脚的手，使右侧肘部朝向天空。在下一次吸气时，举起左臂，屈肘，然后手臂向后伸展，直到够到右脚。通过呼吸展开整个身体前侧，观想脊柱后弯呈 C 形而不是斜着的 V 形。保持 3 ~ 7 次呼吸，然后换另一侧进行练习。

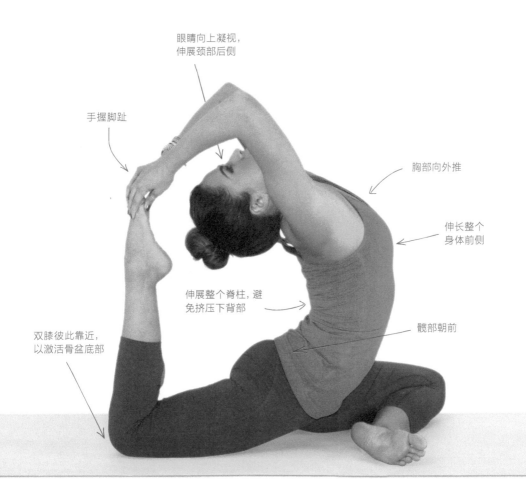

眼睛向上凝视，
伸展颈部后侧

手握脚趾

胸部向外推

伸长整个
身体前侧

伸展整个脊柱，避
免挤压下背部

髋部朝前

双膝彼此靠近，
以激活骨盆底部

罗盘式 / 日规式

罗盘式能很好地展开身体侧面。

开始时屈右腿，右脚放在垫子上，然后向前屈左腿，左膝外侧着地，屈膝约45度。如果你的髋部很灵活，则可以让两侧臀部都落地。如果做不到，则可将体重落向左侧，右侧髋部抬起。无论右臀处于何种状况，都用右手下推垫子，使右臂紧靠在右膝内侧，然后抬起右腿。在吸气时，左臂绕过头，直到握住右脚外缘。眼睛从左侧腋窝下方向外看，观想气息进入左侧肋腔。保持3~7次呼吸，然后换另一侧进行练习。

如果你感觉身体很僵紧，则可以用瑜伽伸展带辅助练习。将瑜伽伸展带绕在右脚足弓处，左手握住瑜伽伸展带，然后一点一点接近右脚，找到适合你身体侧面伸展的恰当尺度。

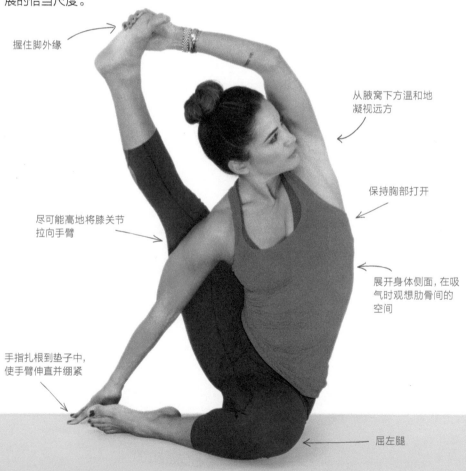

握住脚外缘

从腋窝下方温和地凝视远方

保持胸部打开

尽可能高地将膝关节拉向手臂

展开身体侧面，在吸气时观想肋骨间的空间

手指扎根到垫子中，使手臂伸直并绷紧

屈左腿

巴拉瓦伽式（圣者扭转式）

　　这个扭转体式要求整个胸部具有一定的柔韧性，整个躯干具有某种程度的灵活性。它对长时间坐在桌子前的人来说很合适，对高尔夫、篮球、曲棍球运动员和其他主要需要核心技巧（包含扭转运动）的运动员来说能真正起到帮助作用。

　　坐在垫子上，向后屈左腿，左脚位于左臀旁。你可能需要将小腿肚肌肉向左拉。然后屈右腿，右脚放在左侧腹股沟处。轻轻勾右脚尖并张开脚趾，以保护右脚踝。

　　下一次吸气时，上半身坐直。呼气时，从肚脐处开始扭转，同时眼睛越过右肩凝视远处。将左手滑到右膝下方，掌心接触垫子，指尖指向身体。有意识地保持肩部均衡，胸部打开。通过深呼吸来伸展脊柱。呼气时，右臂绕到背后，用右手握住右脚拇趾。这是完全体式。全然深入地呼吸 3 ~ 7 次，然后换另一侧进行练习。

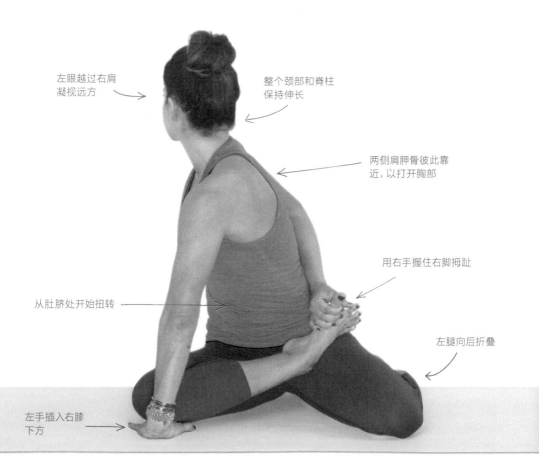

左眼越过右肩
凝视远方

整个颈部和脊柱
保持伸长

两侧肩胛骨彼此靠
近，以打开胸部

用右手握住右脚拇趾

从肚脐处开始扭转

左腿向后折叠

左手插入右膝
下方

拇趾式

这个开髋体式可能会失控，就像我一样，需要滚动好几次才能保持住。别担心，这就是瑜伽，我们不需要取悦谁。

从船式开始，慢慢屈膝，然后向前伸展，分别用两手的前3根手指握住两脚拇趾。当握住脚趾后，让脚趾活跃起来，脚掌向外蹬，尽可能伸直双腿。保持下背部伸展，胸部打开，两侧肩胛骨彼此靠近时背部保持正位。这样拉伸的是你的髋部和腘绳肌而不是背部。即便你不能伸直双腿，其实这也没什么大不了的，这只是意味着你的腘绳肌比较僵紧，尽力即可。

完全体式　　　　　　　　　　　　　　　调整变式

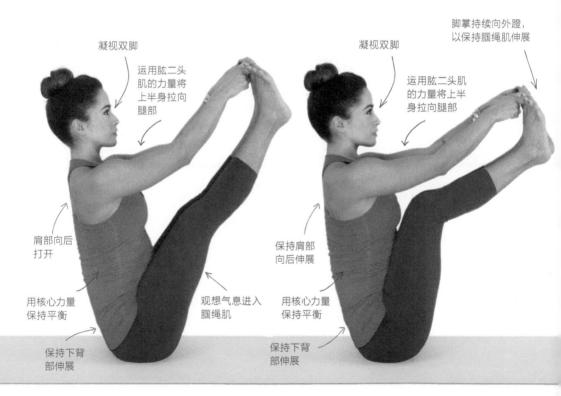

凝视双脚

运用肱二头肌的力量将上半身拉向腿部

肩部向后打开

用核心力量保持平衡

观想气息进入腘绳肌

保持下背部伸展

脚掌持续向外蹬，以保持腘绳肌伸展

凝视双脚

运用肱二头肌的力量将上半身拉向腿部

保持肩部向后伸展

用核心力量保持平衡

保持下背部伸展

坐角式

完全体式

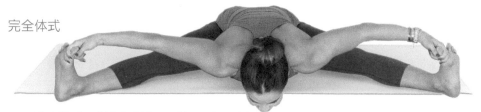

这个体式可以很好地打开髋部和大腿内侧。

开始时,上半身坐直,双腿尽可能分开。向天空方向转动大腿内侧,脚尖向上(它们很容易指向内侧)。保持脚趾张开和活跃(这将有助于腿部肌肉参与运动,防止腘绳肌以任何方式超伸)。

完全体式是用前3根手指握住拇趾并前屈,下巴着地,胸部尽可能打开。但是,如果目前你还做不到,则可以采用变式。有两种改良变式,可以根据髋部打开的程度来选择。

· 双手放在髋部两侧,如果髋部自然前旋,下背部还可以保持直立(这是因为你已经有了一定的柔韧性),那么就将双手放在身体前方的垫子上。

· 双手分别置于髋部两侧,如果你的髋部后旋,下背部向外突出,那么就说明你的髋部很僵紧。想要让髋部前旋,可将双手放在身后的垫子上,向下推垫子。你立刻就能感觉到大腿内侧的某种反应。发展柔韧性的关键就是耐心和坚持不懈。如果这样你还是觉得很痛苦,就在坐骨下方放一块折叠好的毯子。通常增加点儿高度都会让你感觉舒适一些。

调整变式

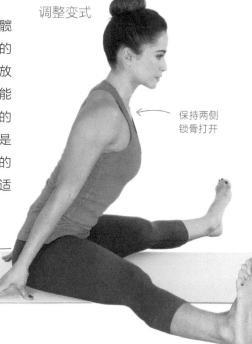

保持两侧
锁骨打开

保持下背部伸展

用双手手指下推垫子,
促进骨盆前旋

舞王式

从舞者式开始，右手握着右脚内侧足弓，然后向身体方向拉右脚。右手向上滑动至右脚上端，使右肘正对天空。

这是个强烈的后弯动作，所以要确保你的上背部敞开，不要压缩下背部。缓慢举起左臂并屈肘，使左肘指向天空。继续向后伸展，直到左手够到右脚。

用双手握着右脚，肩部放松，远离双耳。此时从侧面看，你正在形成 U 形而不是 V 形。这样有助于拉伸脊柱，避免压缩下背部。深呼吸，观想气息进入整个身体前侧。记得上提左侧髋骨，使股四头肌参与进来，或者略微屈膝，避免腘绳肌超伸。全然均匀地呼吸 3 ~ 7 次，然后返回，换另一侧进行练习。

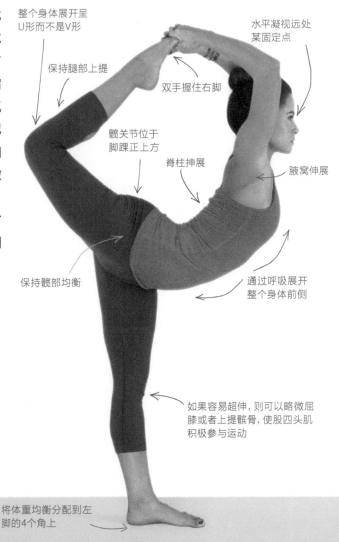

整个身体展开呈 U 形而不是 V 形

保持腿部上提

双手握住右脚

髋关节位于脚踝正上方

脊柱抻展

水平凝视远处某固定点

腋窝伸展

保持髋部均衡

通过呼吸展开整个身体前侧

如果容易超伸，则可以略微屈膝或者上提髋骨，使股四头肌积极参与运动

将体重均衡分配到左脚的4个角上

脚趾站立

这个体式真的是一个很有意思的平衡体式。除非你是超人，否则你肯定会跌倒很多次。

进入山式，然后找到前方远处与眼睛等高的一个固定点，凝视此处。提起左脚脚趾，尽可能张开它们，然后把它们放到地上。将重心转移到左脚上，并运用核心区域和髋屈肌的力量提起右腿，将右脚放到左侧腹股沟处。略微回勾右脚尖并张开所有脚趾，以保护脚踝，避免它被扭曲。

在下一次吸气时，屈左膝约30度，并开始从腰部前倾。左脚上提，跖球着地，双手落在脚前方约30厘米处。转移凝视点，现在注视垫子前方约1米处。左脚跖球着地，将脚进一步提起，右手放在胸前。慢慢地将左手也带上来，双手合掌呈祈祷状。

这个体式的技巧在于左脚跖球下推。保持左腿活跃，就好像你以单腿站立。注意，避免将重心落到膝关节上，否则会刺激膝关节，更容易跌倒。全然深入地呼吸3～7次，然后换另一侧进行练习。

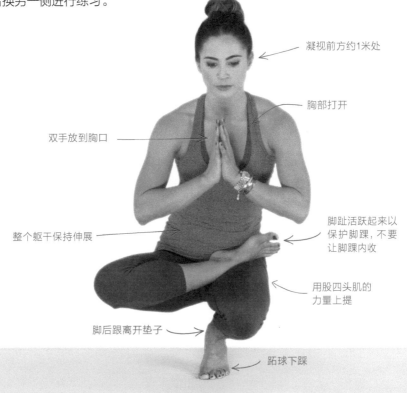

凝视前方约1米处

胸部打开

双手放到胸口

整个躯干保持伸展

脚趾活跃起来以保护脚踝，不要让脚踝内收

用股四头肌的力量上提

脚后跟离开垫子

跖球下踩

天堂鸟式

如果需要一个体式让自己看起来很酷，那么可以选这个体式。看，你能单腿平衡，重要的是还可以分腿，而且要在扣手中完成。

从山式站立开始，找到前方与眼睛等高的一个固定点，温和地凝视那里。吸气，提起脚趾，尽可能张开它们，然后再落下，形成这个平衡姿势的稳固根基。将重心转移到左脚上，下一次吸气时提起右腿，将体重均衡地分配到左脚的4个角上。提起右腿时，身体略微前倾，使你能将右臂经过右腿前侧绕到背后。左臂向后伸，两手伸向彼此并相扣。如果做不到，则可以用瑜伽带连接双手。

如果容易超伸，则有意识地让站立腿微屈，或者上提站立腿的髌骨，使股四头肌参与练习。在呼吸时，想象空气通过左脚掌进入身体，然后伴随着呼吸一路向上穿过整个身体。每次吸气时，你都仿佛长高了一点儿。这样的观想可以帮助你在体式中保持稳定。保持3～7次呼吸，然后换另一侧进行练习。

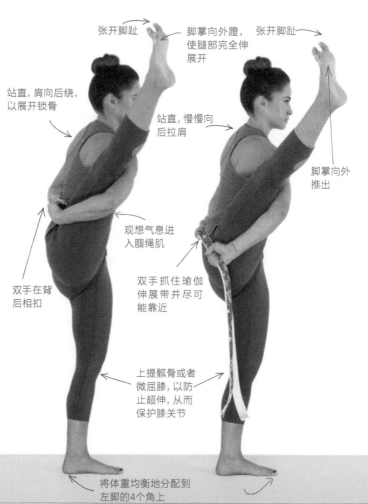

张开脚趾

脚掌向外蹬，使腿部完全伸展开

张开脚趾

站直，肩向后绕，以展开锁骨

站直，慢慢向后拉肩

脚掌向外推出

观想气息进入腘绳肌

双手在背后相扣

双手抓住瑜伽伸展带并尽可能靠近

上提髌骨或者微屈膝，以防止超伸，从而保护膝关节

将体重均衡地分配到左脚的4个角上

弓式

弓式可以有效地打开身体前侧，尤其是能让整个胸部的感觉棒极了。如果你在一天中的大部分时间都坐在电脑前或者你是一名运动员，那么我强烈建议你将这个体式加入到瑜伽练习中。

面朝下俯卧在垫子上，深吸气。在呼气时，屈双腿并张开脚趾。吸气时，手臂向后伸展，够到脚背，然后手伸向同侧脚的外侧。如果此时双膝已经分开，让它们保持与髋同宽；如果你很难做到膝关节对位，则可以在大腿之间夹一块瑜伽砖。吸气时，胸部和双腿离地，凝视前方约 1 米处的地面。你还可以选择在吸气时向前滚，呼气时向后滚。不过，要在空腹时这样做。

无论你前后滚动或者保持静止，都可以通过呼吸伸展整个脊柱，而不要挤压下背部。保持脚趾活跃，这将促进你的腘绳肌始终参与练习。观想气息进入任何僵紧的区域，尤其是肩部前侧。双肩放松，远离双耳。保持 3 ~ 7 次全然深入的呼吸，然后慢慢返回。

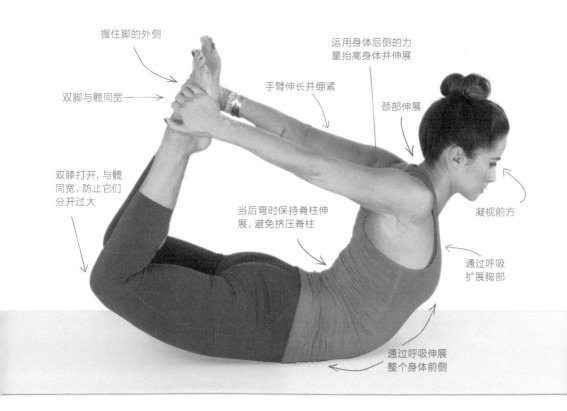

握住脚的外侧

运用身体后侧的力量抬高身体并伸展

双脚与髋同宽

手臂伸长并绷紧

颈部伸展

双膝打开，与髋同宽，防止它们分开过大

当后弯时保持脊柱伸展，避免挤压脊柱

凝视前方

通过呼吸扩展胸部

通过呼吸伸展整个身体前侧

拇趾弓式

这个深度后弯体式要求整个身体前侧具有很好的柔韧性。请相信我，在做这个练习前你可要像疯了一样热身，还要确保在骆驼式和轮式中感觉很舒适，然后才能尝试这个练习。

从弓式开始，你需要翻转握着的手来进入这个体式。我喜欢一次完成一侧手的动作。右手顺右脚背滑动，然后肘关节向右侧打开，再向上转动，对着天空。以同样的方式完成左侧的动作，如果感觉颈部没问题，则抬起眼睛注视天空。从肘关节到膝关节，伸展身体，观想每节脊柱之间都伸展开，以防止挤压下背部。保持双膝相互靠近，使它们之间的距离不要宽于髋部。双肩放松，远离双耳。在此保持 3 ~ 7 次呼吸，然后返回。

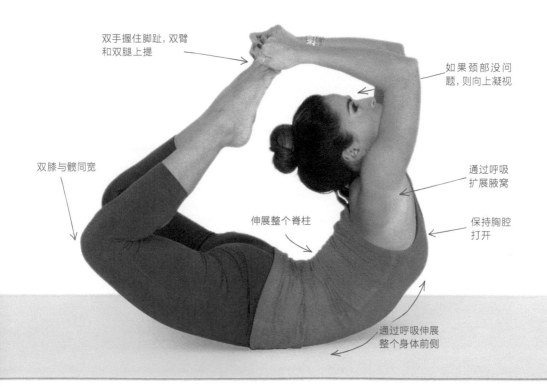

双手握住脚趾，双臂和双腿上提

如果颈部没问题，则向上凝视

双膝与髋同宽

通过呼吸扩展腋窝

伸展整个脊柱

保持胸腔打开

通过呼吸伸展整个身体前侧

孔雀起舞式（前臂支撑式）

孔雀起舞式对我来说意义非凡，因为它对上半身力量的要求很高，而这正是我所缺乏的！它还需要腋窝和肩部能很大幅度地打开。你在做这个体式时要记住这两点。

传统的练习方式是前臂平行，手掌平放在地上。这对我的肩部来说感觉不是很好，所以我以祈祷式（肘部落在双肩下方）来练习。这两种方式都好，我建议你把这两种都试试，看哪种更适合自己。

无论你计划采用哪种方式，都从跪立在垫子上开始。手肘落在垫子上，用手握住对侧的肱二头肌。确保你握住的是肱二头肌而不是肘关节，否则会导致两侧肘关节间距略宽，从而导致根基不稳定。

保持肘关节的位置不变，然后双手进入位置。可以将双手平放在地上，两侧前臂平行，或者双手在前方呈祈祷状。从这里开始下推前臂，使整个肩部区域参与进来。用力下推，应感觉到两侧肩胛骨之间的区域被打开。这种力度也是你在整个练习过程中要保持的。

卷起脚趾，进入海豚式，双脚慢慢靠近身体，尽可能接近骨盆。然后提起一条腿并张开脚趾，用前臂将垫子推离开，并用身体后侧的力量进一步提起髋部，直到另一条腿也离开垫子。如果下面的腿需要一点儿弹跳力，那么也没问题。只是要避免用上面的腿来弹跳，因为惯性会导致你翻转过去进入极度后弯中。尽可能有控制且有力地进入体式。

当双腿都离开地面后，使它们进入 V 形姿势。你可以将双腿作为杠杆来找到平衡，将骨盆带到中立位置上。持续张开所有脚趾，并用前臂推垫子。慢慢将双脚拇趾并拢，通过呼吸展开整个身体。在该体式中保持 3 ~ 7 次呼吸，然后依次缓慢放下双腿。

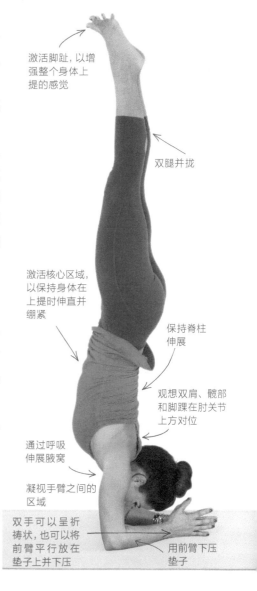

激活脚趾，以增强整个身体上提的感觉

双腿并拢

激活核心区域，以保持身体在上提时伸直并绷紧

保持脊柱伸展

观想双肩、髋部和脚踝在肘关节上方对位

通过呼吸伸展腋窝

凝视手臂之间的区域

双手可以呈祈祷状，也可以将前臂平行放在垫子上并下压

用前臂下压垫子

孔雀起舞式（前臂支撑空背部变式）

如果你增强了上背部的力量并逐步提升上背部和胸部的柔韧性，那么你肯定想要将这个空背部式的变式加入到你的练习中。

从前臂支撑开始，通过几次呼吸来稳固好你的根基，然后缓慢呼气并将骨盆向后送（超过头部），而双腿略向地面倾斜形成一个小角度。保持髋骨上提，使股四头肌参与练习，双脚跖球向外伸展，张开脚趾，让它们活跃起来。这些可以使腿部肌肉参与练习，并增强整个身体上提的感觉，而不是将体重压向双肩和前臂。前臂始终下推垫子，全然而深入地呼吸 3 ~ 7 次，然后返回进入婴儿式。

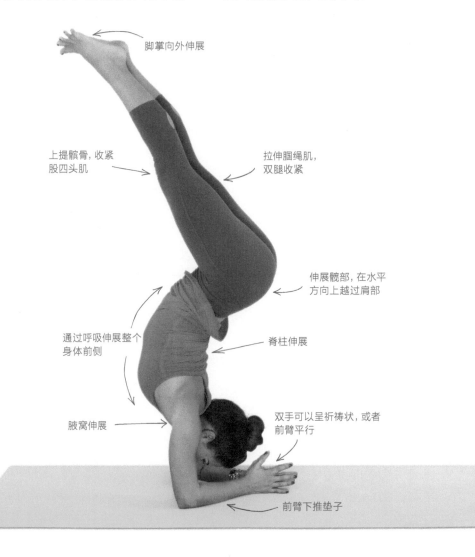

脚掌向外伸展

上提髋骨，收紧
股四头肌

拉伸腘绳肌，
双腿收紧

伸展髋部，在水平
方向上越过肩部

通过呼吸伸展整个
身体前侧

脊柱伸展

腋窝伸展

双手可以呈祈祷状，或者
前臂平行

前臂下推垫子

单腿昆迪亚一式（单腿圣者式）

　　当你可以做乌鸦式并开始学习其他类似体式（如侧乌鸦式）时，你就可以开始享受从一个令人叹为观止的体式转换到另一个的乐趣了。我最喜欢的转换方式之一就是从侧乌鸦式进入单腿圣者式。当进入这个体式后，你可以将上面的腿返回到侧乌鸦式，然后决定下一步怎么办。你可以进入三脚架头倒立式，或者向后跳到四柱式。有无数种选择。

　　从侧乌鸦式的完全体式开始，双腿向右侧伸展，保持该姿势几次呼吸，找到平衡。当你准备好以后，开始向后伸展右腿。保持双脚脚掌向外伸展，脚趾张开，以帮助双腿肌肉积极参与运动。在向后伸腿时，身体略微前倾。小心地让你的手臂处于打蜡姿势，避免双肩拱起。用双手推垫子，并想象有人提着绕在你上背部的绳子。这种上提的感觉将帮助你保持躯干稳定，并促进你的肋间肌上提。在此保持 3 ~ 7 次呼吸，温和地凝视前方，然后换另一侧进行练习。

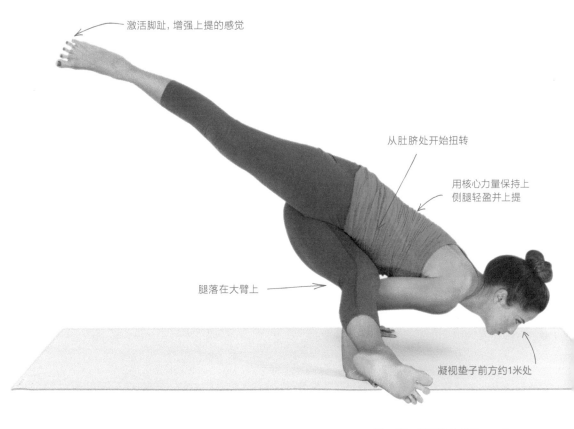

激活脚趾，增强上提的感觉

从肚脐处开始扭转

用核心力量保持上侧腿轻盈并上提

腿落在大臂上

凝视垫子前方约1米处

轮式变式

如果你感觉做基本轮式时已经很轻松并准备进一步深入体式，那么你可以提起一条腿并伸到空中。尝试将体重均衡地分配到双手和另一只脚上，张开所有脚趾，并尽可能伸直举起来的腿，在此保持几次呼吸。当准备好返回时，慢慢将身体放到垫子上，然后换另一侧进行练习。

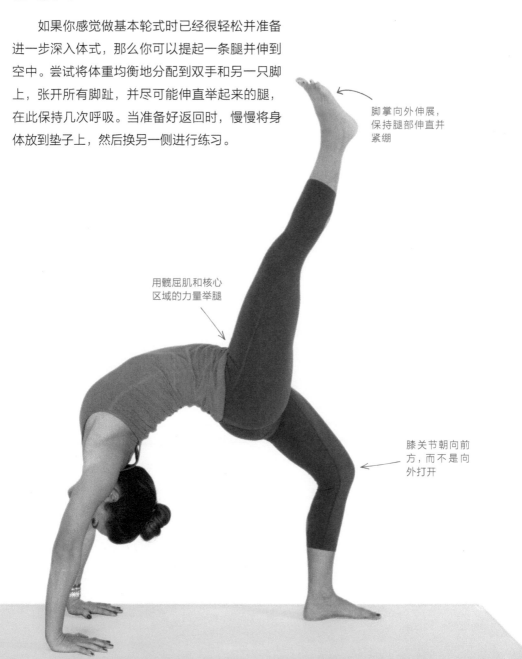

脚掌向外伸展，保持腿部伸直并紧绷

用髋屈肌和核心区域的力量举腿

膝关节朝向前方，而不是向外打开

单腿格拉瓦式（飞鸽式）

　　飞鸽式是小鸽飞行式的下一步，它主要需要核心区域和身体后侧的力量。

　　从小鸽飞行式开始，左侧小腿横跨双臂，右脚上提。在吸气时，张开右脚所有脚趾，并用身体后侧的力量向后伸展右腿。持续运用腘绳肌的力量保持右腿伸直并紧绷。想象你的腿部如此结实有力，即使有人在上面走或者推它，它都纹丝不动。

　　你会发现将左脚保持在右臂上有点儿困难。这时可以试试左脚脚趾能不能像手指那样回勾并抓住右臂。在此全然深入地呼吸，然后返回到小鸽飞行式，换另一侧进行练习。

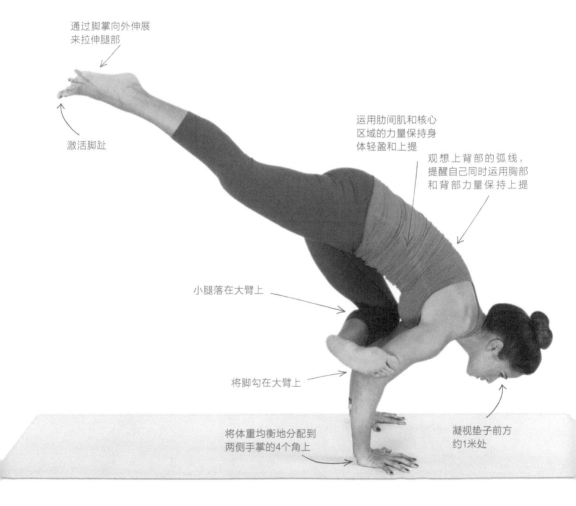

通过脚掌向外伸展
来拉伸腿部

激活脚趾

运用肋间肌和核心
区域的力量保持身
体轻盈和上提

观想上背部的弧线，
提醒自己同时运用胸部
和背部力量保持上提

小腿落在大臂上

将脚勾在大臂上

将体重均衡地分配到
两侧手掌的4个角上

凝视垫子前方
约1米处

手倒立

　　这个体式看上去很有趣，但它确实需要很好的平衡能力，上半身及核心区域需要具有足够的力量，腋窝和肩部区域要有一定的柔韧性。如果你希望练习这个体式，那么我最好的建议是坚持练习，不要放弃。最终，你肯定能做到。

增强力量

　　开始练习手倒立之前，需要增强力量并去了解骨盆在头部上方时的感觉。我建议你找个搭档配合练习，这比靠墙更好。我认为墙只是一种假想的安全感，你知道它肯定在那里，所以你会跳着利用惯性将双腿靠在那里，而不是运用自己的力量上提或者综合利用惯性和力量提起下面的腿。所以，找到你的搭档。让她站在你的身后，让她的优势腿在前，另外一条腿在后，两腿分呈运动姿态。然后你对着她进入下犬式，从这里提起，用双脚跖球部分触地站立，双眼盯着双手大拇指之间的区域，然后向前跳，有意识地向远处推垫子，并将骨盆带到头部上方。这感觉起来有些奇怪和可怕，但是你的搭档会将双手放在你的髋部后侧并向下推你的髋部，使你不会翻过去。当你抬起腿后，让她把你推下去，然后你马上再跳起来。这种方式能非常

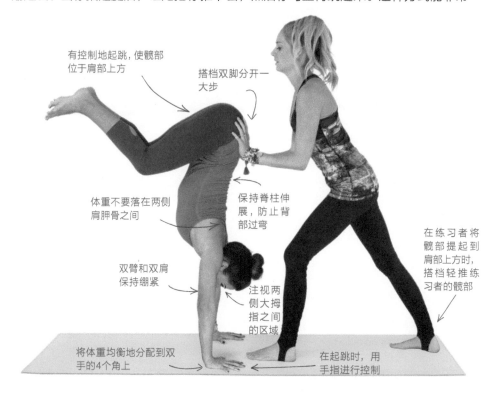

有控制地起跳，使髋部位于肩部上方

搭档双脚分开一大步

体重不要落在两侧肩胛骨之间

保持脊柱伸展，防止背部过弯

双臂和双肩保持绷紧

注视两侧大拇指之间的区域

在练习者将髋部提起到肩部上方时，搭档轻推练习者的髋部

将体重均衡地分配到双手的4个角上

在起跳时，用手指进行控制

有效地增强肩部力量。重复3～7次后休息一下，然后再次开始练习。

进入最终体式

双手放在垫子上，两手间距与肩同宽。张开所有手指并抓向垫子，指根（尤其是拇指和食指）仿佛要插入到垫子里。凝视两手拇指之间的区域，然后双脚向前移动，尽可能靠近双手。双手下压垫子，直到你能感觉到两侧肩胛骨之间的张力。然后提起一条腿，张开所有脚趾，运用身体后侧的力量尽可能高地抬起腿。

或许你的力量充足，可以将一条腿轻松抬起，另外一条腿也随之而来；或者下面的脚需要借助一点儿弹跳力，这样也很好，只是要确保运用核心力量有控制地进入体式。避免上面的腿弹跳过度，否则惯性会使你进入深度后弯。当双腿都举起后，使它们呈V形，脚趾张开。移动双腿，找到平衡位置，摆正骨盆位置。

当你感觉身体平衡后，慢慢地合拢双腿，两脚拇趾并拢，并持续将双脚跖球上提。保持3～7次呼吸，然后有控制地缓慢返回。

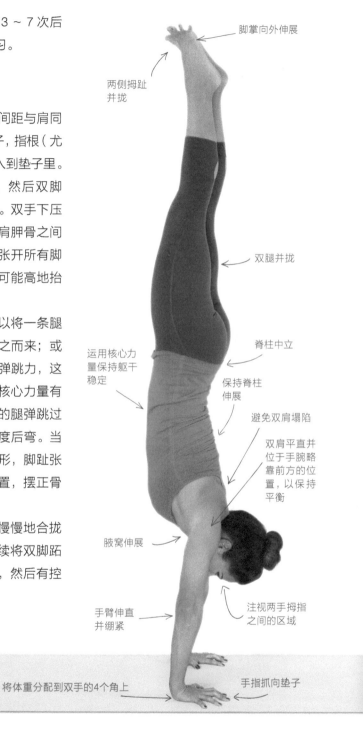

脚掌向外伸展

两侧拇趾并拢

双腿并拢

脊柱中立

运用核心力量保持躯干稳定

保持脊柱伸展

避免双肩塌陷

双肩平直并位于手腕略靠前方的位置，以保持平衡

腋窝伸展

注视两手拇指之间的区域

手臂伸直并绷紧

将体重分配到双手的4个角上

手指抓向垫子

脸颊敬畏式（下巴支撑式）

这个体式曾经令我很害怕，它看上去像把颈部放在一个相当危险的位置上，但事实上大部分体重应该由手臂来承担。你可以认为下巴接触垫子只是为了维持平衡，而不是要靠它做什么。我的建议是，要确保上半身稳固并在诸如手倒立和前臂支撑这样的体式中感觉舒适，然后再开始尝试这个体式。

从低位平板式开始，屈肘90度，运用脚趾将自己向前带，使肘关节正好位于手腕上方，轻轻地将下巴放到垫子上。运用背部和核心区域的力量提起一条腿，使其垂直于地面，然后将另一条腿也提起来。张开脚趾，伸展双腿。用双手持续下推垫子，保持大部分体重由上半身承担。通过呼吸伸展整个脊柱，双腿紧靠在一起，好像有一条能量线从头顶一路向上到达双脚。在此保持3～7次呼吸，然后依次放下双腿。

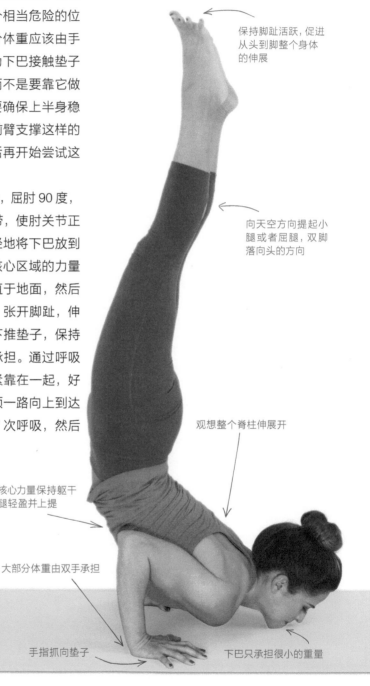

保持脚趾活跃，促进从头到脚整个身体的伸展

向天空方向提起小腿或者屈腿，双脚落向头的方向

观想整个脊柱伸展开

运用核心力量保持躯干和双腿轻盈并上提

大部分体重由双手承担

手指抓向垫子

下巴只承担很小的重量

下巴支撑蝎子式

如果你的下巴支撑练习已稳定，就可以更进一步进入蝎子式变式。

从下巴支撑式开始，慢慢弯曲左膝，脚趾落向头部方向。双手继续推垫子，通过呼吸伸展整个脊柱，使下背部不要受到挤压。当你感觉稳定后，屈右腿，进入完全体式。保持 3 ~ 7 次呼吸，然后返回一条腿，另外一条腿随后返回。

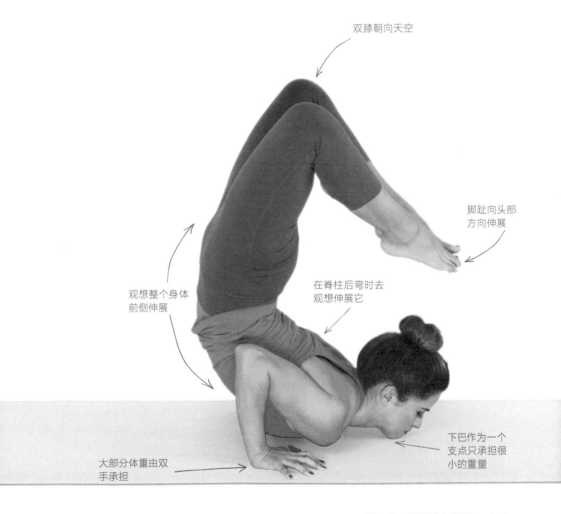

双膝朝向天空

脚趾向头部
方向伸展

观想整个身体
前侧伸展

在脊柱后弯时去
观想伸展它

下巴作为一个
支点只承担很
小的重量

大部分体重由双
手承担

前臂支撑蝎子式

前臂支撑蝎子式是一个非常美妙的体式,它融合了瑜伽练习所有的元素:力量、平衡、柔韧性和专注。我建议你只有在建立了前臂支撑的稳定性和完成轮式之后,再开始尝试这个体式。

从前臂支撑式开始,下推垫子,激活双脚,开始屈腿。当你这样做的时候,弓背并观想整个脊柱的伸展。双眼凝视前方,你越往远处看就越容易进入上背部的深度后弯。重要的是深度后弯部位在上背部,因为这样可以保护下背部。通过呼吸,从双膝到双肩伸展整个身体前侧。保持 3 ~ 7 次呼吸后,按原路缓慢返回。

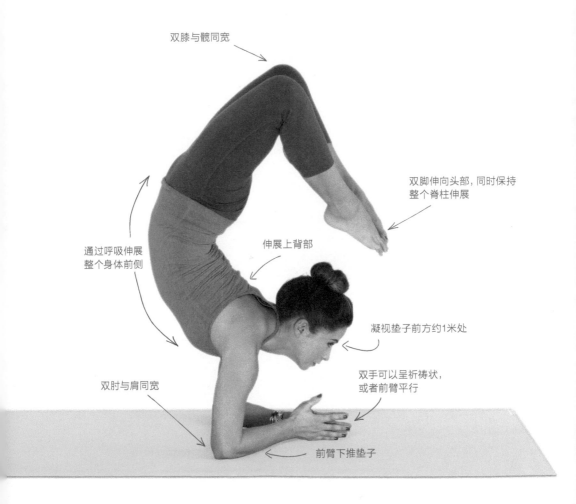

双膝与髋同宽

双脚伸向头部,同时保持整个脊柱伸展

通过呼吸伸展整个身体前侧

伸展上背部

凝视垫子前方约1米处

双手可以呈祈祷状,或者前臂平行

双肘与肩同宽

前臂下推垫子

手倒立蝎子式

想知道秘密吗？我发现这个体式远比手倒立容易进入。将腹部向外伸展，小腿向另一侧伸展，不费力就能找到平衡。记得提高凝视点，这能让背部后弯更均衡。

从手倒立开始，双腿呈 V 形，张开脚趾。慢慢屈左腿，脚趾落向头部方向。同时，眼睛上抬，凝视前方。这样有助于保持背部后弯的姿态。保持下推垫子，如果你的肘部容易超伸，则有意识地微屈肘部。运用指尖来保持平衡，当你在某个恰当的点找到平衡以后，开始慢慢屈右腿，保持脚趾张开。从侧面看，你的身体正在形成一个大写字母 P。伸展整个背部，全然深入地呼吸 3 ~ 7 次，然后有控制地返回。

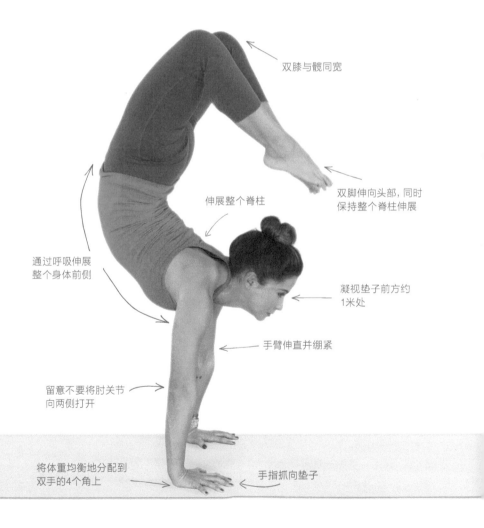

双膝与髋同宽

伸展整个脊柱

双脚伸向头部，同时保持整个脊柱伸展

通过呼吸伸展整个身体前侧

凝视垫子前方约1米处

手臂伸直并绷紧

留意不要将肘关节向两侧打开

将体重均衡地分配到双手的4个角上

手指抓向垫子

单腿昆迪亚二式（单腿圣者式）

　　这是一个很酷的手臂平衡练习，它建立了一个非常好的过渡基础。我喜欢运用身体后侧的力量从这个体式进入下巴支撑式。这很美妙，而且也很有意思。

　　从蜥蜴式开始，在下一次吸气时，将右臂带入右腿下方，使右腿腘绳肌位于右臂的肱三头肌上。然后双手下推垫子，并用左脚脚趾将整个身子略向前送。提起右腿，张开脚趾，运用身体后侧的力量提起左腿。核心部位保持绷紧，从头到脚趾尽可能伸长。确保双腿积极参与运动，这将有助于你在姿势中保持伸展、绷紧和上提。保持 3 ~ 7 次呼吸，然后返回，换另一侧进行练习。

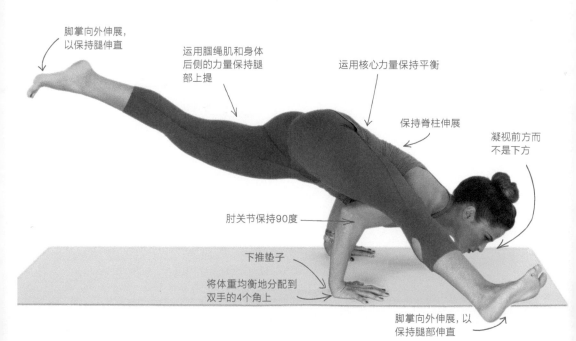

脚掌向外伸展，
以保持腿伸直

运用腘绳肌和身体
后侧的力量保持腿
部上提

运用核心力量保持平衡

保持脊柱伸展

凝视前方而
不是下方

肘关节保持90度

下推垫子

将体重均衡地分配到
双手的4个角上

脚掌向外伸展，以
保持腿部伸直

萤火虫式

在课堂上提及这个体式的梵文名字总是让我忍俊不禁。做这个超级有意思的体式需要髋部具有一定的柔韧性，核心区域和上背部力量充足。

有两种方式进入这个体式。第一种（也是我更喜欢的）是坐在垫子上，屈双腿，然后提起右腿，将右侧膝关节尽可能高地放到右臂之后。在左侧也这样平衡地完成动作，然后向前滚。双手放到垫子上，与肩同宽，运用核心力量和前后摆动的惯性将自己提起来。双脚脚掌向外蹬，张开所有脚趾。运用核心力量，尽可能高地提起髋部，眼睛凝视前方，保持全然深入的呼吸。

第二种进入的方式是站在垫子上，双脚打开，感觉双脚间的距离略宽于髋部。上半身前弯，双臂分别绕过双腿，双手放在身后不远处，与肩同宽。然后深度屈膝并下推双手，将重心从双脚转换到双手上。双脚提起离地，运用核心力量将髋部提得更高。运用肋间肌和核心区域的力量保持上提，双脚脚掌向外蹬，张开脚趾，保持双腿积极参与活动。双眼凝视前方，保持 3 ~ 7 次呼吸。当你准备好后，返回体式。

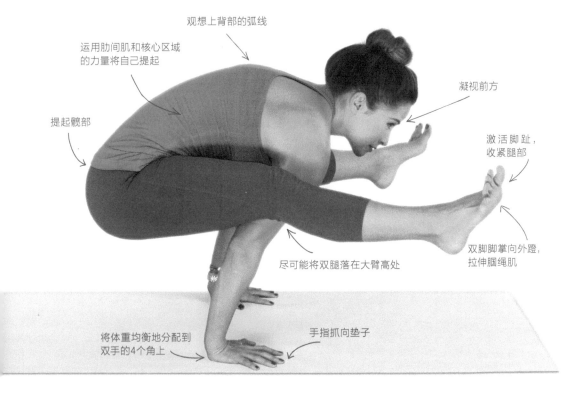

观想上背部的弧线

运用肋间肌和核心区域的力量将自己提起

凝视前方

提起髋部

激活脚趾，收紧腿部

尽可能将双腿落在大臂高处

双脚脚掌向外蹬，拉伸腘绳肌

将体重均衡地分配到双手的4个角上

手指抓向垫子

前臂轮式

练习轮式的感觉非常舒适，这个体式是继续深入的最好方法。它对整个肩部和上背部的柔韧性的要求较高，所以开始进入这个体式时要记住这一点。

从轮式开始，当你准备好后，慢慢地将右臂放到垫子上，然后放左臂。双肘应该正好位于双肩下方，双手可以平放或者呈祈祷状。凝视双肘之间的区域，提起髋部。保持双膝朝前，避免脚趾向外。全然深入地呼吸 3 ～ 7 次，然后返回轮式，再从该体式中返回。

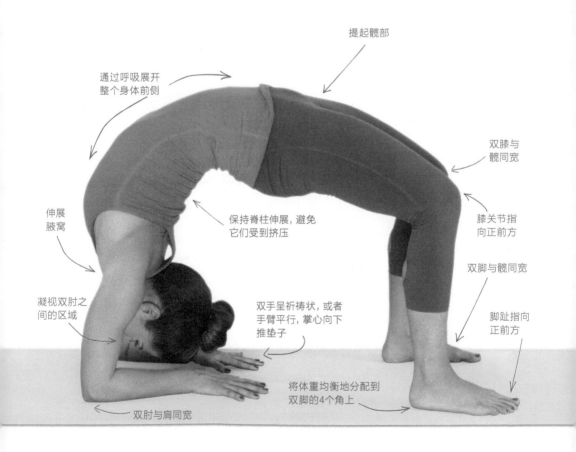

提起髋部

通过呼吸展开
整个身体前侧

双膝与
髋同宽

伸展
腋窝

保持脊柱伸展，避免
它们受到挤压

膝关节指
向正前方

双脚与髋同宽

凝视双肘之
间的区域

双手呈祈祷状，或者
手臂平行，掌心向下
推垫子

脚趾指向
正前方

双肘与肩同宽

将体重均衡地分配到
双脚的4个角上

完全鸽子式

如果你能很好地完成轮式、弓式以及舞者翻转手，那么你所获得的最好奖励就是这个极度后弯。

跪在垫子上，双膝和两侧脚踝打开，与髋同宽。提起髋部，双手呈祈祷状置于胸前。当向前推髋部时，略微回收尾骨，提起胸部并后倾。手臂伸展过头并继续后倾，提起胸部，使脊柱呈倒 U 形。将双手放到垫子上，手指挪动到双脚外侧，然后将手放到脚后。当呼气时，向内转动手肘，使它们和肩部对位，并将前臂落下，头部离开垫子，双眼凝视手肘之间的区域。保持脊柱轻盈并上提，观想气息从双膝向双肘展开。在这个体式中保持 3 ~ 7 次呼吸。当你准备好返回时，双手回到双肩下方并下推垫子，抬起身体，从体式中返回。

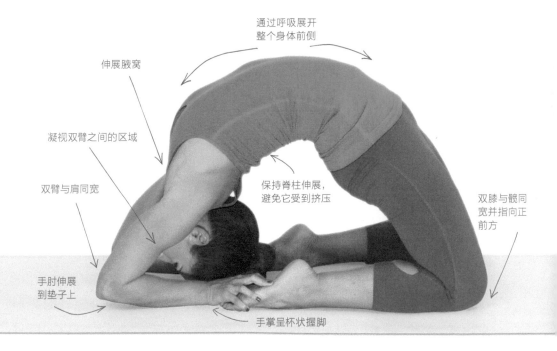

通过呼吸展开整个身体前侧

伸展腋窝

凝视双臂之间的区域

双臂与肩同宽

保持脊柱伸展，避免它受到挤压

双膝与髋同宽并指向正前方

手肘伸展到垫子上

手掌呈杯状握脚

高级练习序列

序列 1

1. 花环式
（见第168页）

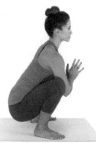

2. 乌鸦式（见第208页）
A）

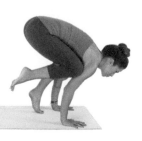

B）

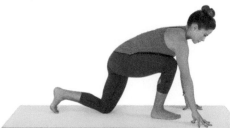

3. 半串联

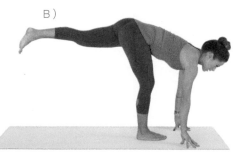

4. 到战士三式（见第180页）

A）

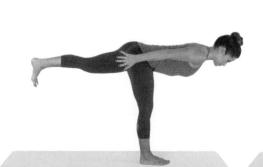

B）

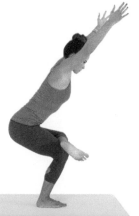

C）

5. 站立鸽子变式
（见第187页）

6. 小鸽飞行式
（见第214页）

A）
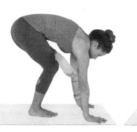

B）
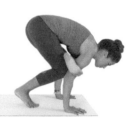

C）
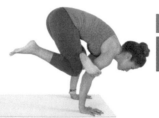

7. 串联

换另一侧
进行练习

序列 2

1. 堕落天使式
（见第220页）

A）

B）

C）

D）

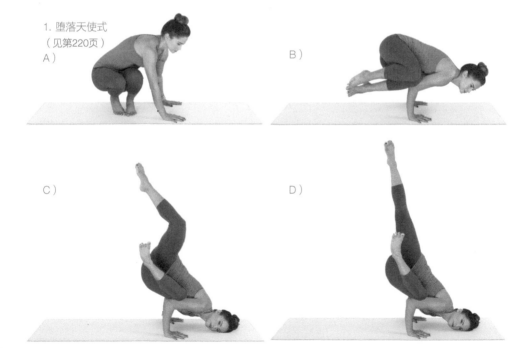

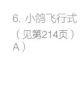

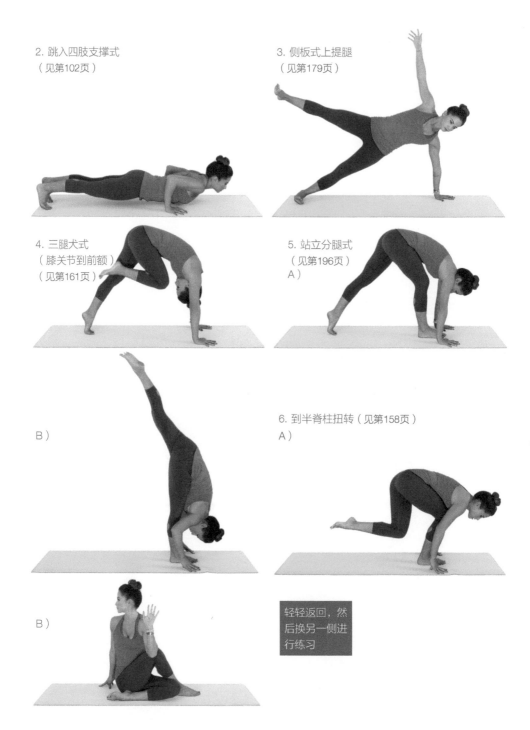

2. 跳入四肢支撑式
（见第102页）

3. 侧板式上提腿
（见第179页）

4. 三腿犬式
（膝关节到前额）
（见第161页）

5. 站立分腿式
（见第196页）
A）

B）

6. 到半脊柱扭转（见第158页）
A）

B）

轻轻返回，然
后换另一侧进
行练习

序列 3

1. 鹰式（见第190页）

2. 战士一式
（见第105页）

3. 鸽子式（见第89页）

4. 美人鱼式（见第150页）
A）

B）

5. 鸽王式（见第243页）
A）

B）

6. 骆驼式（见第238页）

7. 半串联

换另一侧
进行练习

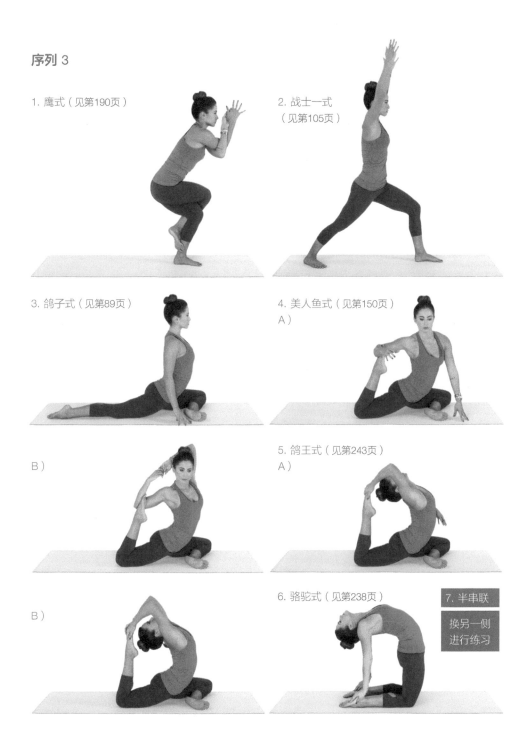

序列 4

1. 花环式
（见第168页）

2. 三脚架头倒立
（见第218页）
A）

B）

C）

D）

E）

F）

3. 乌鸦式（见第208页）
A）

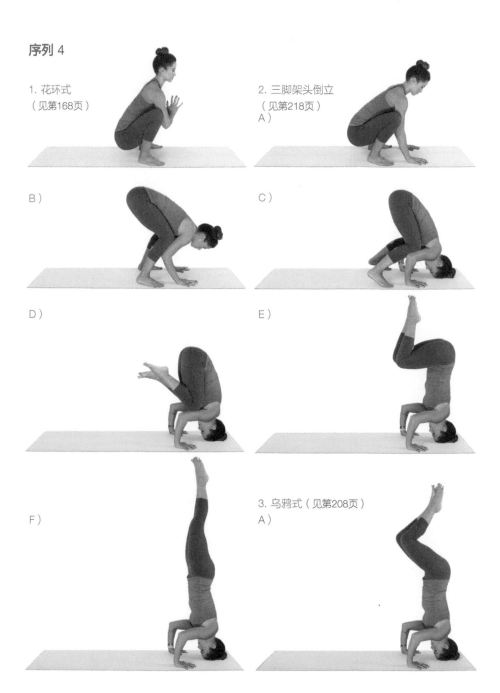

B）

C）

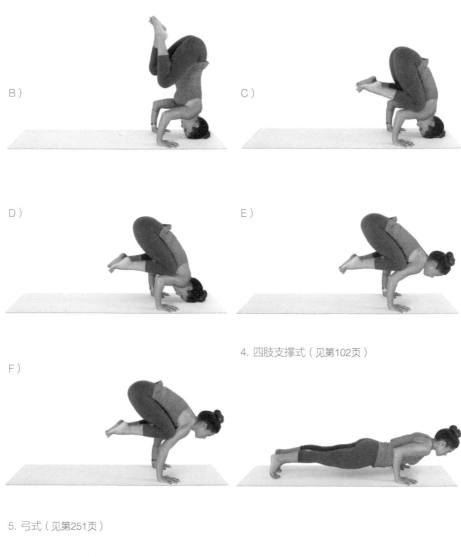

D）

E）

4. 四肢支撑式（见第102页）

F）

5. 弓式（见第251页）

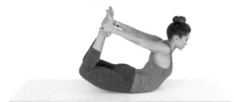

6. 拇趾弓式（见第252页）

A）

B）

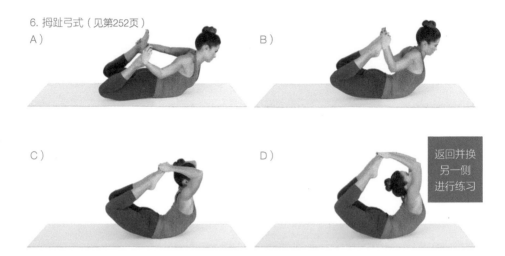

C）

D）

返回并换
另一侧
进行练习

序列 5

1. 串联

2. 单腿圣者式（见第264页）

A）

B）

C）

D）

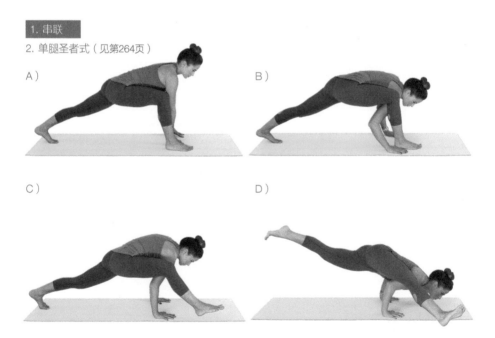

3. 下巴支撑蝎子式（见第261页）

A）

B）

4. 串联

换另一侧
进行练习

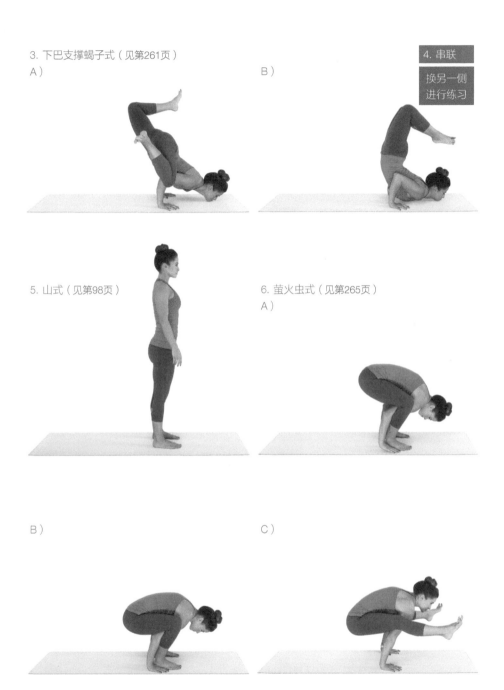

5. 山式（见第98页）

6. 萤火虫式（见第265页）

A）

B）

C）

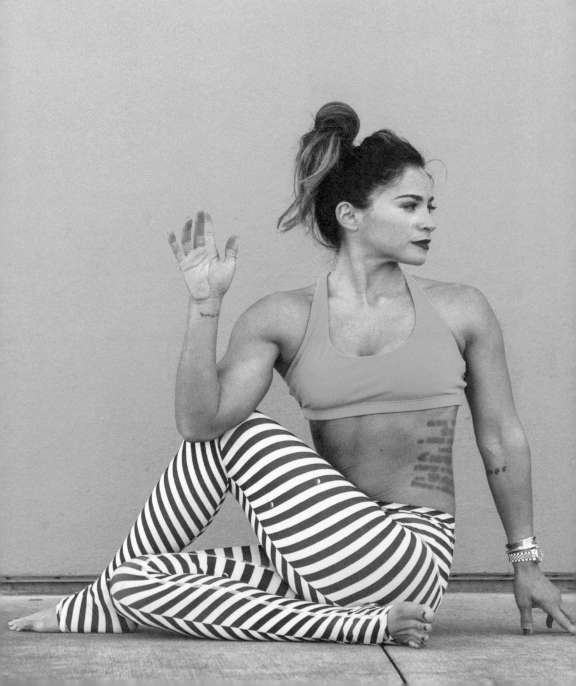

第 6 章

复元瑜伽

练习

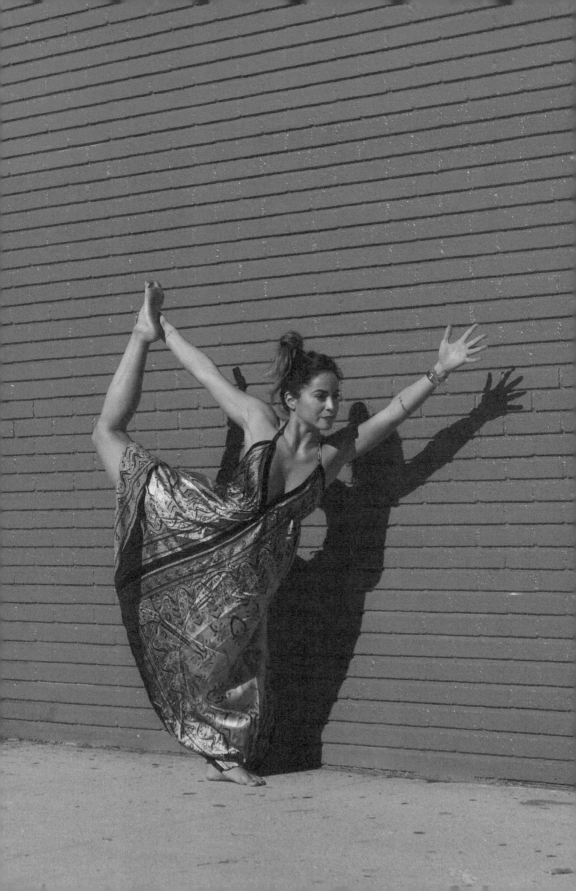

坚持不懈

2014年11月

我 16 岁时，为了避免我卷入各种麻烦，妈妈说服我去哥斯达黎加留学，我住在小镇上的一个寄宿家庭中。除了我们 6 个交换生，小镇上只有少数人说英语。

那时我不知道什么叫害怕。要知道，那时候还没有脸书。忘了智能手机吧，当时我所认识的人甚至都没有手机。我与家人和朋友就靠书信（至今这依然是我喜欢的交流方式之一）和电子邮件进行联系。那时当地网吧的网速比树懒快不了多少，而且网吧很少。

我和寄宿家庭的孩子一起进入了当地的一所高中，还和寄宿家庭的妈妈去过几次教堂。我接受任何事物，并尽力去做，也没有因为西班牙语不好而发生什么尴尬的事。刚到的时候，我几乎不会说西班牙语，而 6 个月后离开的时候，我的西班牙语已经非常流利了。

自那以后，我重返哥斯达黎加已经超过 15 次。15 年后，我们几个为数不多的交换生仍保持着亲密联系。贝斯是德国人，我在德国居住期间，我们曾来了一次说走就走的伊斯坦布尔之旅。贝萨尼来自缅因州，她参加了我的婚礼，至今仍是我最亲密的朋友之一。

我告诉你们这些事是因为我现在正在飞往哥斯达黎加的飞机上，去往我第一次单独带领静修的路上。以前我带领过静修，但经常是作为协调员和索菲亚一起工作。这次是我自己单独一人，真的不知道如何去做。

但我最终做到了。

我在博客上介绍了这次静修，不知何故，竟然有人报名了。现在我正在期待着来自世界各地的五个学生：两个瑞典女人、一个瑞士男人、一个法国女人和一个加拿大女人。我在丛林中租了一套房子，我担心它是否会如网上的照片中一样舒适，但现在没时间担心了，我太累了。

在布拉格城外的一个小镇上，凌晨 2：45 起床。盖瑞开车送我去机场，从那飞往布鲁塞尔，再飞往新泽西，然后飞往迈阿密，那儿有我的一个老朋友詹姆斯，他慷慨地让我将一堆背包放在他的公寓里。

我的博客宣传还有额外福利，健康和保健行业的公司资助我了一些产品。几个小时后，我带着有机美容产品椰子油和一堆新的健身器材，搭乘航班从迈阿密飞往哥斯达黎加。

离开布拉格 36 小时后，我满头大汗地赶到了租车柜台，强烈的时差反应使我几乎不知道身处什么年代。我坚持让工作人员说西班牙语，当我回答时，他看起来很吃惊。"听到她说什么了吗？"他问旁边的同事，"什么口音？

你在哪儿学的西班牙语？"我面露喜色。我擅长学习语言，这是我的一项本领。在听另一种语言的单词和短语后，一般我都能完全记住。我告诉他我曾在两小时路程以外的小镇上留学。

"不过，自己开车去那座房子有点儿困难，"我说，"那儿实在太偏远了。"他指着地图说："不要紧张，你有地图。另外，你已经离哥斯达黎加很近了，你可以停下来问路，你会没事的"。"好吧，我的朋友艾建卓将和我一起去。"我一边说一边看表，想知道她在哪里。

我和艾建卓相识于前述的出国留学，那时我 16 岁。她同意为我们做哥斯达黎加传统饭菜并帮着打扫卫生。

艾建卓和我约好一小时后在租车的地方见面，我坐着等她。一小时后，一个工作人员叫我去他的柜台，他说："有你的电话。"是艾建卓打来的。

"坎迪斯！"她大声说，"非常抱歉，我的电话坏了，不得不向别人借用。"她气喘吁吁地说："我坐大巴去见你，警察在车上发现了装满可卡因的罐头。当然没有人承认是自己带的，现在警察在逐个审问。我很抱歉，但没办法，只要他们同意我走，我就叫出租车去和你碰头。"

三小时后，她来了，然后我们一起出发。到达那座房子时，我欣慰地看到房子和网上描述的一样美丽。白色的外墙、蜜色的装饰和郁郁葱葱的丛林背景形成强烈对比，巨大的灰色花岗岩泳池

的一端有一个瀑布，两侧有吊床，往远处看就是海边。艾建卓和我快速在小镇上买了各种东西，为一周课程做准备，为学生们安排房间。

第二天下午，学生们陆续到达，他们因旅途劳顿而想休息。最后一个学生在晚上 8：00 到达，她说："我等不及要睡觉了，一周的课程令人极其兴奋。但我的压力太大了，能放松一下就好了。"

当我在浴缸中洗澡时，听到卧室外面有人敲门。"进来！"我喊道，本以为是艾建卓，可是没有人进来。

敲门声再次响起。

"艾，进来。"我说。

但依然没人进来。

我从浴缸中出来，裹好浴巾，冲到卧室门口，原来是刚到的那个加拿大女人。

"很抱歉打扰您，"她说，"不过我的床下有一只蝎子。"哦，天哪！

我不是那种轻易被虫子吓倒的人，除了蜘蛛，我几乎能应付任何虫子。但蝎子？我甚至从未见过，不知道会发生什么。这东西有多大？我该怎么处理它？只是赶走它吗？它有毒吗？我有太多问题，但没有一个可以问，因为我是负责人，要处理一切事情。

我们快速走向房子的另一头，敲了艾建卓的门。她打开门后上下打量我。

我微笑着说："听着，有一个情况。"

我解释了调皮的蝎子，她非常平静地看着我们，伸手去拿她的运动鞋。

"听着，"她用西班牙语说，"我们必须杀死它。蝎子非常危险，而我们离医院至少有45分钟的车程，如果我们当中有一个人被蜇伤，后果会非常糟糕。"

我郑重地点点头并为我的学生翻译。我们三人到了她的房间，打开门后，我们快速地扫视地板，但什么都没有发现。我低头看我的脚，希望我穿的是运动鞋而不是人字拖。洗澡水不断地从头发上往下滴，地上很快就有一摊水了。

"在床底下。"那个学生说着退出了房间。艾建卓和我互相看看，我再次裹紧浴巾并告诉她去床的那一边。我环顾四周，蹲下去抓住弹簧床垫的底部，我们一起把床垫挪了大概1米。

在挪床垫的时候，一只棕色的大蝎子爬了出来，大概和电视遥控器一样大小。我惊恐地看着它，问艾建卓是否看到它了。

"是的。"她将运动鞋举到头顶上，边说边接近蝎子。

一声响亮的重击。

"打死了。"艾建卓说。她捡起死掉的蝎子带到外面，那个学生一再致谢，我们离开了她的房间。

"如果你不在，我真不知道该怎么办！"我和艾建卓回到她的房间时对她说。

"哦，拜托，这没什么。我讨厌它，不得不杀了它。在丛林中我们离所有的地方都太远，对我们来说它是不安全的。"她叹息道。

"是的，我知道。"我再次向她表示感谢，然后回去洗澡。

我依然有时差反应，还停留在捷克时间。第二天早晨，我比其他人都起得早。我去厨房烧水，切了一个柠檬和一些生姜放在杯子里，准备泡茶。

我悄悄地打开玻璃门走到露台上。坐在椅子上，我一边看风景一边缓慢、深沉地呼吸。丛林树冠在我面前轻轻摇曳，好像初中体育课上和同学玩的降落伞。鸟儿们互相欢叫，猴子发出如史前恐龙般的声音，有一刻我以为自己身处侏罗纪公园。天空中万里无云，远处的大海平静而安宁。我感到无比自豪，我为自己和他人做了这些事情，创造了这个机会。此刻我感到自己比想象的更强大，生活就是如此美好。

那玛斯里戒律6：
表达感恩

于我而言，复元瑜伽就如同吃一块美味的热巧克力熔岩蛋糕，它真的对你有好处。

复元瑜伽是我最喜欢的，因为它缓慢、轻柔，和现在流行的快节奏、力量型的流瑜伽相反，大多数的体式练习毫不费力，你可以在其中得到放松。它不是竞技体育运动，也不用强迫自己努力完成。复元瑜伽有助于消除紧张，需要深入并多多练习。它是关于接触地面、打开自己的练习，在每个体式中不断缓慢拉伸时，让重力发挥魔力。

复元瑜伽对于发展灵活性非常好，也是平复头脑、减压放松的好方法，还有助于缓解焦虑、紧张和轻度抑郁。

本书重点介绍的复元体式大多是阴瑜伽体式，它们应该保持 1 ~ 5 分钟或更长时间。在进入和结束每个体式时，有意识地放慢动作非常重要。因为这些体式的性质以及你的深度拉伸，过快进入或返回会带来受伤的危险。

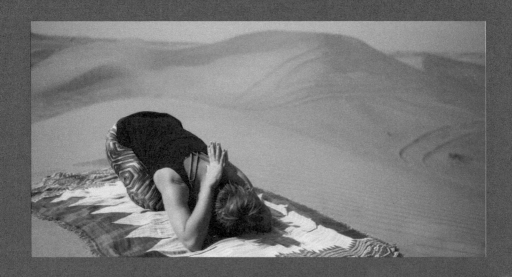

辅助用品

复元瑜伽需要一些辅助用品。如果你现在没有这些用品，可以自由发挥去创造，不要因为缺少这些东西而影响练习。

- **抱枕：**抱枕对于练习至关重要，有几种不同的类型。如果你是初学者，我向你推荐长方形抱枕，因为它可以给你提供两种使用方式。抱枕平放时，它比较矮，你可以在它上面做小幅度的后弯。换一面放置时则会很高，可以带来比较深入的后弯。圆形抱枕不管怎样放都一样高，因此我认为是较高练习阶段的学生的最佳选择。找一个能带来中等缓冲作用的抱枕，如果太软，则不能提供良好的支撑，而太硬的话，则不舒适。我还喜欢抱枕带有可拆卸的外套，可以不时清洗。

- **瑜伽砖：**瑜伽砖的材质由个人需要决定。泡沫瑜伽砖有点儿软，对于复元瑜伽来说非常好，因为多半时间内我们会将身体垂放在它的上面。另一个比较好的选择是符合人体工程学原理的瑜伽砖，它们是木质的，被制作成独特的形状。将它们放在身体下面，身体和其接触时没有任何疼痛。软木瑜伽砖也可以提供一点儿支撑作用，给练习者提供一定的舒适度。我不推荐矩形木质瑜伽砖，因为使用起来不舒服。

- **毯子：**推荐使用由羊毛或棉混纺材料制成的较为厚重的毯子，避免使用人工合成材料制成的薄毯子。厚毯子折叠起来可以提供更好的支撑。

- **瑜伽伸展带：**在复元瑜伽练习中，瑜伽伸展带有多种不同的用法，尤其对髋部较僵紧的人练习像仰卧束角式这样的体式有较大的帮助，因为它增加了特殊的支撑和保护功能。

- **椅子：**在常规练习中椅子是唯一不经常用到的工具，但它可以为复元瑜伽练习增加另一个维度。折叠椅比较理想，因为它不会像电脑椅一样滑动。电脑椅也是一种比较好的椅子，你可以根据自己的需要调整它的高度。

支撑桥式

用品准备：一块瑜伽砖、一条卷好的毯子或一个抱枕。

找到髋骨后面的突起部分，将支撑物置于其下，缓慢放低身体，将身体的全部重量都落在支撑物上。膝关节弯曲，双脚分开，与髋同宽。可以将双手按照下图所示的方式放在腹部，或放在身体两侧，选择你觉得更舒适的方式。闭上双眼，在这个体式中完全放松，每次呼气时都感觉身体因重力而下沉。

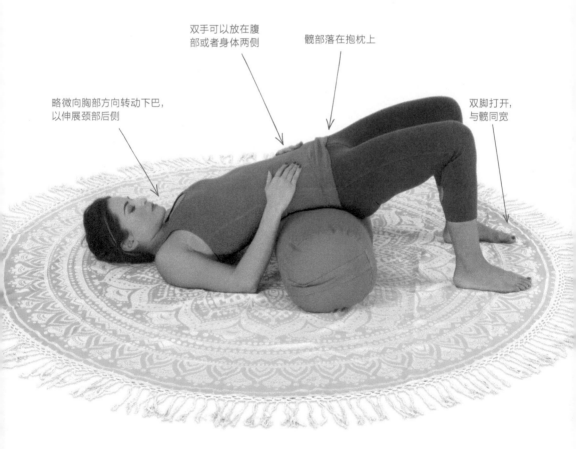

双手可以放在腹部或者身体两侧

髋部落在抱枕上

略微向胸部方向转动下巴，以伸展颈部后侧

双脚打开，与髋同宽

支撑毛毛虫式

用品准备：两个抱枕和一条毯子。

这个美好的体式对于打开较僵紧的髋部以及腘绳肌非常有效。坐在地上，双腿分开，略宽于髋部。将折叠好的毯子放在坐骨下面，将一个抱枕放在两腿之间，尽量靠近骨盆。将第二个抱枕放在第一个抱枕上面，向前移动约为抱枕长度四分之一的距离，将前臂放在抱枕上，左侧脸颊放在胳膊上，保持 1 ~ 3 分钟，然后将头转向另一侧，保持 1 ~ 3 分钟。

双手重叠放松

让上半身感觉
非常沉重

上面的抱枕放在下面
抱枕略靠前的位置

坐在折叠好的毯子上，
略微抬高自己

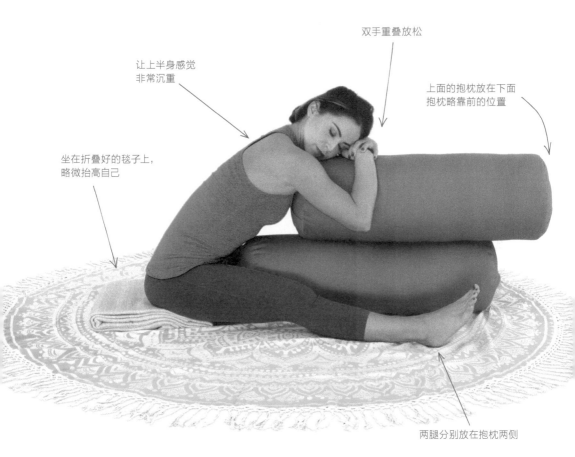

两腿分别放在抱枕两侧

仰卧支撑束角式

用品准备：两个抱枕、一条毯子或一块瑜伽砖。

这个体式是一个打开腹股沟和大腿内侧的良好方式。先坐在垫子上，双腿向前伸直，然后弯曲膝关节，双脚收回一半的距离。双脚放在垫子上，打开双膝，双脚脚掌相互接触，在双膝两侧分别放一个抱枕。慢慢放下身体，躺在垫子上，可以将双手放在身体两侧或头顶上，也可以像下图中那样放在腹部。选择你觉得最好的一种方式。闭上双眼，在体式中放松，观想气息进入你感觉紧张的部位。在此保持 3～5 分钟后，以你自己的方式缓慢结束该体式。

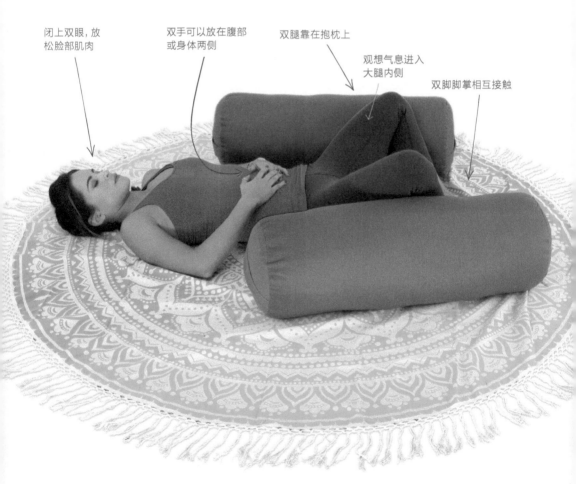

闭上双眼，放松脸部肌肉

双手可以放在腹部或身体两侧

双腿靠在抱枕上

观想气息进入大腿内侧

双脚脚掌相互接触

支撑鸽子式

用品准备：一块瑜伽砖、一个抱枕和一条折叠好的毯子。

如果你的髋部后侧僵紧，那么可以练习这个体式。左腿在后进入鸽子式，将折叠好的毯子放在小腿下方，使膝关节舒适地落在垫子上。然后将瑜伽砖放在右侧坐骨下方（你也可以不用瑜伽砖，如果你的髋部已经打开得很好，则可以很容易地朝向前方并和右侧大腿一起落在垫子上），将抱枕朝向骨盆放好，上半身落在它的上面。将双手放在抱枕上，左侧太阳穴靠在双手上，呼吸1～3分钟，然后换另一侧呼吸1～3分钟，缓慢返回。

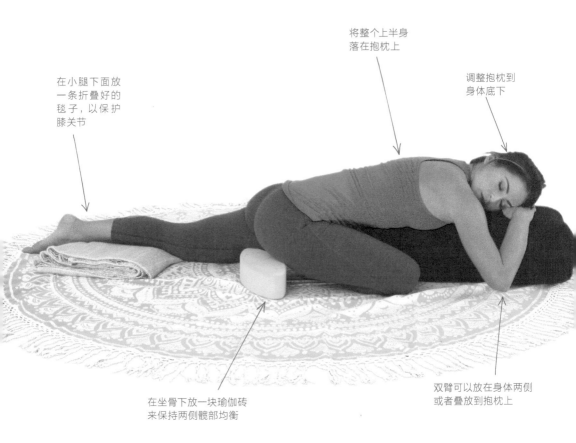

将整个上半身
落在抱枕上

调整抱枕到
身体底下

在小腿下面放
一条折叠好的
毯子，以保护
膝关节

在坐骨下放一块瑜伽砖
来保持两侧髋部均衡

双臂可以放在身体两侧
或者叠放到抱枕上

瑜伽砖支撑鱼式

用品准备：两块瑜伽砖。

支撑鱼式无疑是我最喜欢的阴瑜伽体式，它能使胸部感觉良好，并且有助于缓解背部僵紧。在练习这个体式时推荐使用软木或泡沫瑜伽砖，也可以使用符合人体工程学原理和自己体形的木质瑜伽砖。一般来说，木质瑜伽砖太硬。

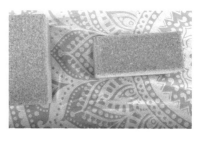

将两块瑜伽砖按右图所示方式放好。将头部后侧放在左边的砖上，然后放低背部，使第二块砖（垂直的）正好位于两侧肩胛骨中间。这个体式会让你感觉非常舒服，如果不舒服，可以调整。双腿伸直，与肩同宽，双腿打开至完全放松的角度进入体式。如果想对胸部有深入的拉伸，则可以将双臂伸到两边，弯曲成 90 度，也可以将双臂放在身体两侧或将双手放在腹部，选择你觉得最舒适的方式。闭上双眼，深呼吸 3 ~ 5 分钟。

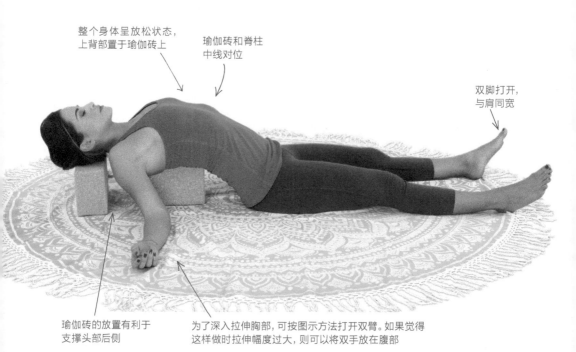

整个身体呈放松状态，上背部置于瑜伽砖上

瑜伽砖和脊柱中线对位

双脚打开，与肩同宽

瑜伽砖的放置有利于支撑头部后侧

为了深入拉伸胸部，可按图示方法打开双臂。如果觉得这样做时拉伸幅度过大，则可以将双手放在腹部

抱枕支撑鱼式

用品准备：一个抱枕。

在多数情况下，抱枕比瑜伽砖厚，这意味着在这个体式中胸部将得到更深入的拉伸。因此，我建议只有在瑜伽砖支撑鱼式中感到非常舒适的情况下才做抱枕支撑鱼式。长方形抱枕将带给你更多的选择，如果把它放平，高度将会变小（对你来说意味着较小的后弯），而如果将它竖着放，高度将会变大（对你来说意味着较深入的后弯）。圆形抱枕只有一个高度（通常很高），能带来比较深入的后弯。

坐在垫子上，两腿向前伸直，将抱枕放在身后，抱枕与脊柱在一条直线上，其末端距下背部 10 ～ 15 厘米。将身体缓慢放在抱枕上，你会感到非常舒服，如果不舒服，则重新放置抱枕，直到你感觉舒服。通过将抱枕推远或拉近一些，找到最佳位置。双臂可以放在身体两侧，或将双手放在腹部。双腿分开，与肩同宽，闭上双眼；保持 3 ～ 5 分钟，然后缓慢地收回体式。

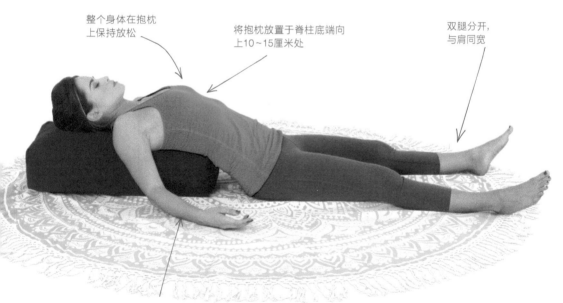

整个身体在抱枕上保持放松

将抱枕放置于脊柱底端向上10～15厘米处

双腿分开，与肩同宽

为了适当拉伸胸部，你可以将双臂放到身体两侧，或者将双手放在腹部。为了进一步拉伸胸部，屈肘90～110度，双手放在垫子上，掌心向上。

支撑鱼式（鞋匠式腿部）

用品准备：4块瑜伽砖。

这个体式有一石二鸟的作用，可以同时打开胸部和髋部。双腿弯曲坐在垫子上，缓慢打开双膝，双脚脚掌相互接触，在两侧膝关节下方分别放一块瑜伽砖（也可以使用抱枕或卷好的毯子），然后将两块瑜伽砖放在身后，躺在上面。根据需要进行调整，以达到完全放松状态。双手可以放在腹部或身体两侧，选择你感觉最好的方式。闭上双眼，在这个体式中完全放松。随着每次呼气，排除体内的紧张感。保持 1 ~ 5 分钟后，缓慢返回体式。

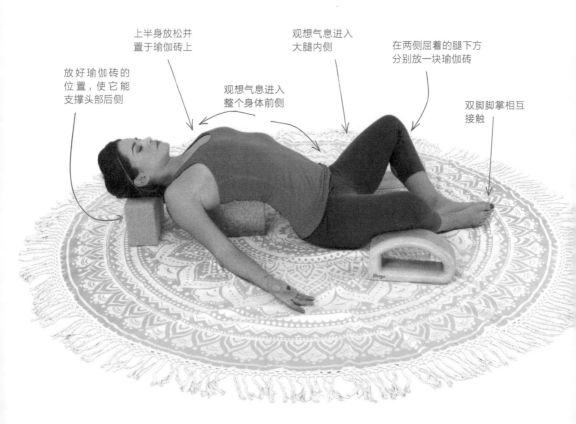

上半身放松并置于瑜伽砖上

观想气息进入大腿内侧

在两侧屈着的腿下方分别放一块瑜伽砖

放好瑜伽砖的位置，使它能支撑头部后侧

观想气息进入整个身体前侧

双脚脚掌相互接触

支撑仰卧脊柱扭转

用品准备：一个抱枕。

这个体式对髋部、背部和胸部的僵紧都有非常好的缓解作用。躺在垫子上，将抱枕放在身体右侧，离身体约20厘米的距离，并与右腿平行。左腿弯曲，然后跨过右腿放在抱枕上，使膝关节和髋部在一条直线上。呼吸时感受整个身体的扭转，然后再决定你的双手怎么做。可以将右手放在左膝外侧，左臂伸直并垂直于身体。如果你想深入拉伸胸部，则可以将两臂都弯曲90度。随着每次呼气，感觉身体的每一部分越来越重，好像地心引力越来越强。保持1～5分钟，然后缓慢地换到另一侧。

将头转向左侧，随着每次呼气，使左肩靠向地面

为了深入打开胸部，将两臂弯曲90度。为了进一步拉伸，可以使双臂垂直于身体，掌心向下

从肚脐处开始扭转

将左腿放在抱枕上

抱枕与小腿对位

右腿伸直

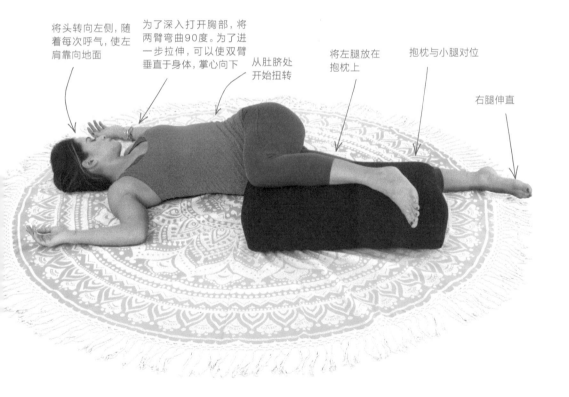

俯卧放松

用品准备：一个抱枕和一条折叠好的毯子。

这个使人平静的体式对于缓解压力和焦虑非常有效。将折叠好的毯子放在垫子上，骨盆将落在它的上面。毯子作为防护垫，可以为髋部上端和骨盆提供保护。然后将抱枕水平放好，小腿放在它的上面，骨盆位于毯子上方。两臂可以放在身体两侧，也可以将一只手放在另一只手的前面，如下图所示，为你的太阳穴做一个小枕头。休息 1 ~ 3 分钟后，转头换到另一侧，再休息 1 ~ 3 分钟。

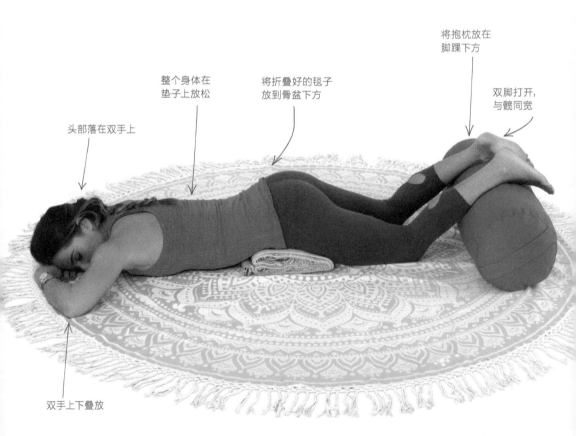

将抱枕放在
脚踝下方

整个身体在
垫子上放松

将折叠好的毯子
放到骨盆下方

双脚打开，
与髋同宽

头部落在双手上

双手上下叠放

支撑婴儿式

用品准备：一个抱枕和一条折叠好的毯子。

髋部比较僵紧的人通常会发现正常的婴儿式很难完成，如果你是这样的话，可以试试这个有支撑的变式。支撑物对于保持体式来说非常舒服，并且对打开髋部后侧非常有效。先跪在垫子上，将一条卷好的厚毯子放在小腿肚上，然后打开双膝，将抱枕纵向放在双腿之间，尽可能靠近骨盆。臀部向后坐在毯子上，整个身体放在抱枕上，双手也放在抱枕上，左侧太阳穴放在双手上。保持 1 ～ 3 分钟后，将脸转向另一侧，再保持 1 ～ 3 分钟，结束体式。

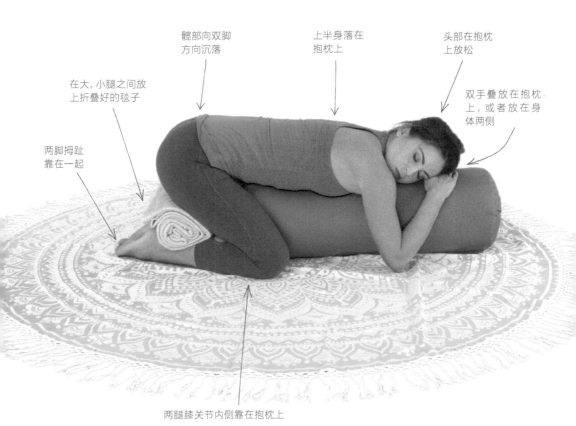

髋部向双脚
方向沉落

上半身落在
抱枕上

头部在抱枕
上放松

在大、小腿之间放
上折叠好的毯子

双手叠放在抱枕
上，或者放在身
体两侧

两脚拇趾
靠在一起

两腿膝关节内侧靠在抱枕上

支撑俯卧开髋

用品准备：一个抱枕。

如果你在应对大腿内侧僵紧的问题，我强烈建议你在练习中加入支撑俯卧开髋
练习。脸朝下趴在垫子上，将抱枕纵向放在右腿边，使抱枕的顶端和右侧髋骨顶端
在一条直线上。弯曲右腿，打开髋部，可将小腿放在抱枕上。右侧踝关节和膝关节
在一条直线上并全然放松，双手可以叠放，为左侧太阳穴做个小枕头，或将两臂放
在身体两侧。在这个姿势中保持 1 ～ 3 分钟，然后换另一侧进行练习。

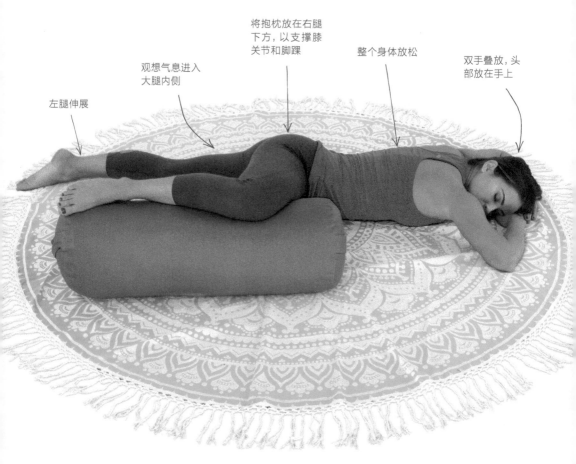

将抱枕放在右腿
下方，以支撑膝
关节和脚踝

观想气息进入
大腿内侧

整个身体放松

双手叠放，头
部放在手上

左腿伸展

支撑仰卧束角式变式

用品准备：一条瑜伽伸展带和一个抱枕。

这个体式可以深入打开髋部和胸部，瑜伽伸展带可以提供很好的支持，帮助你真正沉入到这个体式中。在垫子上坐好，双脚脚心相对，打开双膝，然后将瑜伽伸展带环绕在腰部，将瑜伽伸展带末端放在你的前面。将瑜伽伸展带穿过扣环并拉紧，然后将瑜伽伸展带环绕在双脚外侧。你需要调整几次瑜伽伸展带，以找到合适的长度。将抱枕放在身后并和脊柱位于一条直线上，距尾椎 10 ~ 15 厘米。缓慢向后躺在抱枕上，觉知支撑物的全然支撑。如果需要，则可以调整支撑物的位置，在这个体式中感到非常舒服和安全很重要。一旦支撑物放好，可以将双手放在腹部，也可以按下图所示方式打开两臂，为胸部带来非常深入的拉伸。闭上双眼，深呼吸 1 ~ 5 分钟。

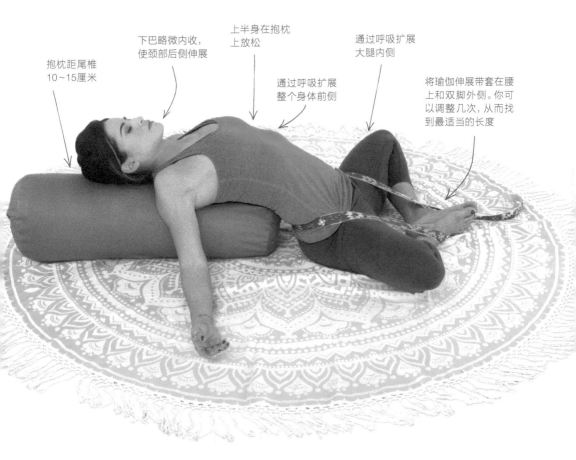

抱枕距尾椎 10~15厘米

下巴略微内收，使颈部后侧伸展

上半身在抱枕上放松

通过呼吸扩展大腿内侧

通过呼吸扩展整个身体前侧

将瑜伽伸展带套在腰上和双脚外侧。你可以调整几次，从而找到最适当的长度

腿部放在椅子上

用品准备：一把椅子和一条折叠好的毯子。

这个落地的体式可以有效缓解下背部疼痛，对缓解压力和焦虑也很好。先将折叠好的毯子放在垫子上，然后将椅子放在近处，以便小腿可以放在椅座上。躺在垫子上，将臀部放在毯子上，小腿放在椅座上，双手可以放在腹部或两臂伸向身体两侧。闭上双眼，呼吸1~5分钟。

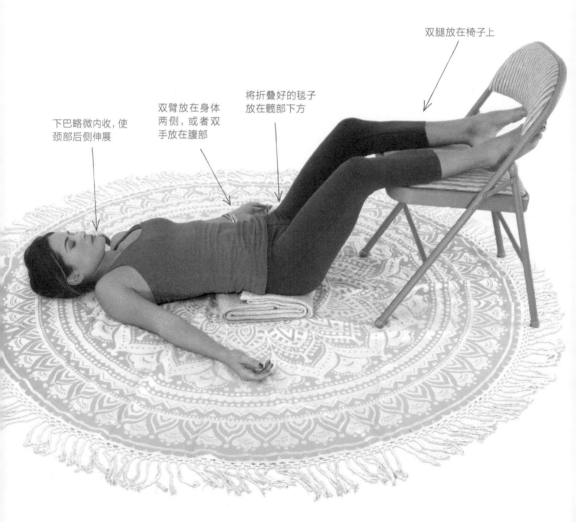

双腿放在椅子上

将折叠好的毯子放在髋部下方

双臂放在身体两侧，或者双手放在腹部

下巴略微内收，使颈部后侧伸展

侧卧挺尸式

用品准备：两条折叠好的毯子。

侧卧挺尸式经常是那些发现正常挺尸式会给其下背部带来较大压力的人的选择。朝右侧躺好，双膝弯曲 45 ～ 90 度。将一条折叠好的毯子放在双膝之间，另一条折叠好的毯子放在头部下方，脸颊舒适地放在它的上面。两臂弯曲 90 度，小臂叠放在身体前方。闭上双眼，深呼吸 1 ～ 5 分钟，然后换另一侧进行练习。

将折叠好的毯子放在头部下方，使脊柱处于中立位置

将折叠好的毯子放在两腿之间，以便更加舒适并使膝关节得到支撑

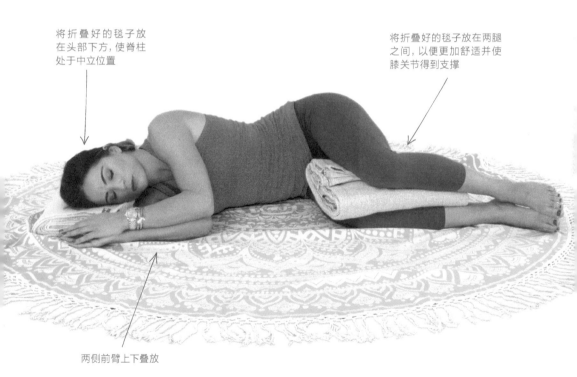

两侧前臂上下叠放

支撑挺尸式

用品准备：一个眼罩、一条折叠好的毯子以及一个抱枕。

这是一个深入的挺尸式放松方式，当然需要眼罩、毯子和抱枕的帮助。眼罩可以促进眼部更加深入地放松；折叠好的毯子可以支撑头部，使其与脊柱对齐；抱枕有助于减轻下背部的压力。先将抱枕水平放在垫子上，使膝关节后部可以舒适地放在它的上面。再将折叠好的毯子放在头部下方，确保毯子的边缘和颈部底端对齐（但不在肩部以下）。戴上眼罩，向后躺下，放松。在这个姿势中呼吸 1 ～ 10 分钟，然后缓慢结束体式。

将折叠好的毯子
放在头部下方

眼罩可以使放松
更加深入

双手放在腹部，
或者双臂放在身
体两侧

将抱枕放在膝
关节下方，使下
背部得到支撑

双腿在抱枕
上放松

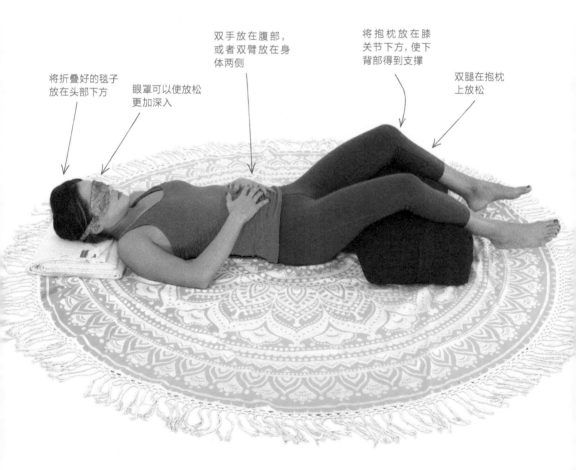

支撑仰卧英雄式

用品准备：两块瑜伽砖和四个抱枕。

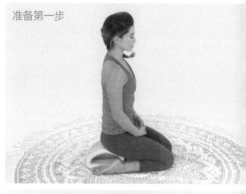

准备第一步

这个体式是打开身体前侧、柔和拉伸股四头肌和膝关节的理想方式。先跪在小腿上，大腿垂直于地面，两侧膝关节并拢，双脚轻微分开（与髋同宽），脚背放在垫子上。将两块瑜伽砖并排放在小腿之间，使它们位于臀部下方。呼气时，向后坐在瑜伽砖上，将两个抱枕叠放在身后，抱枕顶端靠在瑜伽砖上。将第三个抱枕放在身体左侧，左臂放在它的上面；将第四个抱枕放在身体右侧，右臂放在它的上面。向后躺下，上身在两个叠放的抱枕上放松，闭上双眼，呼吸 1 ～ 5 分钟。

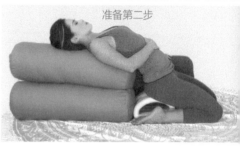

准备第二步

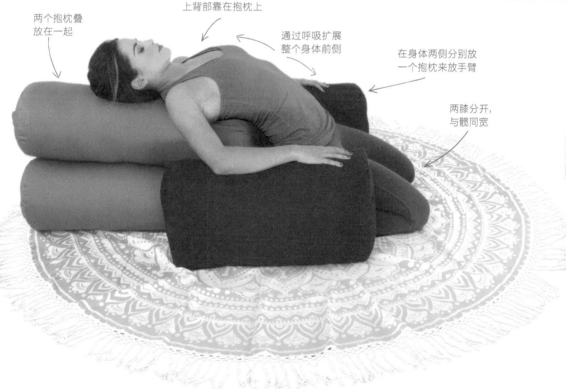

两个抱枕叠放在一起

上背部靠在抱枕上

通过呼吸扩展整个身体前侧

在身体两侧分别放一个抱枕来放手臂

两膝分开，与髋同宽

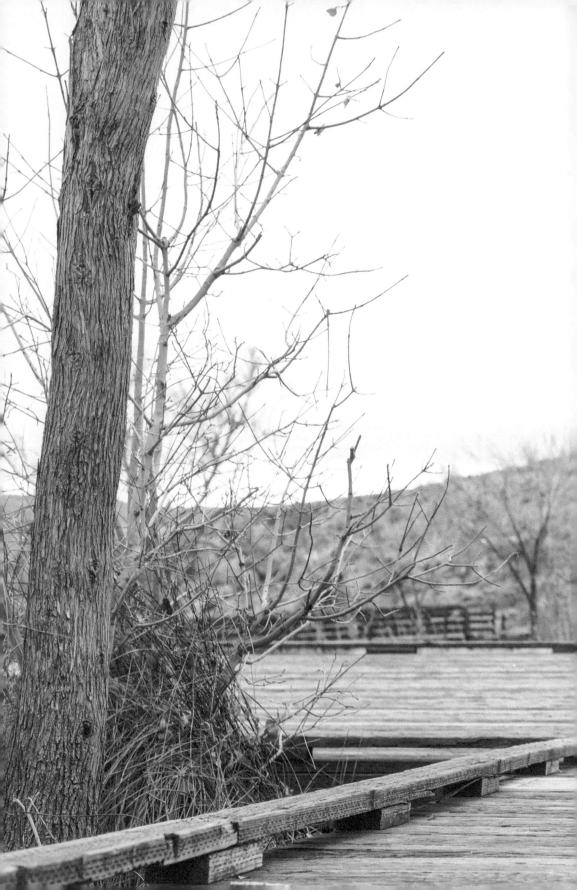

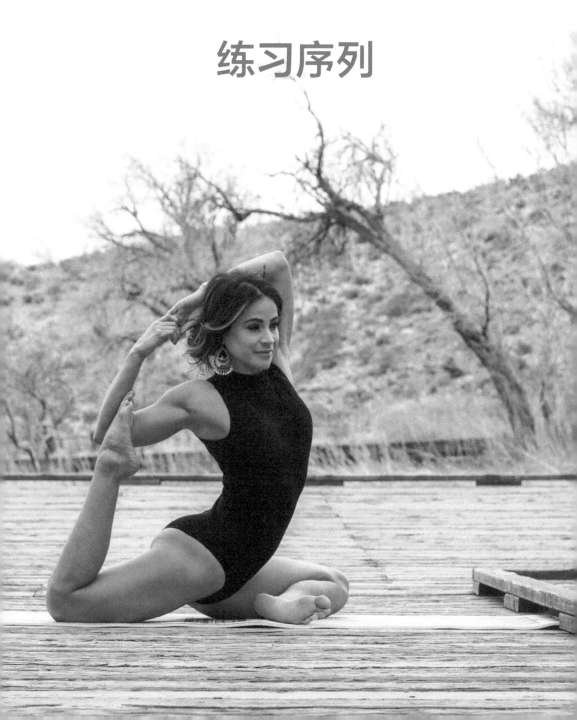

第 7 章

练习序列

瑜伽和其他事情一样，变化和转变都是逐步发生的，它们来自于坚持不懈的练习，所以，我将相关序列综合在一起，以帮助初级、中级和高级练习者。当你刚开始练习时，自己创建一个序列可能还有点儿困难，所以这些序列可以为你带来帮助。你可以跟着练习，直到能为自己设计一个序列。不过要知道这些只是建议，如果其中有些体式你不太在意或者觉得不适合自己的身体状况，那么你可以进行任意删减或者替换。在选择对你有用的体式时，依然要控制在自己无痛的范围内。

热身序列

在练习之前很有必要进行热身。可以选择下面的一两个序列来热身，并有意识地缓慢进入。将每个体式都保持几次呼吸，然后进入下一个体式。

热身序列 1

1. 猫式/牛式（见第75页）

A）

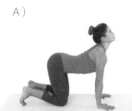

B）

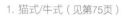

2. 简易式下巴到胸部

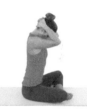

3. 简易坐侧伸展（两侧练习）（见第83页）

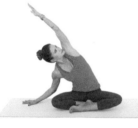

4. 简易式前屈

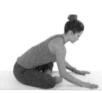

5. 下犬式（见第92页）

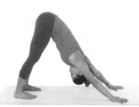

6. 站位体前屈（见第99页）

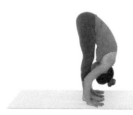

热身序列 2

1. 仰卧束角式（见第127页）

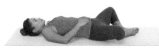

2. 仰卧转膝式

A）

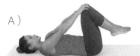

B）

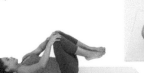

C）

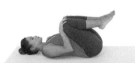

D）

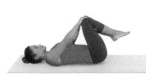

E）

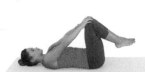

3. 背部摇滚式（滚动背部5次）

A）

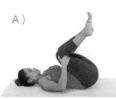

B）

4. 布娃娃式
（见第116页）

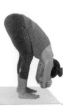

5. 站位体前屈（屈腿）
（见第99页）

6. 山式（见第98页）

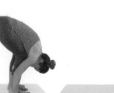

热身序列 3

1. 山式
（见第98页）

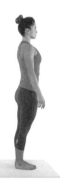

2. 花环式
（见第168页）

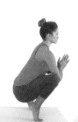

3. 英雄坐式
（见第86页）

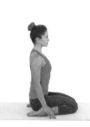

4. 低位骑马式（两侧练习）
（见第109页）

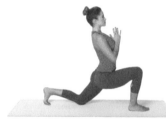

5. 眼镜蛇式
（见第121页）

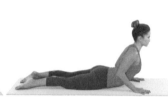

6. 婴儿式
（见第85页）

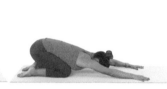

热身序列 4

1. 鞋匠式（见第80页）

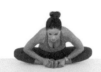

2. 女神式（见第167页）

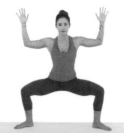

3. 女神式肩部变式

A）

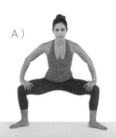

B）

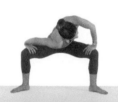

C）

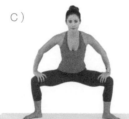

D）

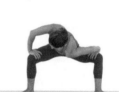

4. 大腿内侧深度拉伸
（两侧练习）

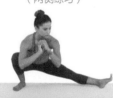

5. 双角式D（见第115页）

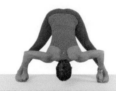

6. 青蛙式（见第198页）

A）

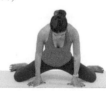

B）

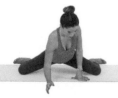

C）

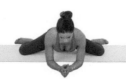

热身序列 5

1. 简易式下巴到胸部

2. 简易式肘关节向上

A）

B）

3. 下犬式（见第92页）

A）

B）

C）

4. 高位骑马式
（两侧练习）
（见第104页）

5. 站立鸽子式
（两侧练习）
（见第187页）

A）

B）

6. 山式侧伸展
（两侧练习）

A）

B）

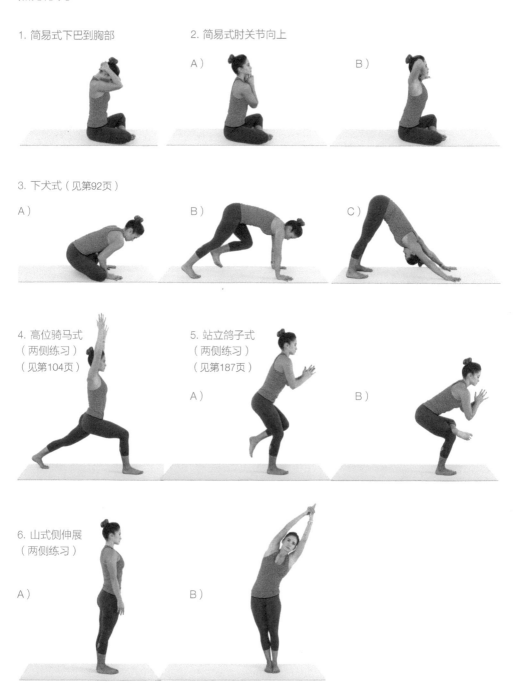

30天减压序列

我在这里要说的是：压力是隐形杀手。我们都知道它对我们有害，但很难说放下就能放下。就像垃圾食品一样，从理论上来说，我们不把垃圾食品带回家就很容易不吃了。但我们如何不将压力带到生活中呢？

可以请瑜伽帮助。

正如其他所有事物一样，瑜伽也不是快速减压器。是的，它在混乱时会有所帮助，但是练习瑜伽更有效的方式是坚持不懈。这个 30 天减压序列让你能以完全不动脑子的方式开始将瑜伽练习带入生活中。我有意识地把这些序列安排得比较短，使你我这样的忙人能挤出时间来练习。如果你的时间比较宽裕，则可以在练习中加上自己喜欢的一些体式。坚持练习瑜伽是为了减小压力，因此，练习本身比做某个体式更重要。总是在自己的无痛范围内练习，诚实面对自己每天的感觉。

第 1 天：_____

复元流序列（每个体式练习3分钟）

1. 支撑毛毛虫式（见第285页）

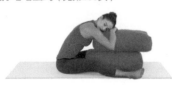

2. 支撑鸽子式（两侧练习）（见第287页）

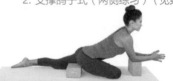

3. 抱枕支撑鱼式（见第289页）

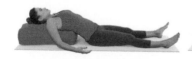

4. 仰卧支撑束角式（见第286页）

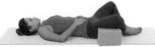

第2天: _____

1. 5分钟身体扫描冥想（见第59页）

2. 猫式/牛式
（见第75页）
A）

B）

3. 下犬式（见第92页）

4. 眼镜蛇式
（见第121页）

5. 加强肩部伸展式（两侧练习）
A）

B）

C）

D）

6. 半串联
到坐立

7. 手杖式（见第90页）

8. 鞋匠式（见第80页）

9. 半脊柱扭转
（两侧练习）
（见第158页）

10. 快乐宝贝式
（见第122页）

11. 挺尸式（见第128页）

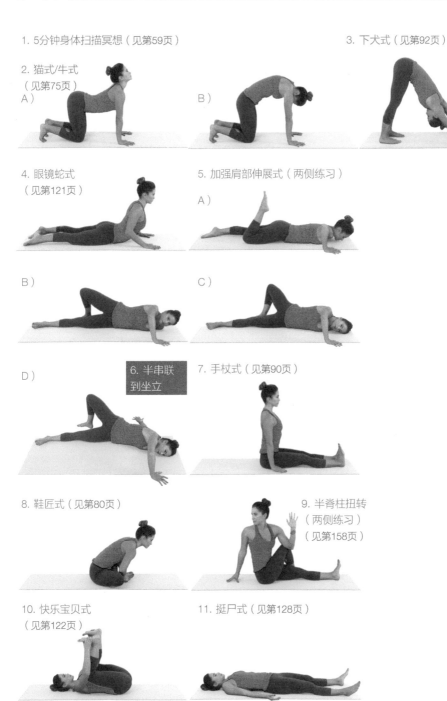

第3天：

1. 5分钟曼陀罗冥想（见第60页）

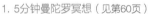

2. 串联

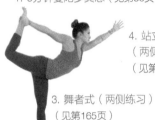

4. 站立鸽子式
（两侧练习）
（见第187页）

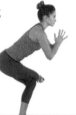

3. 舞者式（两侧练习）
（见第165页）

5. 花环式
（见第168页）

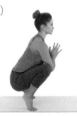

6. 乌鸦式（见第208页）

A）

B）

C）
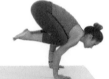

7. 侧乌鸦式（两侧练习）（见第210页）

A）

B）

8. 脚趾站立
（两侧练习）
（见第249页）
A）
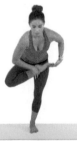

B）

C）
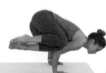

D）
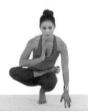

E）

9. 单腿头到膝式
（两侧练习）
（见第148页）

10. 坐角式A（见第146页）
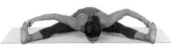

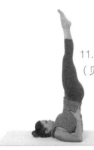

11. 支撑肩倒立式
（见第204页）

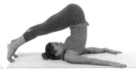

12. 犁式（见第221页）

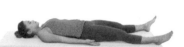

13. 挺尸式（见第128页）

第4天：_____

1. 5分钟曼陀罗冥想（见第60页）

2. 低位骑马式
（见第109页）

3. 高位骑马式
（见第104页）

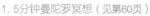

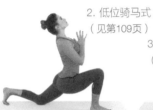

4. 高位骑马式扭转

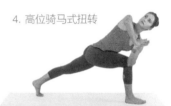

5. 进入扭转侧角式扣手

A）

B）

6. 战士一式
（见第105页）

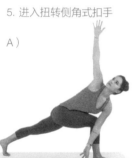

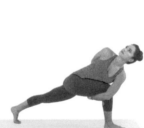

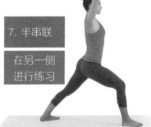

7. 半串联

在另一侧
进行练习

8. 弓式（见第251页）

9. 骆驼式（见第238页）

10. 桥式（见第124页）

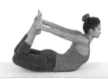

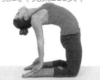

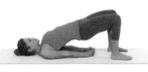

11. 坐位体前屈（见第77页）

12. 挺尸式（见第128页）

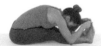

第5天: _____

阴瑜伽（每个体式练习3分钟）

1. 支撑桥式（见第284页）

2. 挺尸式（双膝并拢，双脚打开）

3. 脚部放在椅子上（见第296页）

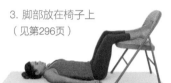

第6天: 休息 _____

第7天: _____

1. 选择5分钟调息（见第67页）或者热身练习

2. 平板式（见第101页）

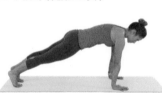

3. 侧板式变式

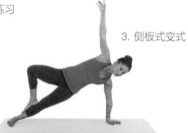

4. 平板式

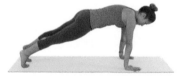

5. 侧板式变式的另外一侧

6. 膝到肘

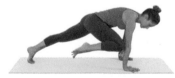

7. 膝到腋窝

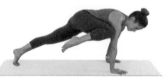

8. 滑动到手腕

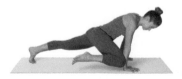

9. 弹膝到腋窝

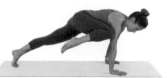

换另一侧进行练习

10. 瑜伽砖仰卧起坐（10次）

A）

B）

C）

D）

11. 腹部伸展

12. 挺尸式（见第128页）

第8天: _____

1. 6分钟曼陀罗冥想（见第60页）

2. 下犬式（见第92页）

3. 三腿犬式（屈膝）（见第161页）

换另一侧
进行练习

4. 低位骑马式
（见第109页）

5. 起跑式

6. 加强侧伸展
（见第192页）

7. 半串联

换另一侧
进行练习

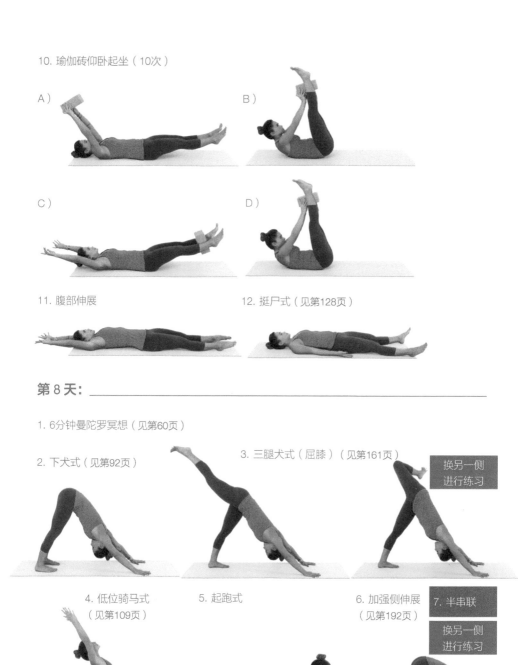

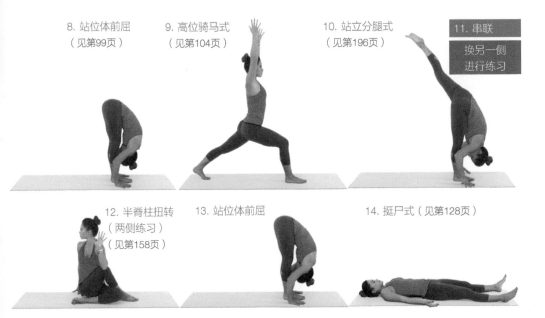

8. 站位体前屈
（见第99页）

9. 高位骑马式
（见第104页）

10. 站立分腿式
（见第196页）

11. 串联

换另一侧
进行练习

12. 半脊柱扭转
（两侧练习）
（见第158页）

13. 站位体前屈

14. 挺尸式（见第128页）

第9天：

1. 选择练习6分钟调息（见第67页）或者热身序列
复元流序列（每个体式练习5分钟）

2. 支撑婴儿式
（见第293页）

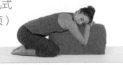

3. 支撑仰卧脊柱扭转（见第291页）

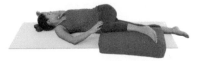

4. 俯卧放松（见第292页）

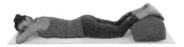

5. 支撑仰卧束角式变式（见第295页）

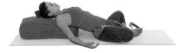

第10天：

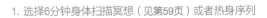

1. 选择6分钟身体扫描冥想（见第59页）或者热身序列

2. 幻椅式
（见第117页）

3. 幻椅式扭转
（见第118页）

4. 站位体前屈
（见第99页）

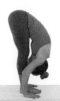

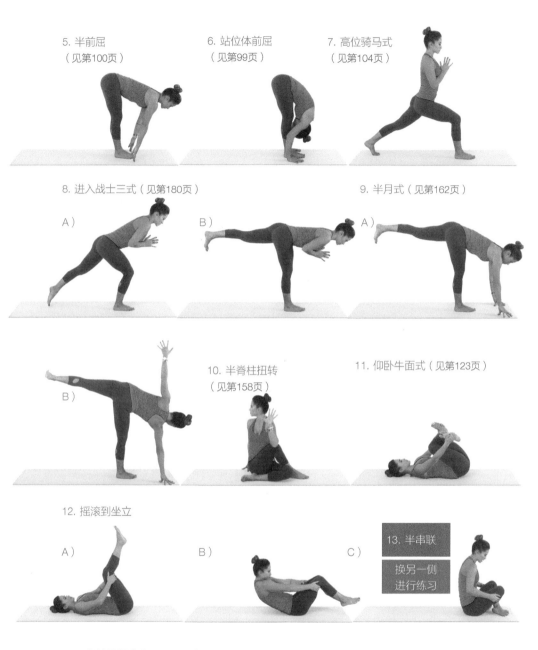

5. 半前屈
（见第100页）

6. 站位体前屈
（见第99页）

7. 高位骑马式
（见第104页）

8. 进入战士三式（见第180页）

A）

B）

9. 半月式（见第162页）

A）

B）

10. 半脊柱扭转
（见第158页）

11. 仰卧牛面式（见第123页）

12. 摇滚到坐立

A）

B）

C）

13. 半串联

换另一侧
进行练习

14. 5分钟挺尸式（见第128页）

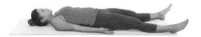

第 11 天: _____

1. 选择6分钟静默冥想　　　每个体式保持4～7次呼吸
或者热身序列

2. 火棍式
（两侧练习）
（见第79页）

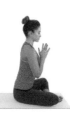

3. 单腿头到膝式（两侧练习）
（见第148页）

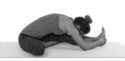

4. 坐位体前屈
（见第77页）

5. 门闩式（两侧练习）
（见第76页）

6. 青蛙式（见第198页）

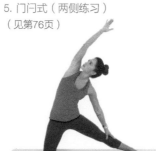

7. 鞋匠式
（见第80页）

8. 仰卧牛面式（两侧练习）
（见第123页）

9. 快乐宝贝式（见第122页）

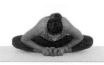

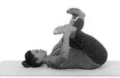

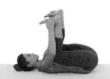

10. 仰卧青蛙式

11. 5分钟挺尸式（见第128页）

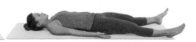

第12天: _____

1. 选择6分钟曼陀罗冥想（见第60页）或者热身序列

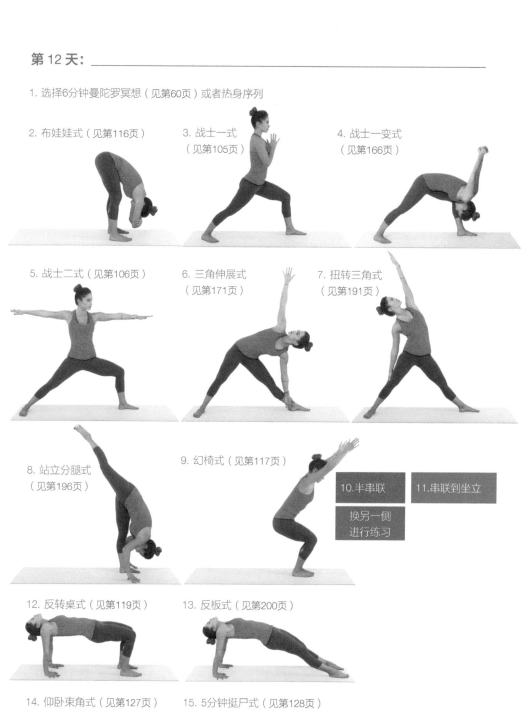

2. 布娃娃式（见第116页）

3. 战士一式（见第105页）

4. 战士一变式（见第166页）

5. 战士二式（见第106页）

6. 三角伸展式（见第171页）

7. 扭转三角式（见第191页）

8. 站立分腿式（见第196页）

9. 幻椅式（见第117页）

10. 半串联
11. 串联到坐立
换另一侧进行练习

12. 反转桌式（见第119页）

13. 反板式（见第200页）

14. 仰卧束角式（见第127页）

15. 5分钟挺尸式（见第128页）

第 13 天: _____

1. 选择6分钟手印冥想或者热身序列

2. 起跑式

3. 加强侧伸展
（见第192页）

4. 侧角伸展式
（见第173页）

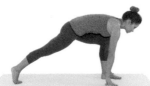 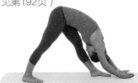 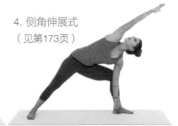

5. 女神式
（见第167页）

6. 双角式B（见第112页）

7. 双角式A（见第113页）

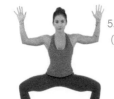 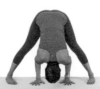

8. 双角式C（见第114页）

9. 双角式D
（见第115页）

10.半串联

换另一侧
进行练习

11. 5分钟挺尸式
（见第128页）

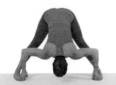 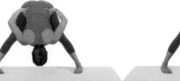

第 14 天: 休息_____

第 15 天: _____

1. 选择7分钟手印冥想或者热身序列
复元序列（每个体式保持5分钟）

2. 支撑毛毛虫式
（见第285页）

3. 瑜伽砖支撑鱼式
（见第288页）

4. 仰卧支撑束角式
（见第286页）

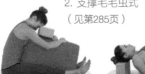 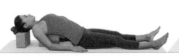 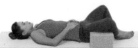

5. 支撑桥式（见第284页）

6. 支撑腹部向下扭转
（两侧练习）

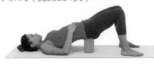 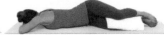

第16天：_____

1. 选择7分钟手印冥想或者热身序列

2. 树式（见第97页）　　4. 舞者式（见第165页）　　6. 鹰式（见第190页）

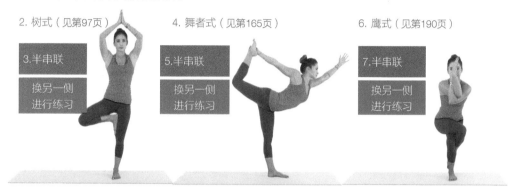

3.半串联

换另一侧
进行练习

5.半串联

换另一侧
进行练习

7.半串联

换另一侧
进行练习

8. 平衡棍式　　10. 半脊柱扭转（两侧练习）　　11. 仰卧青蛙式
　　　　　　　　　　（见第158页）

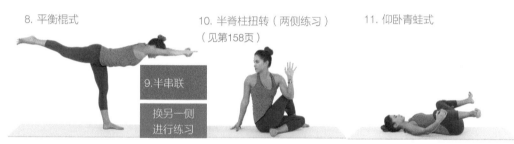

9.半串联

换另一侧
进行练习

12. 扭转伸展（两侧练习）　　13. 5分钟挺尸式（见第128页）

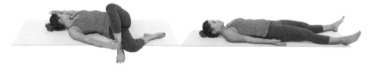

第17天：_____

1. 选择7分钟调息（见第67页）或者热身序列

2. 平板式（见第101页）　　3. 侧板式上提腿　　4. 平板式
　　　　　　　　　　　（见第179页）

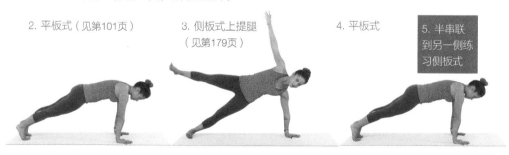

5. 半串联
到另一侧练
习侧板式

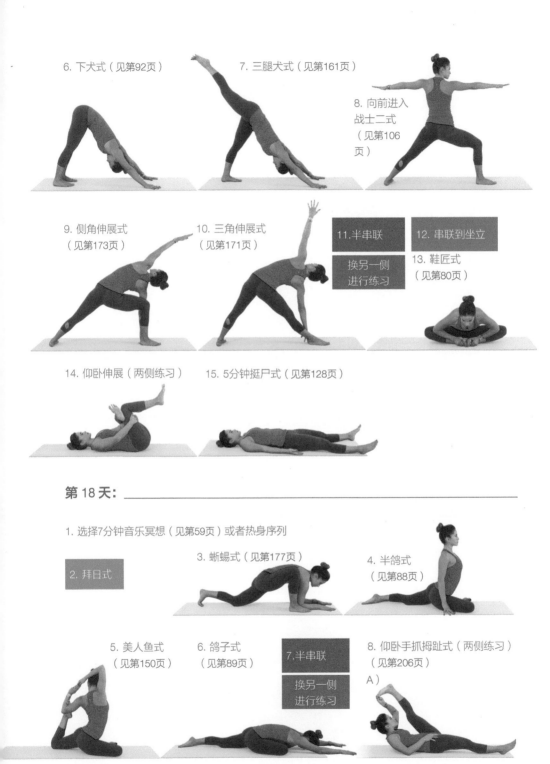

6. 下犬式（见第92页）

7. 三腿犬式（见第161页）

8. 向前进入战士二式（见第106页）

9. 侧角伸展式（见第173页）

10. 三角伸展式（见第171页）

11. 半串联

12. 串联到坐立

换另一侧进行练习

13. 鞋匠式（见第80页）

14. 仰卧伸展（两侧练习）

15. 5分钟挺尸式（见第128页）

第18天：

1. 选择7分钟音乐冥想（见第59页）或者热身序列

2. 拜日式

3. 蜥蜴式（见第177页）

4. 半鸽式（见第88页）

5. 美人鱼式（见第150页）

6. 鸽子式（见第89页）

7. 半串联

换另一侧进行练习

8. 仰卧手抓拇趾式（两侧练习）（见第206页）A）

B）

9. 5分钟挺尸式（见第128页）

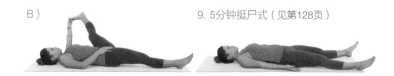

第 19 天：_____

1. 选择7分钟静默冥想或者热身序列

2. 下犬式俯卧撑（5次）

A）　　　　　B）　　　　　C）

3. 婴儿式（见第85页）

4. 平板式俯卧撑（5次）

A）　　　　　B）

5. 婴儿式

6. 三腿海豚式
（两侧练习）
（见第183页）

C）

7. 支撑头倒立（见第215页）

A）　　　　　B）　　　　　C）

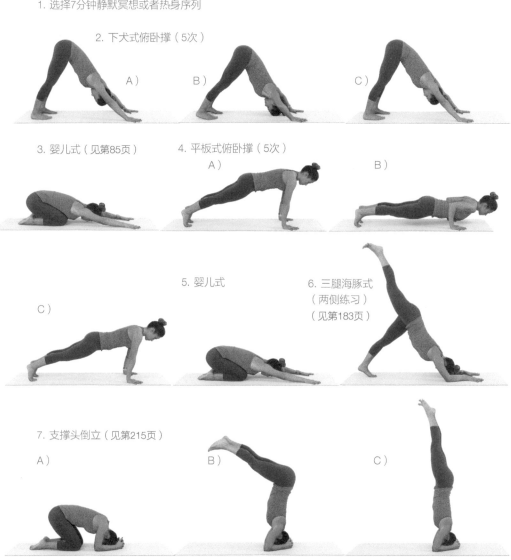

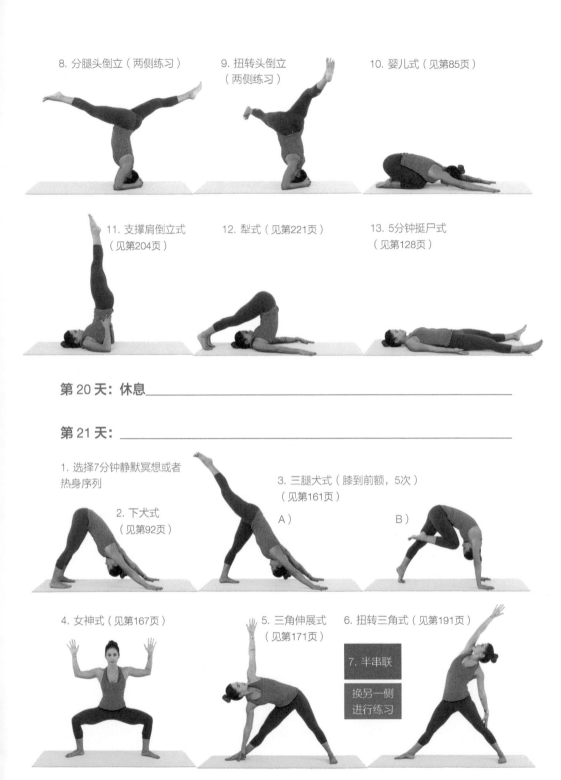

8. 分腿头倒立（两侧练习）

9. 扭转头倒立
（两侧练习）

10. 婴儿式（见第85页）

11. 支撑肩倒立式
（见第204页）

12. 犁式（见第221页）

13. 5分钟挺尸式
（见第128页）

第20天: 休息

第21天:

1. 选择7分钟静默冥想或者
热身序列

2. 下犬式
（见第92页）

3. 三腿犬式（膝到前额，5次）
（见第161页）

A）

B）

4. 女神式（见第167页）

5. 三角伸展式
（见第171页）

6. 扭转三角式（见第191页）

7. 半串联

换另一侧
进行练习

8. 兔式
（见第151页）

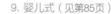

9. 婴儿式（见第85页）

10. 5分钟挺尸式（见第128页）

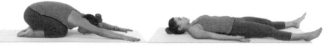

第22天：

1. 选择7分钟静默冥想或者热身序列　　复元流（每个体式保持5分钟）

2. 支撑仰卧束角式

3. 支撑桥式（见第284页）

4. 侧卧挺尸式（见第297页）

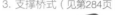

第23天：

1. 选择8分钟手印冥想或者热身序列

2. 30秒前臂平板式

3. 上提腿部
（两侧练习）

4. 下犬式
（见第92页）

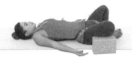
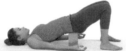
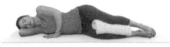

5. 跳到垫子前端

6. 幻椅式
（见第117页）

7. 站位体前屈
（见第99页）

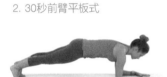
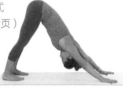

8. 半前屈
（见第100页）

9. 串联

10. 高位骑马式
（见第104页）

11. 小蚱蜢式（见第176页）

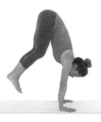
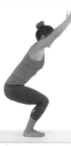
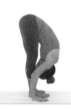
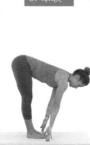
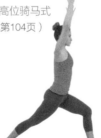
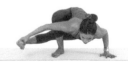

12. 站立分腿变式
（见第182页）

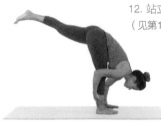

13. 进入圣哲玛里奇式
（见第152页）

A）

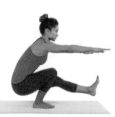

14.半串联　换另一侧进行练习

B）

15. 火棍式（两侧练习）
（见第79页）

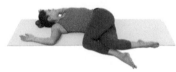

16. 牛面式（两侧练习）
（见第156页）

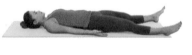

17. 仰卧脊柱扭转式
（鹰式腿部，两侧练习）
（见第199页）

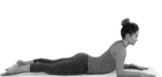

18. 5分钟挺尸式（见第128页）

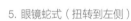

第 24 天：

1. 8分钟身体扫描冥想（见第59页）

2. 斯芬克斯式
（见第125页）

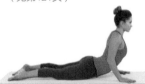

3. 眼镜蛇式
（见第121页）

4. 眼镜蛇式（扭转到右侧）

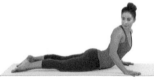

5. 眼镜蛇式（扭转到左侧）

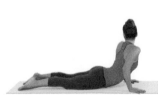

6. 下犬式
（见第92页）

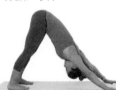

7. 低位骑马式（见第109页）

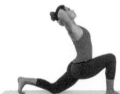

8. 骑马式扭转

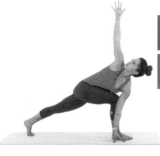

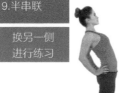

9.半串联

换另一侧
进行练习

10. 骆驼式准备

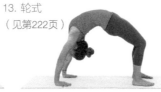

11. 骆驼式
（见第238页）

12. 桥式（见第124页）

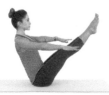

13. 轮式
（见第222页）

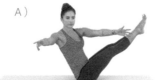

14. 仰卧脊柱扭转式
（两侧练习）（见第199页）

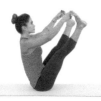

15. 5分钟挺尸式（见第128页）

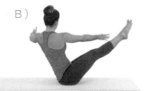

第25天：

1. 选择9分钟音乐冥想（见第59页）或者热身序列

2. 船式（见第144页）

3. 俄罗斯扭转（10次）

A）

B）

4. 坐角式B（见第147页）

5. 青蛙式（见第198页）

6. 鸽子式（两侧练习）
（见第89页）

A）

B）

7. 萤火虫式（见第265页）

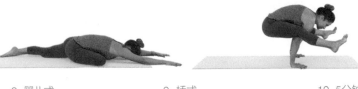

8. 婴儿式
（见第85页）

9. 桥式
（见第124页）

10. 5分钟挺尸式
（见第128页）

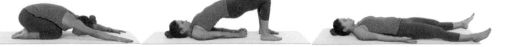

第 26 天：

1. 选择9分钟手印冥想或者热身序列。

2. 小狗伸展式（见第91页）

3. 眼镜蛇式
（见第121页）

4. 上犬式（见第184页）

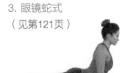
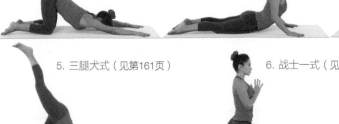
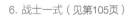

5. 三腿犬式（见第161页）

6. 战士一式（见第105页）

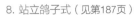

7. 半月式（见第162页）

8. 站立鸽子式（见第187页）

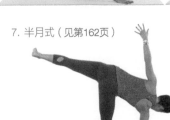
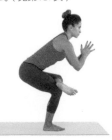

9. 小鸽飞行式 　　　A） 　　　　B）
（见第214页）

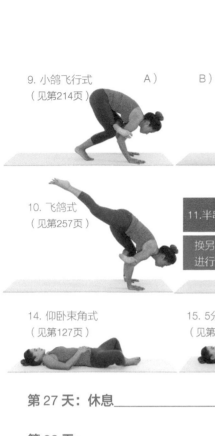

10. 飞鸽式
（见第257页）

11. 半串联

换另一侧
进行练习

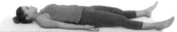

12. 大猩猩式
（见第120页）

13. 鞋匠式
（见第80页）

14. 仰卧束角式
（见第127页）

15. 5分钟挺尸式
（见第128页）

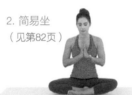
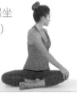

第 27 天：休息_____

第 28 天：_____

1. 选择10分钟冥想、5分
钟调息或者热身序列

2. 简易坐
（见第82页）

3. 扭转简易坐
（见第84页）

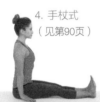

4. 手杖式
（见第90页）

5. 三体碰膝
前伸展（见第149页）

换另一侧
进行练习

6. 圣者扭转式
（两侧练习）
（见第245页）
A）

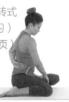

B）

7. 半脊柱扭转
（两侧练习）
（见第158页）

8. 挺尸式（双膝并拢，
双脚打开）

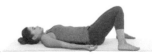

第29天：

1. 选择10分钟冥想、5分钟调息或者热身序列

复元流（每个体式练习5分钟）

2. 支撑桥式（见第284页）

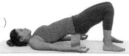

3. 腿部放在椅子上（见第296页）

4. 支撑仰卧脊柱扭转（两侧练习）（见第291页）

5. 支撑挺尸式（见第298页）

第30天：

1. 选择10分钟冥想、5分钟调息或者热身序列

2. 山式（见第98页）

3. 树式（见第97页）

4. 站立鸽子式（见第187页）

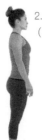

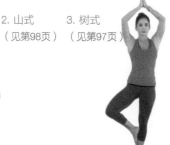

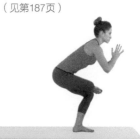

5. 布娃娃式（见第116页）

换另一侧进行练习

6. 串联

7. 高位骑马式变式

8. 半串联

换另一侧进行练习

9. 平板式（腿上提，两侧练习）

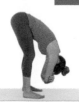

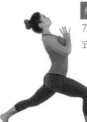

10. 小狗伸展式（见第91页）

11. 弓式（见第251页）

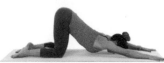

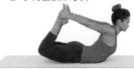

12. 婴儿式（见第85页）

13. 5分钟挺尸式（见第128页）

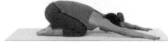

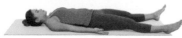

30天加强核心力量序列

　　瑜伽教给我的最有价值的内容之一就是所有事物都彼此相关。例如，下背部疼痛通常都是因为核心区域虚弱或者腘绳肌太僵紧。针对这两者或者其中一方面进行练习都会有所帮助。我之所以设计加强核心力量这个序列是因为我们都将从稳定的核心区域获益。强壮的核心区域不仅能缓解不太严重的背疼，还能保持体形并防止损伤。你可以自由调整这里的安排，以满足自己的需求。我有意将所有的序列安排得很短以适应忙碌的生活，但是如果你的练习时间宽裕，则可以加入一些自己喜欢的体式或者在每个体式中多保持几次呼吸。但要记得，在练习过程中要有意识地让自己保持在无痛的范围内。

　　除了练习复元流那一天，每天开始练习前都以5分钟冥想和你选择的5分钟调息开始，还可以加上热身序列。

第1天：

1. 船式（见第144页）

2. 俄罗斯扭转（10次）

A）

B）

3. 串联

4. 下犬式（见第92页）

5. 三腿犬式（膝到前额，5次）
（见第161页）

A）

B）

6. 半串联

换另一侧进行练习

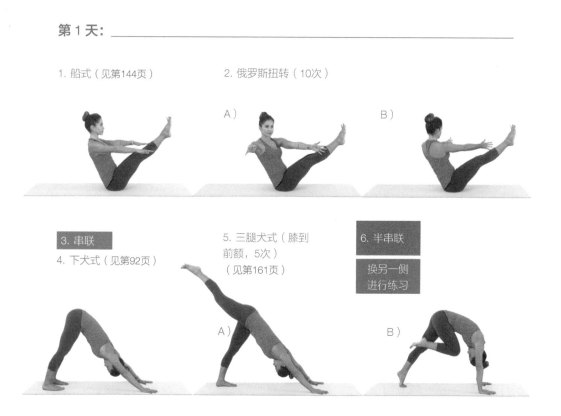

7.半串联

换另一侧进行练习

8. 瑜伽砖仰卧起坐（10次）

A）

B）

C）

D）

9. 仰卧脊柱扭转式（两侧练习）（见第199页）

10. 挺尸式（见第128页）

第2天:

1. 串联　2. 平板式（见第101页）　3. 侧板式变式（两侧练习）

A）

B）

4. 串联　5. 前臂平板式（上提腿，两侧练习）　**6. 串联**　7. 桥式（见第124页）

A）

B）

8. 挺尸式（见第128页）

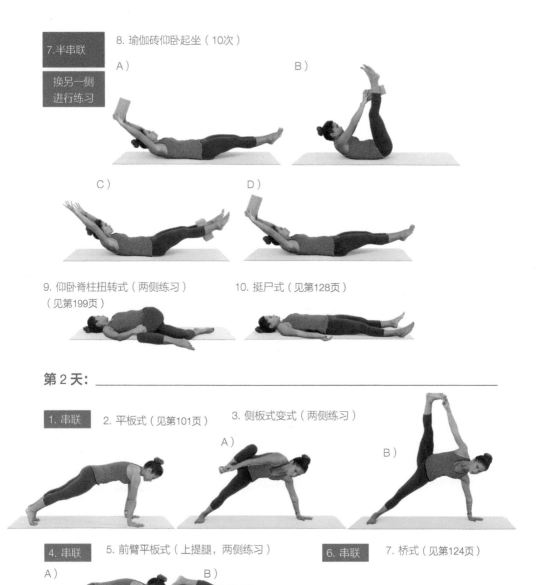

第3天: _____

1. 幻椅式
（见第117页）

2. 站位体前屈
（见第99页）

3. 串联

4. 战士二式（见第106页）

5. 半月式（见第162页）

6. 甘蔗式
（见第164页）

7. 串联

8. 站立分腿式
（见第196页）

9. 串联到
站立

换另一侧
进行练习

10. 串联到站立

11. 花环式
（见第168页）

12. 乌鸦式（见第208页）

13. 半脊柱扭转（两侧练习）
（见第158页）

14. 支撑肩倒立式
（见第204页）

15. 犁式（见第221页）

16. 挺尸式（见第128页）

第 4 天：

1. 串联
2. 三角伸展式
（见第171页）

3. 手臂伸展变式

4. 半串联

换另一侧
进行练习

5. 串联
6. 侧角伸展式手臂
变式

7. 半串联

换另一侧
进行练习

8. 坐位体前屈
（见第77页）

9. 反板式（见第200页）

10. 挺尸式（见第128页）

第 5 天：休息

第 6 天：

复元流（每个体式保持5分钟）

1. 英雄式
（见第86页）

2. 支撑毛毛虫式
（见第285页）

3. 支撑仰卧脊柱扭转（两侧练习）
（见第291页）

4. 支撑挺尸式（见第298页）

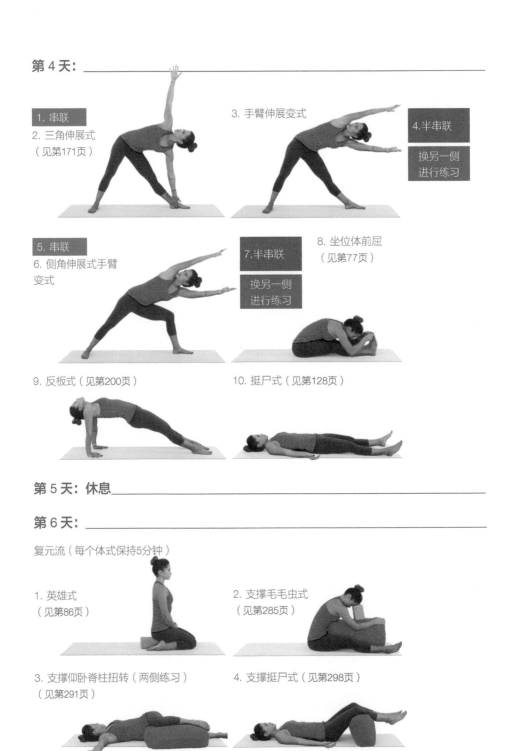

第 7 天:

1. 幻椅式
（见第117页）

2. 幻椅式（抬腿）

3. 串联　4. 蜥蜴式
（见第177页）

5. 单腿圣者式
（见第264页）

A）

B）

6.半串联

换另一侧
进行练习

7. 鞋匠式（见第80页）

8. 单腿头到膝式（见第148页）

9. 挺尸式（见第128页）

第 8 天:

1. 前臂平板式
（保持3次呼吸）

2. 海豚式
（见第183页）

3. 下犬式
（见第92页）

4. 三腿犬式
（见第161页）

5. 战士三式（见第180页）

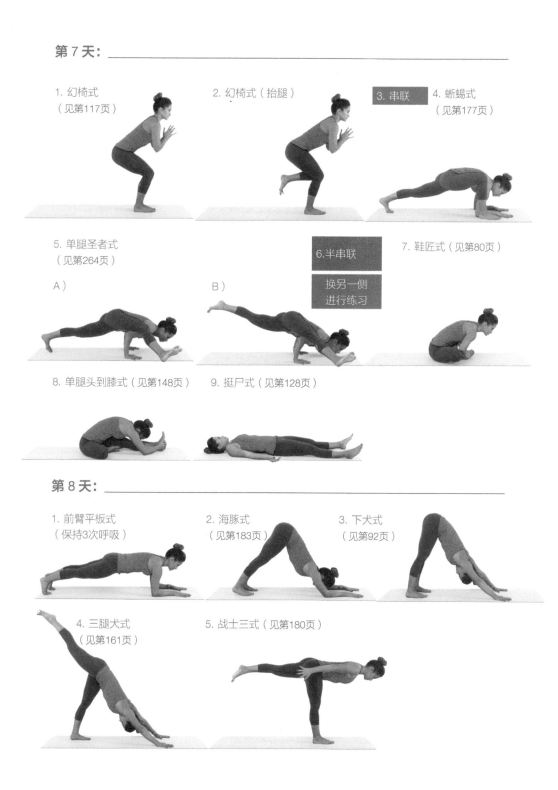

6.半串联

换另一侧
进行练习

7. 舞者式
（两侧练习）
（见第165页）

8. 树式
（两侧练习）
（见第97页）

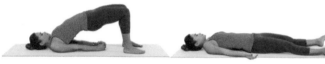

9. 桥式（见第124页）

10. 挺尸式（见第128页）

第 9 天：

1. 斯芬克斯式
（见第125页）

2. 侧板式（前臂支撑，
上提腿）

3. 海豚式（见第183页）

4. 下犬式
（见第92页）

5.半串联

换另一侧
进行练习

6. 弓式
（见第251页）

7. 婴儿式（见第85页）

第 10 天：

复元流（每个体式保持5分钟）

1. 英雄式
（见第86页）

2. 支撑毛毛虫式（见第285页）

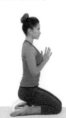

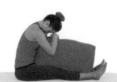

3. 支撑仰卧脊柱扭转（两侧练习）
（见第291页）

4. 抱枕支撑鱼式（见第289页）

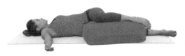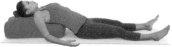

第 11 天：休息

第 12 天：

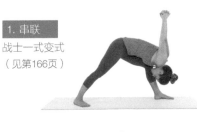

1. 串联
战士一式变式
（见第166页）

2. 俄罗斯扭转（瑜伽
砖辅助，10次）

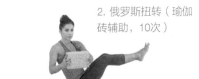

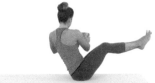

3. 桥式（见第124页）

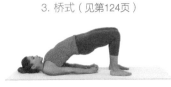

4. 轮式
（见第222页）

5. 挺尸式
（见第128页）

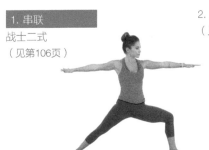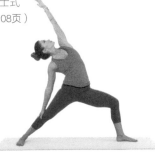

第 13 天：

1. 串联
战士二式
（见第106页）

2. 反战士式
（见第108页）

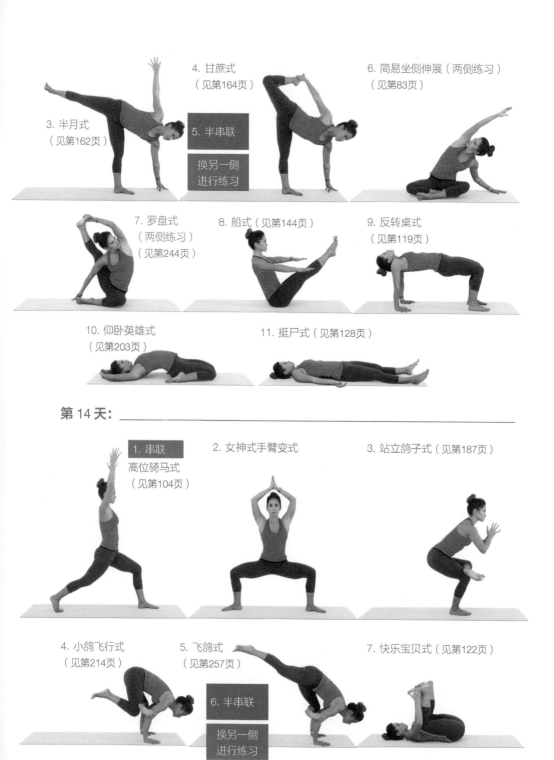

3. 半月式
（见第162页）

4. 甘蔗式
（见第164页）

5. 半串联

换另一侧
进行练习

6. 简易坐侧伸展（两侧练习）
（见第83页）

7. 罗盘式
（两侧练习）
（见第244页）

8. 船式（见第144页）

9. 反转桌式
（见第119页）

10. 仰卧英雄式
（见第203页）

11. 挺尸式（见第128页）

第14天: _____

1. 串联
高位骑马式
（见第104页）

2. 女神式手臂变式

3. 站立鸽子式（见第187页）

4. 小鸽飞行式
（见第214页）

5. 飞鸽式
（见第257页）

6. 半串联

换另一侧
进行练习

7. 快乐宝贝式（见第122页）

8. 仰卧脊柱扭转（鹰式腿部，两侧
   练习）（见第199页）

9. 挺尸式（见第128页）

第15天：

1. 幻椅式
   （见第117页）

2. 乌鸦式
   （见第208页）

3. 向后跳入低位平板式
   （见第102页）

4. 串联

5. 海豚式
   （见第183页）

6. 支撑头倒立（见第215页）

A)

B)

C)

7. 支撑头倒立
   （腿部上下摆
   动，10次）

A)

B)

C)

D)

E)

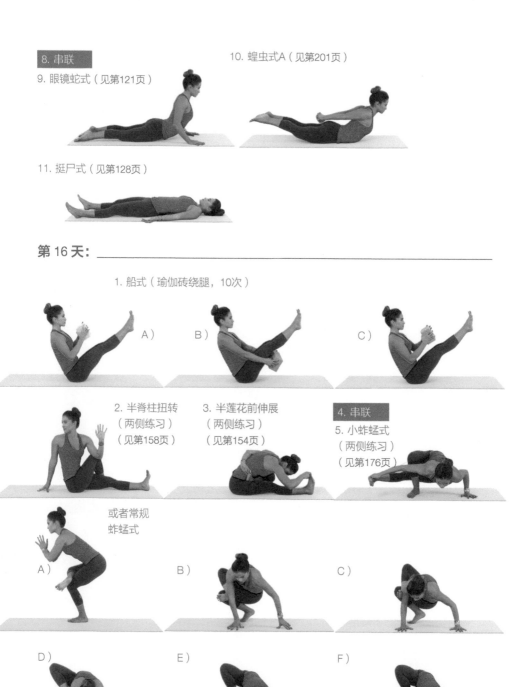

8. 串联

9. 眼镜蛇式（见第121页）

10. 蝗虫式A（见第201页）

11. 挺尸式（见第128页）

第 16 天：

1. 船式（瑜伽砖绕腿，10次）

A） B） C）

2. 半脊柱扭转
（两侧练习）
（见第158页）

3. 半莲花前伸展
（两侧练习）
（见第154页）

4. 串联

5. 小蚱蜢式
（两侧练习）
（见第176页）

或者常规
蚱蜢式

A） B） C）

D） E） F）

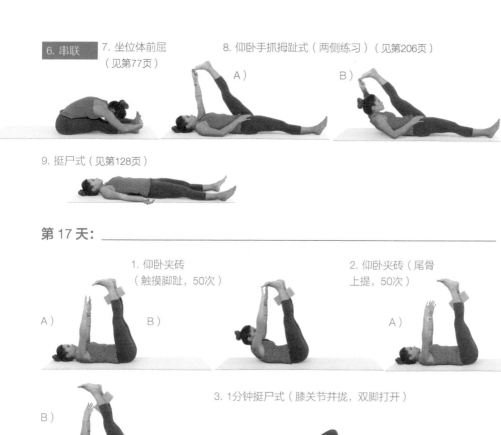

6. 串联　　7. 坐位体前屈　　　　8. 仰卧手抓拇趾式（两侧练习）（见第206页）
　　　　　　　（见第77页）

　　　　　　　　　　　　　　　　　A）　　　　　　　　B）

9. 挺尸式（见第128页）

第 17 天：＿＿＿＿＿＿＿＿＿＿＿＿＿＿＿＿＿＿＿＿＿＿＿＿＿＿

1. 仰卧夹砖　　　　　　　　　　　　　　　2. 仰卧夹砖（尾骨
　（触摸脚趾，50次）　　　　　　　　　　　上提，50次）

A）　　　　　B）　　　　　　　　　　　　　　　　　　　　A）

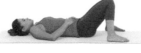

B）　　　　　　　　3. 1分钟挺尸式（膝关节并拢，双脚打开）

4. 仰卧脊柱扭转式（两侧练习）　　　　　5. 挺尸式（见第128页）
（见第199页）

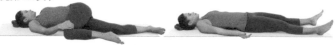

第 18 天：休息＿＿＿＿＿＿＿＿＿＿＿＿＿＿＿＿＿＿＿＿＿＿＿＿

第 19 天：＿＿＿＿＿＿＿＿＿＿＿＿＿＿＿＿＿＿＿＿＿＿＿＿＿＿

复元流（每个体式练习5分钟）

　　　　　1. 支撑婴儿式　　2. 支撑仰卧脊柱扭转　　3. 腿部放在椅子上
　　　　　（见第293页）　　（两侧练习）（见第291页）　　（见第296页）

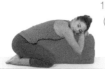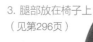

第 20 天: _____

1. 船式（见第144页）

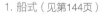

3. 进入海豚式（见第183页）

4. 三腿海豚式
（两侧练习）
（见第183页）

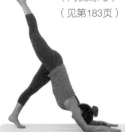

5. 串联到坐立

6. 20秒俄罗斯握砖扭转（两侧练习）

7. 半串联

8. 进入海豚式

9. 前臂支撑式（见第253页）

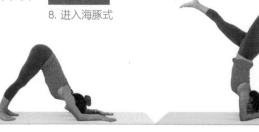

10. 半串联

11. 半莲花前伸展
（两侧练习）
（见第154页）

12. 反转桌式（见第119页）

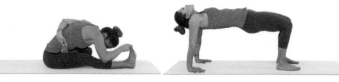

13. 挺尸式（见第128页）

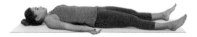

第21天：

1. 串联　2. 到平板式　　　3. 手臂交替/腿提起（每侧5次）　　　　　4. 半串联
　　　　　（见第101页）　　　　　　　　　　　　　　　　　　　　　5. 到侧板式
　　　　　　　　　　　　　　　　　　　　　　　　　　　　　　　　（见第178页）

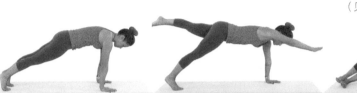

6. 提腿5次　　　　　　　　7. 半串联　　　8. 半串联

　　　　　　　　　　　　　换另一侧　　　　9. 船式（见第144页）
　　　　　　　　　　　　　进行练习

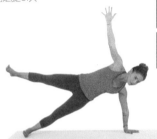
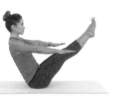

10. 腹部伸展　　　　　　　11. 挺尸式（见第128页）

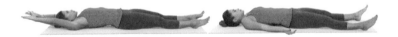

第22天：

1. 山式（见第98页）

2. 串联

3. 进入眼镜蛇式（分别转向两
侧肩部，向后看）
（见第121页）

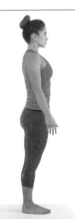
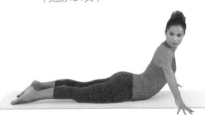

4. 骆驼式准备

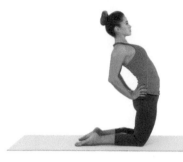

5. 骆驼式（见第238页）

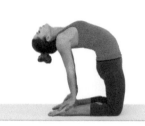

6. 兔式（见第151页）

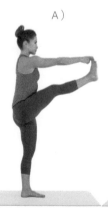

7. 挺尸式（见第128页）

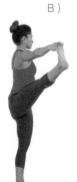

第23天: _____

1. 串联　2. 进入站立手抓拇趾式A和B
　　　　　（见第174页）

3. 侧板式变式

A）

B）

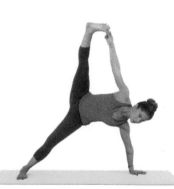

4. 野兽式
（见第194页）

换另一侧
进行练习

5. 串联

6. 进入舞者式
（两侧练习）
（见第165页）

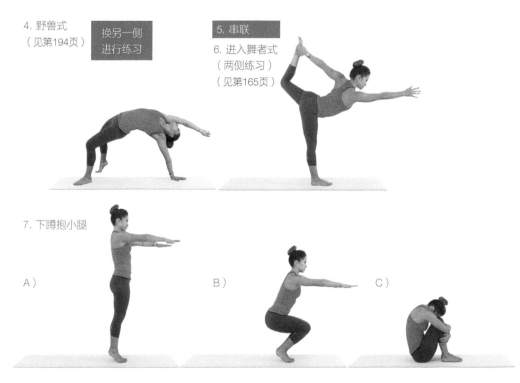

7. 下蹲抱小腿

A）

B）

C）

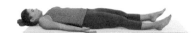

8. 挺尸式（见第128页）

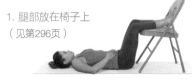

第24天：休息＿＿＿＿＿＿＿＿＿＿＿＿＿＿＿＿＿＿＿ ＿＿＿＿＿＿＿

第25天：＿＿＿＿＿＿＿＿＿＿＿＿＿＿＿＿＿＿＿＿＿＿＿＿

复元流（每个体式练习5分钟）

1. 腿部放在椅子上
（见第296页）

2. 抱枕支撑鱼式（仰卧束角式腿部）

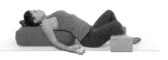

3. 抱枕支撑鱼式腿部变式

4. 支撑挺尸式（见第298页）

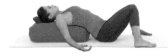
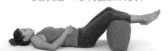

第 26 天: _____

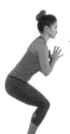

1. 幻椅式
（见第117页）

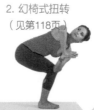

2. 幻椅式扭转
（见第118页）

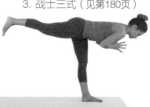

3. 战士三式（见第180页）

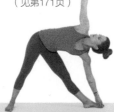

4. 三角伸展式
（见第171页）

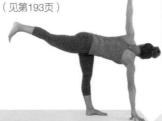

5. 扭转半月式
（见第193页）

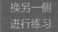

6. 半串联

换另一侧
进行练习

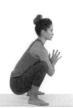

7. 花环式
（见第168页）

8. 乌鸦式
（见第208页）

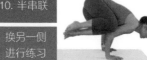

9. 侧乌鸦式（见第210页）

10. 半串联

换另一侧
进行练习

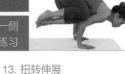

11. 站位体前屈
（见第99页）

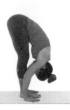

12. 圣者扭转式
（两侧练习）
（见第245页）

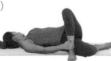

13. 扭转伸展
（两侧练习）

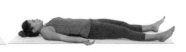

14. 挺尸式
（见第128页）

第 27 天: _____

1. 婴儿式扭转
（两侧练习）

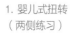

2. 婴儿式（手臂向左
侧伸展，然后向右侧
伸展）

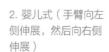

3. 下犬式扭转
（两侧练习）

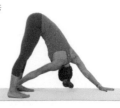

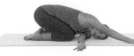

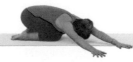

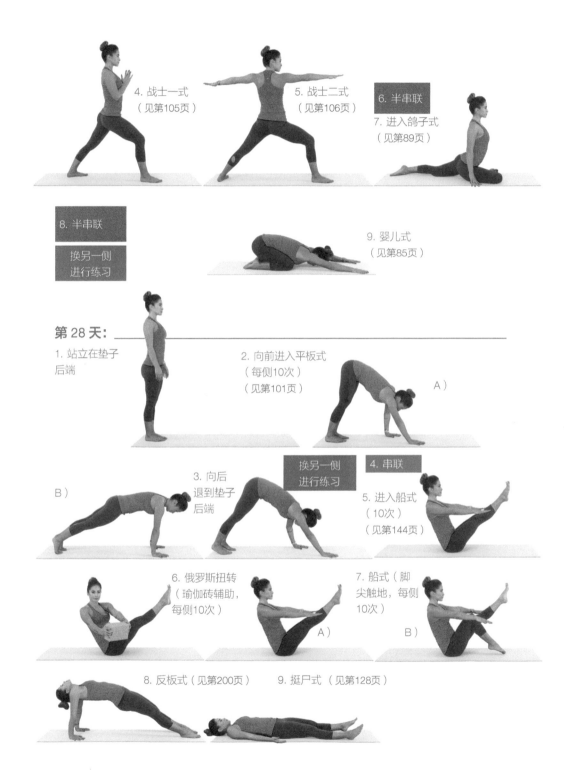

4. 战士一式
（见第105页）

5. 战士二式
（见第106页）

6. 半串联

7. 进入鸽子式
（见第89页）

8. 半串联

换另一侧
进行练习

9. 婴儿式
（见第85页）

第28天:

1. 站立在垫子
后端

2. 向前进入平板式
（每侧10次）
（见第101页）

A）

B）

3. 向后
退到垫子
后端

换另一侧
进行练习

4. 串联

5. 进入船式
（10次）
（见第144页）

6. 俄罗斯扭转
（瑜伽砖辅助，
每侧10次）

A）

7. 船式（脚
尖触地，每侧
10次）

B）

8. 反板式（见第200页）

9. 挺尸式（见第128页）

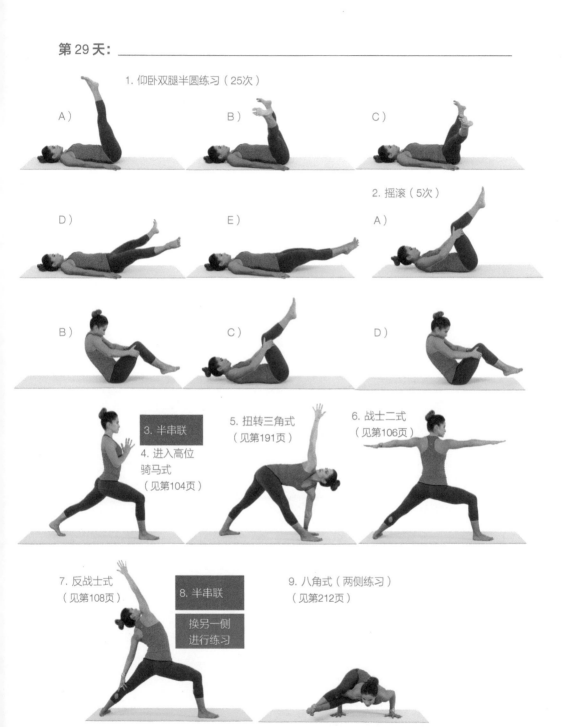

1. 仰卧双腿半圆练习（25次）

A）

B）

C）

2. 摇滚（5次）

D）

E）

A）

B）

C）

D）

3. 半串联

4. 进入高位
骑马式
（见第104页）

5. 扭转三角式
（见第191页）

6. 战士二式
（见第106页）

7. 反战士式
（见第108页）

8. 半串联

换另一侧
进行练习

9. 八角式（两侧练习）
（见第212页）

10. 仰卧脊柱扭转式
（见第199页）

11. 挺尸式（见第128页）

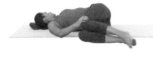

第 30 天：_____

1. 瑜伽砖仰卧起坐（50次）

A）

B）

C）

2. 半串联

3. 进入三腿犬式
（膝到前额，10次）
（见第161页）

A）

5. 5分钟手倒立（双腿弹
跳）（见第258页）

6. 半串联到
坐立

4. 半串联

换另一侧
进行练习

B）

A）

B）

7. 半脊柱扭转
（两侧练习）
（见第158页）

8. 婴儿式
（见第85页）

9. 挺尸式
（见第128页）

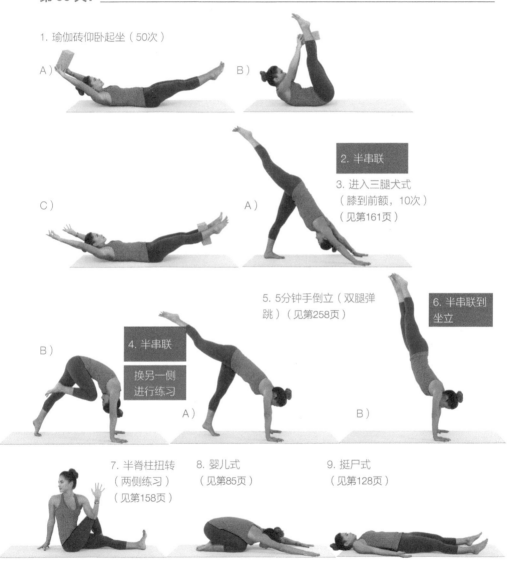

30天缓解背疼及开胸练习序列

这个 30 天的安排专注于缓解背疼和开胸，适合那些髋部、胸部僵紧和背部轻微疼痛的人。要知道瑜伽给人的启示就是所有事物都是相互关联的，我的意思是可能你现在感觉上背部轻微疼痛，而根源也许来自僵紧的胸部或者紧张的肩部。身体的各个部分都是相互关联的，这也就是为什么这里的安排包含整个身体练习，目的是缓解背部和胸部的紧张。你可以进行调整，以适合你自己的生活方式和时间表。你可以跳过、缩短或者延长练习，这没有对与错。只要你能多少跟上这个安排并坚持练习，30 天后你会看到明显的不同。你可能会注意到核心力量加强了，姿态得以改善，背疼也会有所减轻。

每天练习前进行 5 分钟冥想和 5 分钟调息。

第 1 天: _____

复元流（每个姿势保持5分钟）

1. 瑜伽砖支撑鱼式
（见第288页）

2. 支撑鱼式腿部变式

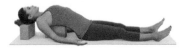 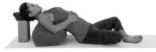

3. 支撑鱼式

4. 仰卧支撑束角式（瑜伽砖辅助）

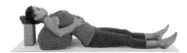 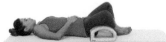

5. 支撑挺尸式（瑜伽砖辅助）

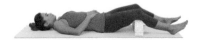

第2天：

1. 婴儿式
（见第85页）

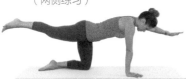

2. 四肢着地

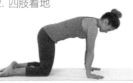

3. 交换伸展手臂/腿
（两侧练习）

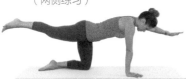

4. 穿针式（两侧练习）

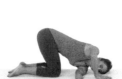

5. 下犬式
（保持5～7
次呼吸）
（见第92页）

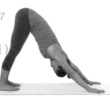

6. 走到垫子前端

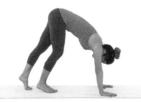

7. 大猩猩式
（见第120页）

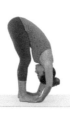

8. 站位体前屈
（见第99页）

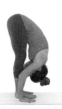

9. 幻椅式
（见第117页）

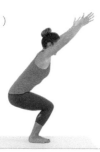

10. 站立鸽子式
（两侧练习）
（见第187页）

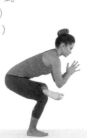

11. 山式
（见第98页）

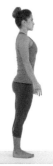

第3天：

1. 简易坐
（见第82页）

2. 火棍式
（两侧练习）
（见第79页）

3. 牛面式
（两侧练习）
（见第156页）

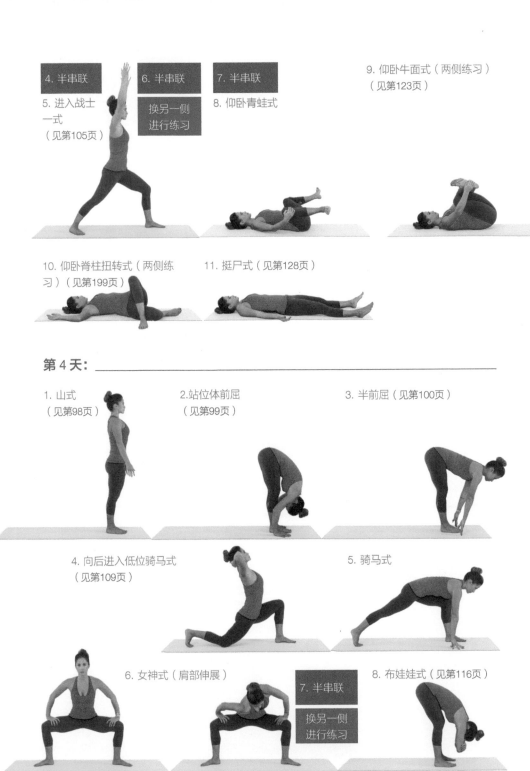

4. 半串联

5. 进入战士
一式
（见第105页）

6. 半串联

换另一侧
进行练习

7. 半串联

8. 仰卧青蛙式

9. 仰卧牛面式（两侧练习）
（见第123页）

10. 仰卧脊柱扭转式（两侧练
习）（见第199页）

11. 挺尸式（见第128页）

第4天：

1. 山式
（见第98页）

2. 站位体前屈
（见第99页）

3. 半前屈（见第100页）

4. 向后进入低位骑马式
（见第109页）

5. 骑马式

6. 女神式（肩部伸展）

7. 半串联

换另一侧
进行练习

8. 布娃娃式（见第116页）

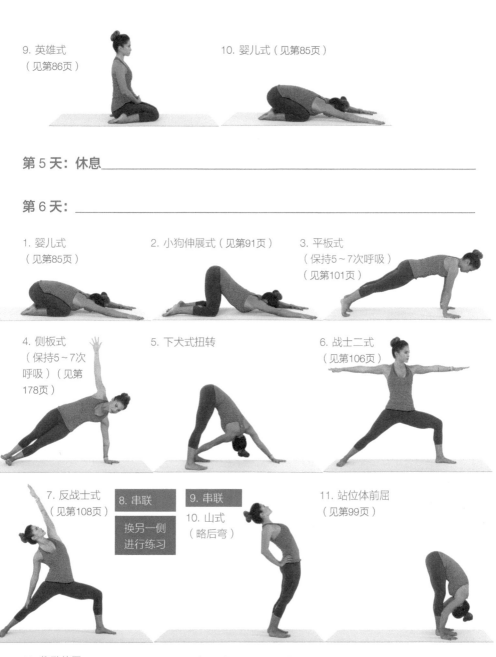

9. 英雄式
（见第86页）

10. 婴儿式（见第85页）

第5天：休息

第6天：

1. 婴儿式
（见第85页）

2. 小狗伸展式（见第91页）

3. 平板式
（保持5～7次呼吸）
（见第101页）

4. 侧板式
（保持5～7次
呼吸）（见第
178页）

5. 下犬式扭转

6. 战士二式
（见第106页）

7. 反战士式
（见第108页）

8. 串联

换另一侧
进行练习

9. 串联

10. 山式
（略后弯）

11. 站位体前屈
（见第99页）

12. 仰卧伸展
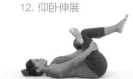

13. 挺尸式（见第128页）
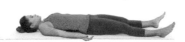

第7天：

1. 从站立在垫子后端开始

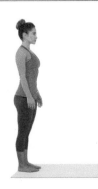

2. 进入平板式（见第101页）

A）

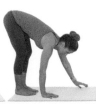

3. 上抬腿（两侧练习）

4. 下犬式（见第92页）

B）

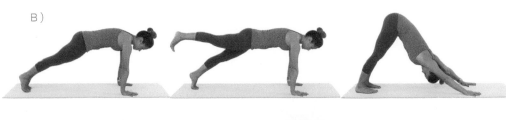

5. 三腿犬式
（膝到前额，5次）

6. 高位骑马式
（见第104页）

7. 半串联

换另一侧
进行练习

8. 婴儿式（见第85页）

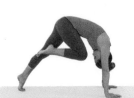

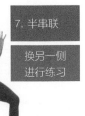

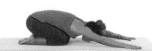

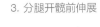

第8天：

1. 坐位体前屈
（见第77页）

2. 坐位体前屈（双腿打
开，与垫子同宽）

3. 分腿开髋前伸展

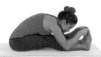

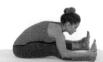

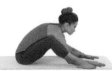

4. 船式（见第144页）

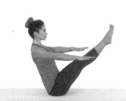

5. 坐角式B
（见第147页）

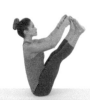

6. 支撑肩倒立式
（见第204页）

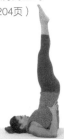

7. 膝到耳式
（见第223页）

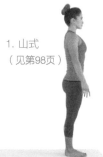

8. 挺尸式（见第128页）

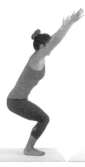

第9天：

1. 山式
（见第98页）

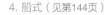

2. 幻椅式
（见第117页）

3. 站位体前屈（见第99页）

4. 花环式（见第168页）

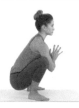

可选择束花环式
（见第170页）

5. 低位骑马式扭转

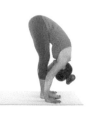

6. 高位骑马式扭转

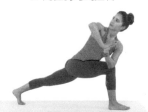

选择扣手

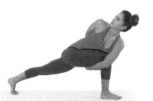

7. 蜥蜴式
（见第177页）

8. 半串联

换另一侧
进行练习

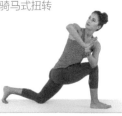

8. 小蚱蜢式（两侧练习）
（见第176页）

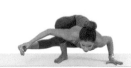

或常规蚱蜢式
（两侧练习）

9. 快乐宝贝式（见第122页）

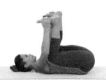

10. 仰卧手抓拇趾式（两侧练习）（见第206页）

A）

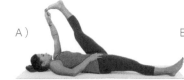

B）

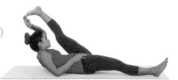

11. 挺尸式（见第128页）

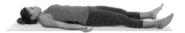

第10天：休息_____

第11天：_____

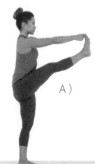

A）

1. 站立手抓拇趾
（两侧练习）

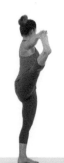

B）

2. 半串联

3. 坐角式A（见第148页）

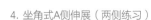

4. 坐角式A侧伸展（两侧练习）

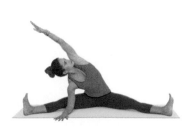

5. 支撑头倒立式扭转
（两侧练习）

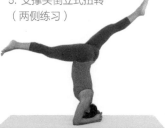

6. 仰卧起坐（25次）

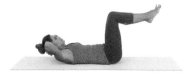

7. 拉伸腹部

8. 挺尸式（见第128页）

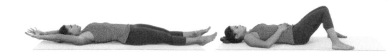

第12天:

1. 平板式（腿部交叉，每侧20次）

2. 半串联

3. 进入高位骑马式扭转

4. 半串联

换另一侧进行练习

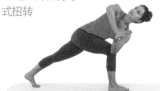

5. 桥式（见第124页）

6. 轮式（见第222页）

7. 轮式变式（两侧练习）（见第256页）

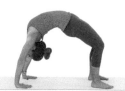

8. 快乐宝贝式（见第122页）

9. 仰卧束角式（见第127页）

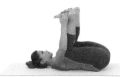

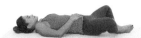

第 13 天：

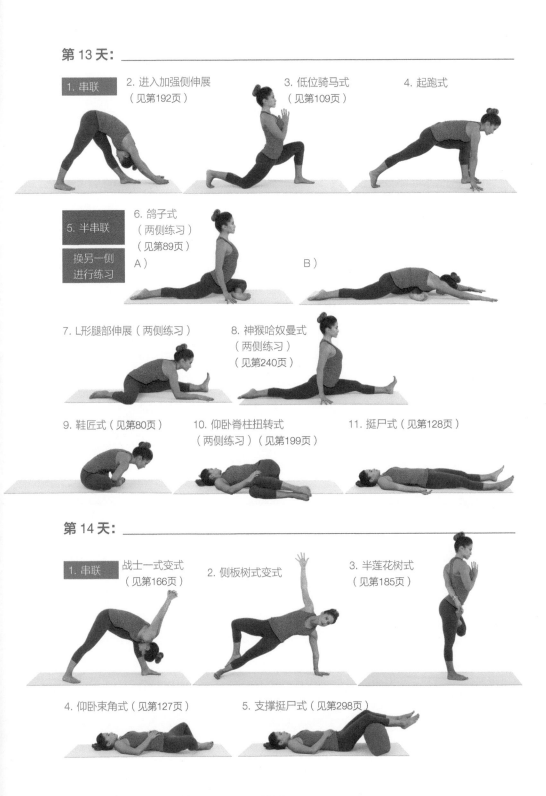

1. 串联

2. 进入加强侧伸展
（见第192页）

3. 低位骑马式
（见第109页）

4. 起跑式

5. 半串联

换另一侧
进行练习

6. 鸽子式
（两侧练习）
（见第89页）
A）

B）

7. L形腿部伸展（两侧练习）

8. 神猴哈奴曼式
（两侧练习）
（见第240页）

9. 鞋匠式（见第80页）

10. 仰卧脊柱扭转式
（两侧练习）（见第199页）

11. 挺尸式（见第128页）

第 14 天：

1. 串联 战士一式变式
（见第166页）

2. 侧板树式变式

3. 半莲花树式
（见第185页）

4. 仰卧束角式（见第127页）

5. 支撑挺尸式（见第298页）

第 15 天: _____

选择扣手

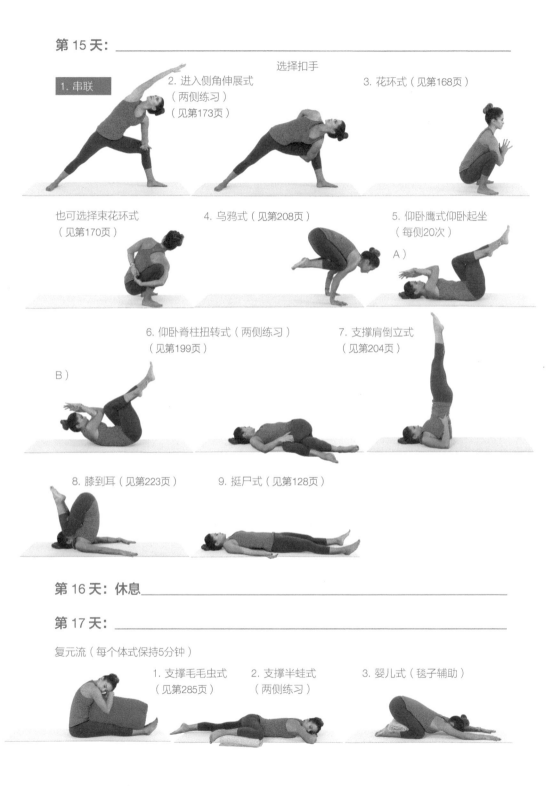

1. 串联

2. 进入侧角伸展式
（两侧练习）
（见第173页）

3. 花环式（见第168页）

也可选择束花环式
（见第170页）

4. 乌鸦式（见第208页）

5. 仰卧鹰式仰卧起坐
（每侧20次）

A）

6. 仰卧脊柱扭转式（两侧练习）
（见第199页）

7. 支撑肩倒立式
（见第204页）

B）

8. 膝到耳（见第223页）

9. 挺尸式（见第128页）

第 16 天: 休息 _____

第 17 天: _____

复元流（每个体式保持5分钟）

1. 支撑毛毛虫式
（见第285页）

2. 支撑半蛙式
（两侧练习）

3. 婴儿式（毯子辅助）

第 18 天: _____

1. 串联　2. 进入战士二式　　　　　　　　　3. 反战士式
　　　　（见第106页）　　　　　　　　　　（见第108页）

4. 半月式
（见第162页）

| 5. 半串联 | 6. 半串联 |
| 换另一侧进行练习 | 7. 进入桥式（见第124页） |

8. 挺尸式（见第128页）

第 19 天: _____

1. 山式
（双手身后
相扣）

2. 晃动的树式
（两侧练习）

3. 低位骑马式
（牛面式手臂）

4. 半串联

5. 到骆驼式
准备

6. 骆驼式（见第238页）

7. 婴儿式（见第85页）

8. 仰卧脊柱扭转式（两侧练习）
（见第199页）

9. 挺尸式（见第128页）

第20天:

1. 站立鸽子式
（两侧练习）
（见第187页）
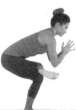

2. 低位骑马式
（见第109页）
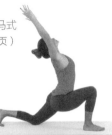

3. 半串联

4. 进入下犬式
（保持5次呼吸）
（见第92页）
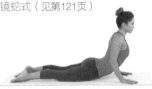

5. 斯芬克斯式（见第125页）

6. 眼镜蛇式（见第121页）

7. 上犬式（见第184页）

8. 半串联

换另一侧
进行练习

9. 婴儿式（见第85页）
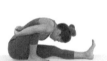

第21天:

1. 串联

2. 进入坐位体前屈
（见第77页）

3. 圣哲玛里奇式A（见第152页）

A）

B）
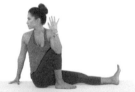

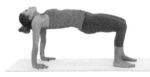

4. 反转桌式（见第119页）
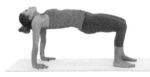

5. 仰卧膝到胸式
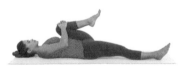

6. 仰卧半蛙式
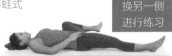

换另一侧
进行练习

7. 挺尸式（见第128页）
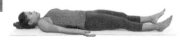

第 22 天: 休息_____

第 23 天: _____

1. 船式摇滚（5次）

A)

B)

C)

2. 船式脚尖交换触地

A)

B)

3. 仰卧雨刮器

4. 仰卧绕膝（10次）

A)

B)

C)

5. 仰卧画半圆
（10次）

D)

A)

B)

C)

D)

E)

6. 摇滚进入

8. 腹部伸展

9. 婴儿式（见第85页）

7. 半串联

第24天：

1. 加强肩部伸展式（两侧练习）

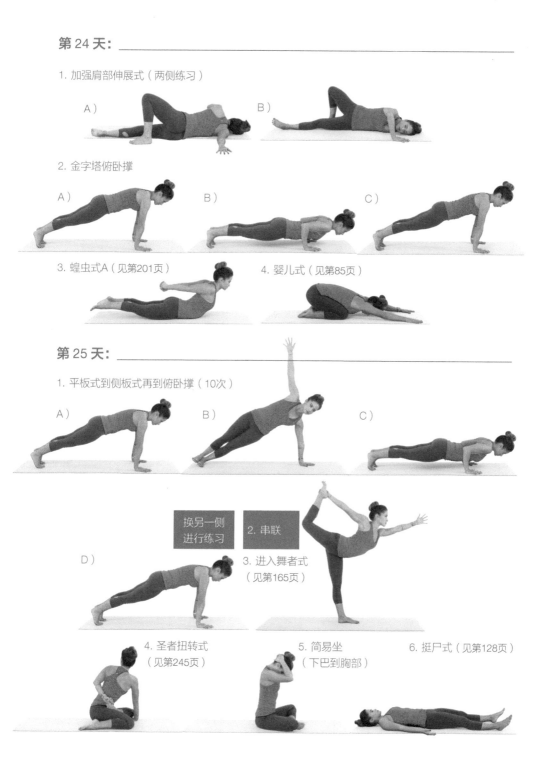

A） B）

2. 金字塔俯卧撑

A） B） C）

3. 蝗虫式A（见第201页） 4. 婴儿式（见第85页）

第25天：

1. 平板式到侧板式再到俯卧撑（10次）

A） B） C）

换另一侧
进行练习

2. 串联

D）

3. 进入舞者式
（见第165页）

4. 圣者扭转式
（见第245页）

5. 简易坐
（下巴到胸部）

6. 挺尸式（见第128页）

第 26 天：＿＿＿＿＿＿＿＿＿＿＿＿＿＿＿＿＿＿＿＿

复元流（每个体式保持5分钟）

1. 腿部放在椅子上
（见第296页）

2. 侧卧挺尸式（两侧练习）（见第297页）

3. 英雄式
（见第86页）

4. 仰卧支撑英雄式
（见第299页）

5. 两个抱枕支撑鱼式

第 27 天：休息＿＿＿＿＿＿＿＿＿＿＿＿＿＿＿＿＿＿＿＿

第 28 天：＿＿＿＿＿＿＿＿＿＿＿＿＿＿＿＿＿＿＿＿

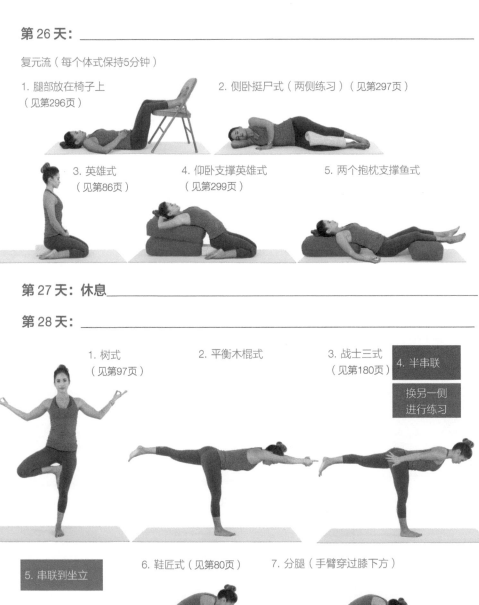

1. 树式
（见第97页）

2. 平衡木棍式

3. 战士三式
（见第180页）

4. 半串联

换另一侧
进行练习

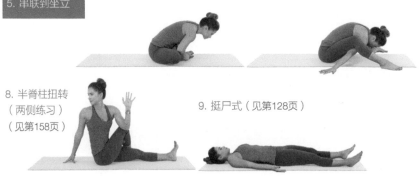

5. 串联到坐立

6. 鞋匠式（见第80页）

7. 分腿（手臂穿过膝下方）

8. 半脊柱扭转
（两侧练习）
（见第158页）

9. 挺尸式（见第128页）

第29天：_____

1. 幻椅式
（见第117页）

2. 幻椅式扭转
（见第118页）

3. 站位体前屈
（见第99页）

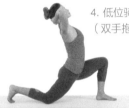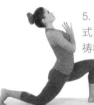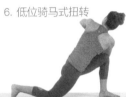

4. 低位骑马式
（双手抱头）

5. 低位骑马
式（双手呈祈
祷状）

6. 低位骑马式扭转

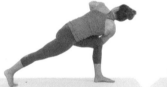

7. 高位骑马式扭转

8. 蜥蜴式
（见第177页）

9. 半串联

换另一侧
进行练习

10. 三角伸展式
（两侧练习）
（见第171页）

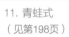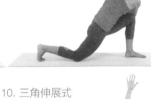

扣手也可选择
深入三角式
（见第172页）

11. 青蛙式
（见第198页）

12. 小蚱蜢式（两侧练习）
（见第176页）

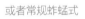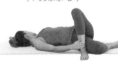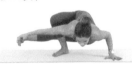

或者常规蚱蜢式

13. 髂胫束拉伸
（两侧练习）

14. 桥式（见第124页）

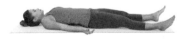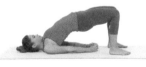

15. 挺尸式（见第128页）

第30天: _____

1. 瑜伽砖仰卧起坐（25次）

A）

B）

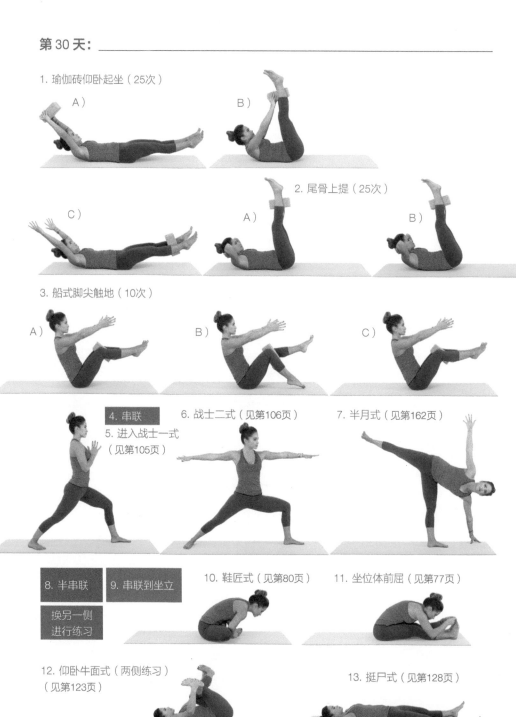

C）

2. 尾骨上提（25次）

A）

B）

3. 船式脚尖触地（10次）

A）

B）

C）

4. 串联

5. 进入战士一式
（见第105页）

6. 战士二式（见第106页）

7. 半月式（见第162页）

8. 半串联

9. 串联到坐立

换另一侧
进行练习

10. 鞋匠式（见第80页）

11. 坐位体前屈（见第77页）

12. 仰卧牛面式（两侧练习）
（见第123页）

13. 挺尸式（见第128页）

补充练习序列

这些补充练习给大家提供一些快速而有效的瑜伽体式，在日常生活中简单易行。办公室椅子瑜伽对于任何久坐工作的人都很有针对性，健身房和跑步前后瑜伽在你活动时能非常好地进行热身和降温。最后失眠疗愈瑜伽不仅对睡眠有问题的人很好，还能有效缓解疲劳和坏心情。调整这些序列，以适应你的生活方式和时间表。如果你发现在练习哪个体式时你的身体感觉不是很好，那么可以换一个你觉得对自己有效的体式。去做自己感觉最好的练习并持之以恒，你将有很大收获。

办公室椅子瑜伽

你很容易将这些 5 分钟序列加入到日常工作中。将每个体式保持 5 次呼吸，然后进入下一个体式。

开髋序列：

1. 腿部放在椅子上（见第296页）

2. 仰卧伸展（两侧练习）

3. 仰卧手抓拇趾式A（两侧练习）（见第206页）

A）

B）

椅子序列：

1. 坐立胸部伸展

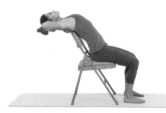

2. 坐立胸部伸展
（双手身后交扣）

3. 坐立体前屈（手臂变式）

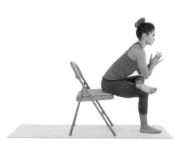

4. 坐立扭转
（两侧练习）

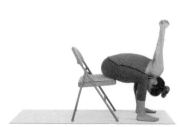

背疼序列：

1. 坐立鸽子式（两侧练习）

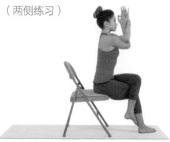

2. 椅上鹰式
（两侧练习）

3. 椅上反板式

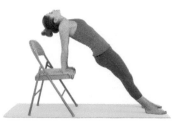

4. 低位骑马式（椅子辅助，两侧练习）

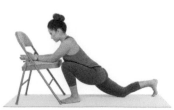

肩颈部序列：

1. 坐立耳朵到肩（两侧练习）

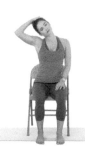

2. 向左看，然后向右看

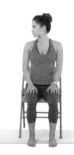

3. 下巴到胸部

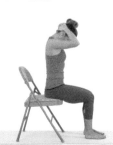

4. 肱三头肌拉伸（两侧练习）

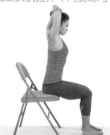

5. 绕肩式

A）

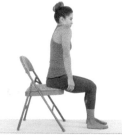

B）

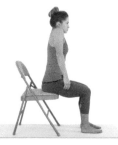

C）

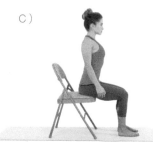

6. 牛面式手臂
（两侧练习）

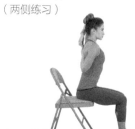

胸部序列: _____

1. 战士一式（椅子辅助）

2. 三角伸展式（椅子辅助）

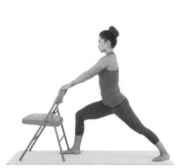 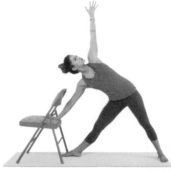

3. 战士三式（椅子辅助）

4. 反转三角式（椅子辅助）

换另一侧
进行练习

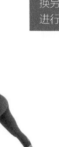

健身房瑜伽

这个简短序列针对的是健身前的热身。将每个体式保持 3 ~ 5 次呼吸，然后进入下一个体式。

腿部序列：

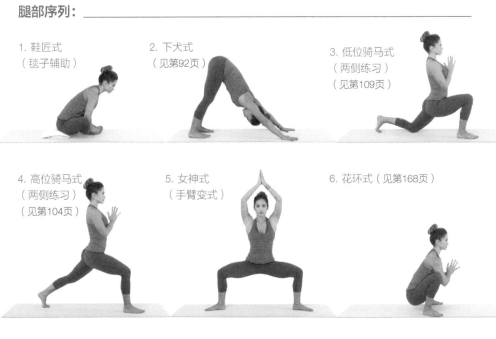

1. 鞋匠式
（毯子辅助）

2. 下犬式
（见第92页）

3. 低位骑马式
（两侧练习）
（见第109页）

4. 高位骑马式
（两侧练习）
（见第104页）

5. 女神式
（手臂变式）

6. 花环式（见第168页）

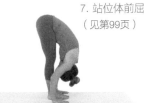

7. 站位体前屈
（见第99页）

胸部序列：

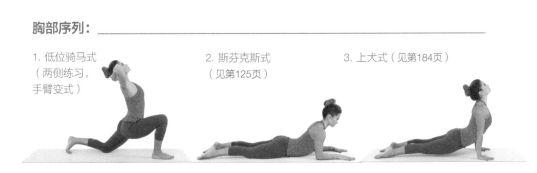

1. 低位骑马式
（两侧练习，
手臂变式）

2. 斯芬克斯式
（见第125页）

3. 上犬式（见第184页）

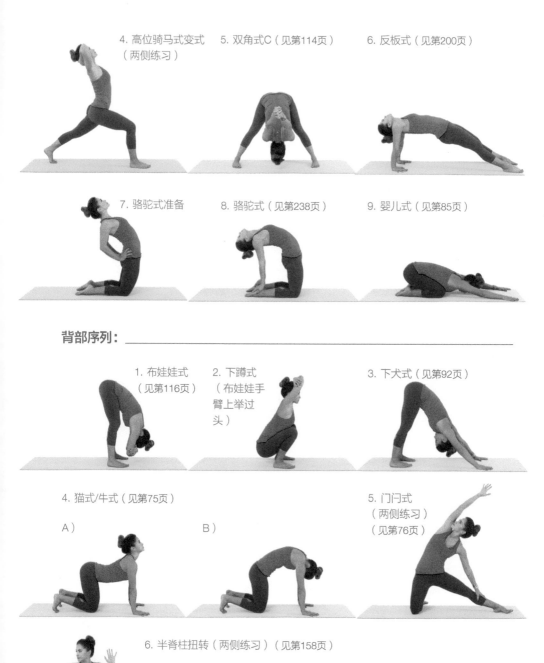

4. 高位骑马式变式
（两侧练习）

5. 双角式C（见第114页）

6. 反板式（见第200页）

7. 骆驼式准备

8. 骆驼式（见第238页）

9. 婴儿式（见第85页）

背部序列：

1. 布娃娃式
（见第116页）

2. 下蹲式
（布娃娃手
臂上举过
头）

3. 下犬式（见第92页）

4. 猫式/牛式（见第75页）

A）

B）

5. 门闩式
（两侧练习）
（见第76页）

6. 半脊柱扭转（两侧练习）（见第158页）

手臂序列: _____

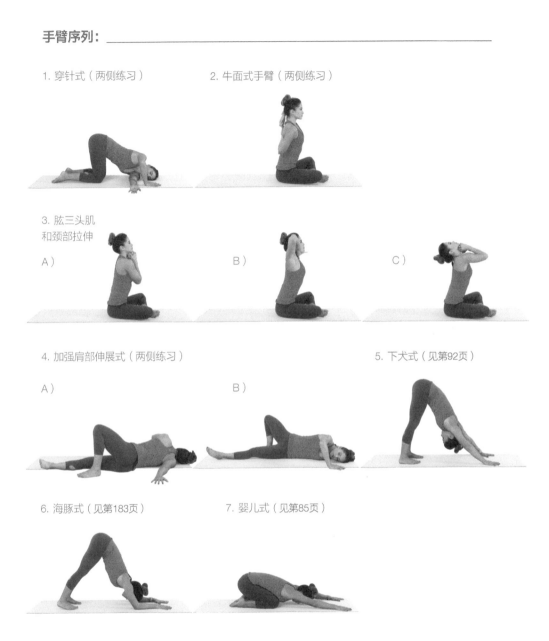

1. 穿针式（两侧练习）

2. 牛面式手臂（两侧练习）

3. 肱三头肌
和颈部拉伸

A）

B）

C）

4. 加强肩部伸展式（两侧练习）

A）

B）

5. 下犬式（见第92页）

6. 海豚式（见第183页）

7. 婴儿式（见第85页）

跑前瑜伽

这个序列的目的是在跑步前拉伸整个身体。将每个体式保持 3 ~ 5 次呼吸,然后系紧鞋带上路吧。

跑前序列 1:

1. 猫式/牛式(见第75页)

A)   B)

2. 布娃娃式
（见第116页）

3. 低位骑马式
（两侧练习）
（见第109页）

4. 腘绳肌拉伸(两侧练习)

5. 门闩式
（两侧练习）
（见第76页）

6. 反转桌式
（见第119页）

7. 鹰式(两侧练习)
（见第190页）

跑前序列 2:

1. 鞋匠式(见第80页)

2. 圣者扭转式(两侧练习)
（见第245页）

3. 下犬式(见第92页)

4. 三腿犬式开髋
（两侧练习）

5. 站立分腿式
（两侧练习）
（见第196页）

6. 站立鸽子式
（两侧练习）
（见第187页）

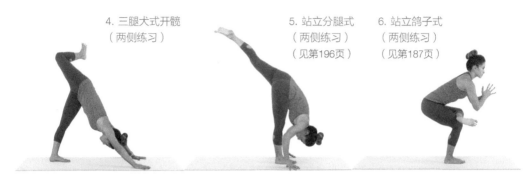

跑前序列 3： _____

1. 船式
（见第144页）

2. 半脊柱扭转
（两侧练习）
（见第158页）

3. 半鸽子式
（两侧练习）
（见第88页）

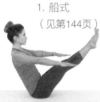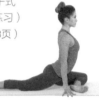

4. 鸽子式
（两侧练习）
（见第89页）

5. 青蛙式（见第198页）

6. 分腿婴儿式

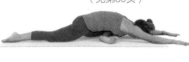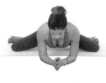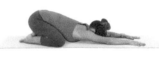

跑前序列 4： _____

1. 布娃娃式（见第116页）

2. 下蹲（布娃娃手臂）

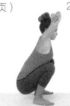

3. 加强侧伸展
（两侧练习）
（见第192页）

4. 半月式
（两侧练习）
（见第162页）

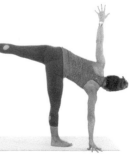

跑前序列 5：_____

1. 仰卧伸展（两侧练习）

2. 摇滚到船式

A）

B）

C）

D）

3. 简易坐侧伸展
（两侧练习）（见第83页）

4. 下巴到胸部颈部拉伸

5. 耳朵到肩部颈部拉伸
（两侧练习）

6. 牛面式手臂

7. 下犬式（见第92页）

8. 高位骑马式（两侧练习）（见第104页）

跑后瑜伽

这些简短序列的作用是在跑步后让身体降温。将每个体式保持 3 ~ 5 次呼吸（或者更长的时间，如果你愿意的话），然后进入下一个体式。

跑后序列 1：

1. 火棍式（两侧练习）（见第79页）

2. 牛面式手臂（两侧练习）

A）

B）

3. 支撑桥式（见第284页）

4. 苍鹭式（两侧练习）（见第160页）

5. 英雄式（见第86页）

6. 仰卧英雄式（见第203页）

7. 仰卧束角式（见第127页）

跑后序列 2：

1. 花环式
（见第168页）

束花环式（两侧练习）
（见第170页）

2. 坐立梨状肌拉伸

A）

B）

侧视图

选择手臂在下

3. 快乐宝贝式（见第122页）

4. 仰卧青蛙式
（两侧练习）

5. 仰卧脊柱扭转式（见第199页）

跑后序列 3：

1. 简易坐前屈
（两侧练习）

2. 站立手到拇趾式A
（两侧练习）
（见第174页）

3. 三角伸展式
（两侧练习）
（见第171页）

4. 蝗虫式A
（见第201页）

跑后序列 4：

1. 坐位体前屈（双腿打开，与垫子同宽）

2. 坐位体前屈（开髋变式）

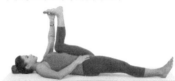

3. 半莲花前伸展（两侧练习）（见第154页）

4. 半快乐宝贝式（两侧练习）

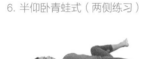
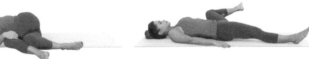

5. 仰卧脊柱扭转式（鹰式腿）（两侧练习）

6. 半仰卧青蛙式（两侧练习）

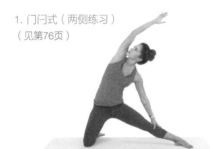
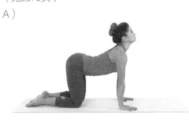

跑后序列 5：

1. 门闩式（两侧练习）（见第76页）

2. 猫式/牛式（见第75页）
A）

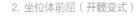

B）

3. 小狗伸展式（见第91页）

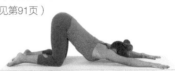

4. 加强肩部伸展式（两侧练习）

5. 婴儿式扭转（两侧练习）

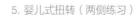
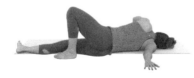
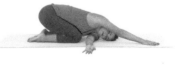

失眠疗愈瑜伽

这些序列的目的是为了放松和平静，以引导你在夜晚进入香甜的睡眠。将每个体式保持3～5次呼吸（如果你愿意的话，也可以保持更长的时间），然后进入下一个体式。

失眠序列 1:

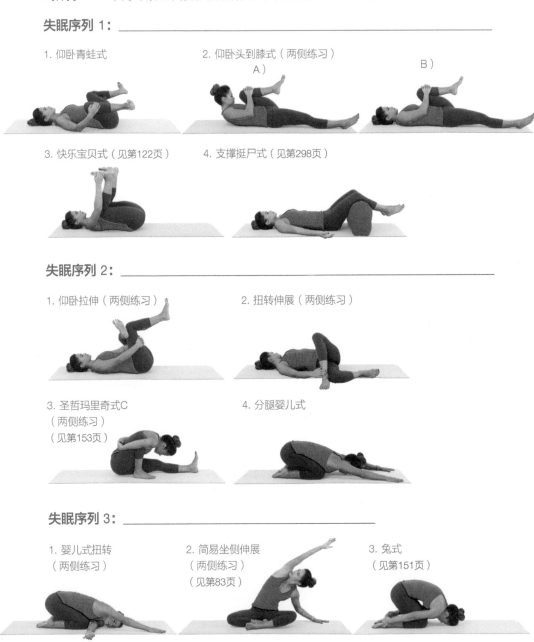

1. 仰卧青蛙式

2. 仰卧头到膝式（两侧练习）
   A）
   B）

3. 快乐宝贝式（见第122页）

4. 支撑挺尸式（见第298页）

失眠序列 2:

1. 仰卧拉伸（两侧练习）

2. 扭转伸展（两侧练习）

3. 圣哲玛里奇式C
   （两侧练习）
   （见第153页）

4. 分腿婴儿式

失眠序列 3:

1. 婴儿式扭转
   （两侧练习）

2. 简易坐侧伸展
   （两侧练习）
   （见第83页）

3. 兔式
   （见第151页）

4. 祛风式

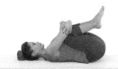

5. 仰卧束角式
（见第127页）

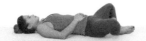

失眠序列 4：

1. 半祛风式

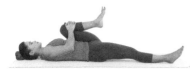

2. 膝到腋窝

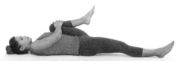

3. 半快乐宝贝式

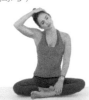

4. 鹰式脊柱扭转

A）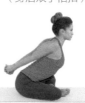

B）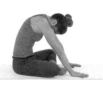

换另一侧
进行练习

失眠序列 5：

1. 简易坐（耳到肩拉伸）
（两侧练习）

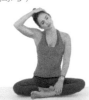

2. 胸部拉伸
（身后双手相扣）

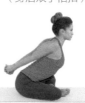

3. 上背部拉伸

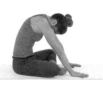

4. 支撑肩倒立式
（见第204页）

5. 婴儿式（手臂伸展到左侧，然后
向右侧伸展）

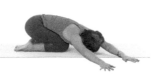

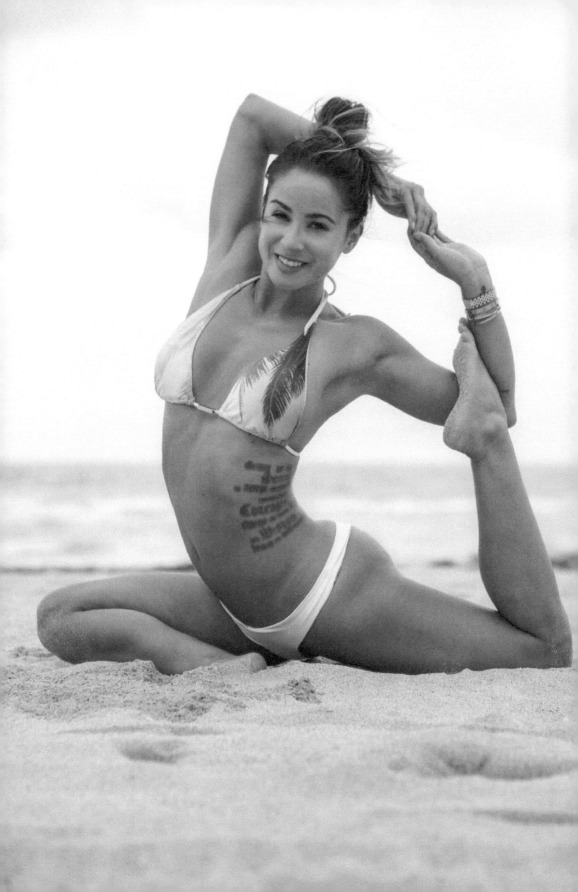

编后语

不可否认，我才三十出头，还不能解决所有的问题，但是我找到了正确的路。这些天，我感觉如此美妙、精力充沛。每天醒来后，我就跳下床，兴奋地开始全新的一天。

有时我会有疑惑，这种神奇的感觉可以持续多久？我怀着敬畏之心观察周围的一切，对每件小事充满感激，哪怕是在喝早茶时看到了日出。还有存在本身，比如70亿人生活在这个旋转的星球上，它带着月亮周而复始地围绕着太阳旋转，大海因此而潮起潮落。

这是让人难以置信的感觉，但是我担心它可能不是真的。也许这盏指引我生活的明灯会熄灭，也许这仅仅是短暂的欢乐。

当去纽约旅行的时候，我常常会感到紧张不安。我终于知道对于纽约人的愤怒、刻板印象是从哪儿冒出来的了。当没能完成协议约定的工作时，我会感到急躁、烦闷和沮丧。当睡眠质量欠佳时，我的生活中就不再出现阳光。有时我就不能再那么快乐了，还会陷入受害者情结。我仍然时不时地碰到那个可怜的自己。但我要告诉你的是，那不会持续很长时间。深浸其中并不令人欢愉，而是压力倍至。

我渐渐认识到，不管是讨厌这个世界的丑陋还是在寻找它的美丽，该发生的还是会发生，生活依然在进行。所以，为什么不睁大双眼并带着充实的心来生活呢？为何不心怀感激去庆祝每一天呢？为什么不允许自己拥有更大的梦想并为之努力呢？

这么做感觉很好。要看到积极的一面需要去努力，尤其是刚开始的时候。去树立自信，表达感激，脱离自己的舒适区；实践比空想更美好，花点儿时间做些小事情。但是，什么时候做呢？

噢，朋友！我什么时候做？就好像生活在梦里，在梦中我无所不能。在那里周围的人是那么友善，他们激励着我；在那里我强壮、自信，能够做到任何内心向往之事；在那里我周围的世界热闹非凡，一切都如此鲜活。这是我所做的最难以置信的梦，其中最好的部分又是什么？是我的真实所在。

当遇到还不能这样去感受的人（他们常常感到疲惫、气愤、崩溃，并且心怀戒备）时，我就想给他们一个熊抱，同时摇醒他们，告诉他们："醒过来，你不是只能有这种感觉。"

你是他们中的一员吗?

如果你正是如此,我对你的处境能感同身受。你穿着盔甲在防御地带保护自己,因为你感觉这个世界要淹没你,在这里难以为继;你觉得身处一场持久战之中,如此让人筋疲力尽。曾几何时我也在那里,但我再也不想回去了。

你好像砌了一道墙来隔绝伤痛,我明白设置障碍是为了保护自己。如果你一次次被伤害,我明白你想要躲进那个地方。我甚至曾认为在这里待着很好,你可以屏住呼吸,然后重整待发。但不要沉溺过久,因为防御痛苦的铜墙铁壁也会将美好的可能性拒之门外。

我逐渐认识到每个时刻都是学习的机会。睁开双眼,敞开心扉去接近那些带来痛苦的事物,它们就成了美妙的一课。不要从这些艰难的恐惧和未知中转身逃离,而是从中开拓出一块小空间,将自己安顿于不舒适中并全然接纳,然后来决定你是躺着忍受痛苦还是站起来呢?

我鼓励你爬起来,无论你被击倒过多少回。竭力去倾听自己内心中那个微弱的声音,让自己知道你比遇到的任何障碍都要强大。尽管事情似乎令你坚强,但依然要培养内心柔软的一面。

瑜伽练习是实现这些的完美工具,它的美妙之处是在垫子上常常会引起我们反思生活中所发生的事情。所以,当你在垫子上时,请检视自己吧。要关注哪里紧张,不要只是摆个姿势。当你烦躁不安、易怒时,留心如何将其转化为对自己的磨炼。运用瑜伽的方法去认识自己,然后自信而勇敢地对待这些方面的练习。精心检视你在生活和练习过程中所持有的,舍弃那些已不再提供帮助的部分。这并不容易,而且可能导致你要面对很多困难。你可能不得不铲除那些曾经为保护自己而搭建的层层坚硬外壳。但它将令你感到自由,它将物有所值。

承诺自己在忙碌的生活中暂停下来并花些时间去了解自己。问问自己需要的是什么,想要的又是什么。它是你现在正在做的事情吗?你能从中体验到扩展和提升生命的活力吗?如果答案是不,那么是时候改变了。

不用关心终极目的地,因为真正的生命并没有目的地。真正的生命就在这不断变化的脉动之中。允许自己以开放的心态行进、舞蹈、挥洒人生,知道你将从各种状况中获得学习的机会,每个时刻都是你获得经验和成长的机会。不必对生命过程心怀歉意,拥抱每一刻吧!当你被击倒的时候,记住我们最闪亮的时刻正来暗夜之战。坚持战斗吧,奔跑着跨过感知的限制,运用你与生俱来的伟大继续完成生命的非凡杰作。

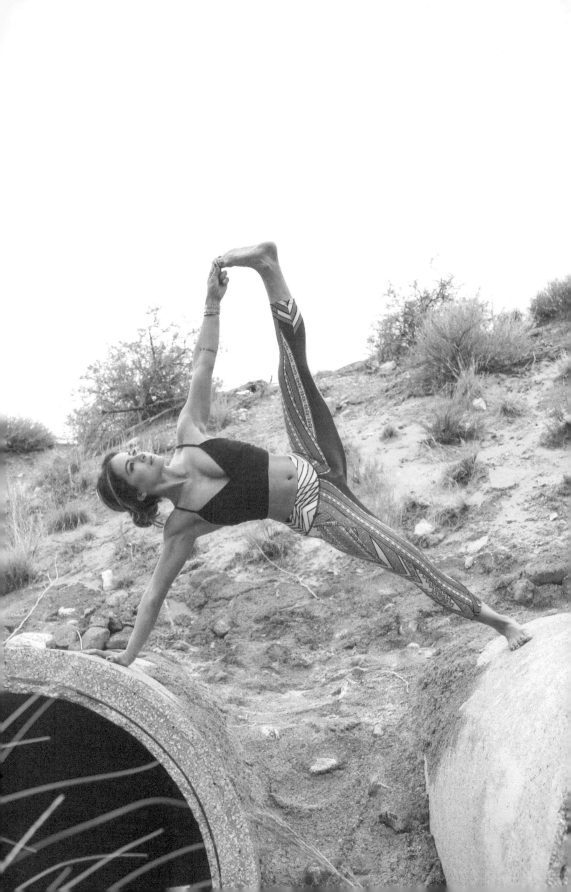

致 谢

首先感谢坎迪斯瑜伽社区的朋友们，你们让世界感觉像是一个小镇。没有你们，我不会有今天这样的状态，我打心底感谢每一个支持我的人。

离开周围人的这些支持，这本书是不可能完成的。非常感谢劳伦·沃斯朋，感谢你的决心、辛苦工作、有求必应的态度以及对坎迪斯瑜伽的奉献。感谢麦迪逊·穆迪对本书细节的关注和反馈。

感谢哈雷·马森最初的支持，你把我介绍给了维克托·拜特。

感谢维克托·拜特全家，你们帮助我梦想成真，在这个过程中与你们共事也是一种乐趣。特别感谢格伦·寇扎，你曾连续13小时和我们共同工作。感谢摄影师杰奎琳·谢泼德和惠特尼·凡奥斯德尔，你们让我看上去和内心一样美丽。感谢教练布莱恩·佐布尔让我保持我生命中最好的状态，我仍然时常听到你说"继续进行"。非常感谢教练詹姆斯·凯乐让我始终保持着理想身材，你的不断鼓舞和巨大激励让我继续追求健康和美丽。

我最诚挚地感谢多年来的众多瑜伽教练，包括克鲁帕鲁的可爱老师，以及雷库·萨尔瓦多和马克·安萨利这对才华横溢的组合。你们的教诲把我塑造成今天的瑜伽导师。

作为一名曾经的西班牙语老师，我想花点儿时间感谢自己的老师。当教师是一份最艰苦的工作，而且往往吃力不讨好。要知道无论你是幼儿园老师还是大学教授，你说什么以及怎么教都是大事。下面这些人对我个人的发展和写作都产生了巨大影响。感谢珍妮特·尼里和玛格丽特·鲁奥托洛，你们从早年开始就帮助我建立自信。感谢琼·温格，你的合作式教学风格激发了我的教学热情。感谢宝拉·罗杰斯，你教会我用幽默和快乐的心情去教学。感谢东·鲁尼，你教会了我坚持写作。感谢丹尼斯·菲凯，我每天都在用你教我的东西，非常感谢你投入了那么多时间和精力来帮助我充满信心地写作。感谢所有的老师，感谢你们所做的一切。

感谢我亲爱的朋友斯宾塞、肯特、扎克、朱利叶斯、杰夫、肖恩、凯特、梅雷迪斯、玛丽安、米斯蒂、珍娜和卡利，感谢你们来到我的生命中，并不断给我以鼓励和支持。非常感谢简和莫，你们不断支持我并愿意放下一切来帮助我。感谢爸爸和弟弟无私的爱和支持，感谢我的啦啦队长——妈妈，你是最棒的母亲。

最后，感谢我的丈夫盖瑞为博客和这本书拍摄了如此令人难以置信的照片。你的坚定、平静、自然以及对梦想的不懈追求，一直激励着我。

图书在版编目（ＣＩＰ）数据

瑜伽经典体式完全图解：自我练习提升指南 ／（美）
坎迪斯·摩尔（Candace Moore）著；蔡孟梅译. -- 北
京：人民邮电出版社，2019.2（2023.10重印）
（悦动空间. 瑜伽）
ISBN 978-7-115-50152-3

Ⅰ. ①瑜… Ⅱ. ①坎… ②蔡… Ⅲ. ①瑜伽—图解
Ⅳ. ①R793.51-64

中国版本图书馆CIP数据核字(2018)第269531号

版 权 声 明

◆ 著　　　[美]坎迪斯·摩尔（Candace Moore）
　　译　　　蔡孟梅
　　责任编辑　刘 朋
　　责任印制　陈 犇
◆ 人民邮电出版社出版发行　北京市丰台区成寿寺路 11 号
　　邮编　100164　电子邮件　315@ptpress.com.cn
　　网址　http://www.ptpress.com.cn
　　北京虎彩文化传播有限公司印刷
◆ 开本：690×970　1/16
　　印张：24.25　　　　　　　　　2019 年 2 月第 1 版
　　字数：428 千字　　　　　　2023 年 10 月北京第 13 次印刷
　　著作权合同登记号　图字：01-2017-5036 号
定价：99.00 元
读者服务热线：(010)81055410　印装质量热线：(010)81055316
反盗版热线：(010)81055315
广告经营许可证：京东市监广登字 20170147 号